Standards of Practice for Intraoperative Consultation in Diagnostic Pathology

術中迅速病理診断
スタンダード
検体の取扱いから診断の実際まで

編集

九嶋 亮治
滋賀医科大学教授

笹島 ゆう子
帝京大学教授

横尾 英明
群馬大学教授

文光堂

執筆者一覧

編集

九嶋亮治	滋賀医科大学医学部病理学講座（人体病理学部門）教授
笹島ゆう子	帝京大学医学部病院病理部教授
横尾英明	群馬大学大学院医学系研究科病態病理学分野教授

執筆（執筆順）

南口早智子	藤田医科大学医学部病理診断学講座主任教授
橋本浩次	NTT東日本関東病院病理診断科
青木裕志	順天堂大学医学研究科人体病理病態学講座課長補佐
松本慎二	福岡大学病院病理部・病理診断科
安達友津	東北大学病院病理部
三浦弘守	東北大学病院病理部
山田範幸	岩手医科大学附属病院病理診断科副技師長
柳川直樹	岩手医科大学医学部病理診断学講座教授
浅見英一	がん・感染症センター都立駒込病院病理科
黒川彩子	がん・感染症センター都立駒込病院病理科
元井　亨	がん・感染症センター都立駒込病院病理科医長
原田義規	京都府立医科大学大学院医学研究科細胞分子機能病理学准教授
望月健太郎	京都府立医科大学大学院医学研究科細胞分子機能病理学
田中秀央	京都府立医科大学大学院医学研究科細胞分子機能病理学
佐々木毅	慶應義塾大学医学部腫瘍センター特任准教授
南條　博	秋田大学医学部附属病院病理診断科・病理部部長
廣嶋優子	秋田大学医学部附属病院病理診断科・病理部副部長
寺田かおり	秋田大学大学院医学系研究科医学専攻腫瘍制御医学系胸部外科学講座講師
今井一博	秋田大学大学院医学系研究科医学専攻腫瘍制御医学系胸部外科学講座准教授
小野隆裕	秋田大学大学院医学系研究科医学専攻機能展開医学系脳神経外科学講座講師
中村竜太	秋田県産業技術センター
赤上陽一	秋田県仙北市副市長
南谷佳弘	秋田大学学長
池畑浩一	がん研究会有明病院臨床病理センター細胞診断部
矢持淑子	昭和大学病院臨床病理診断科教授
伊藤　藍	がん研究会 がん研究所病理部／有明病院病理部
外岡暁子	がん研究会 がん研究所病理部／有明病院病理部
杉山朋子	東海大学医学部付属八王子病院病理診断科准教授
田尻琢磨	東海大学医学部付属八王子病院病理診断科教授
羽場礼次	香川大学医学部附属病院病理診断科・病理部病院教授
本山睦美	香川大学医学部附属病院病理部
寺本典弘	四国がんセンター病理科がん予防・疫学研究部長
西村理恵子	名古屋医療センター病理診断科医長

杉野弘和	国立がん研究センター中央病院病理診断科
吉田正行	国立がん研究センター中央病院病理診断科
大井恭代	博愛会相良病院病理診断科部長・副院長
谷野美智枝	旭川医科大学病院病理部・病理診断科部長・教授
武田麻衣子	奈良県立医科大学病理診断学講座准教授
大林千穂	神鋼記念病院病理診断センターセンター長
中村直哉	東海大学医学部基盤診療学系病理診断学教授
池村雅子	東京大学医学部総合医学のためのCPC教育推進室（準備室）講師
牛久哲男	東京大学大学院医学系研究科人体病理学・病理診断学教授
加藤雅大	大阪公立大学大学院医学研究科診断病理・病理病態学
孝橋賢一	大阪公立大学大学院医学研究科診断病理・病理病態学教授
大塚拓也	北海道大学病院病理診断科
三橋智子	北海道大学病院病理診断科
原田憲一	金沢大学医薬保健研究域医学系人体病理学教授
吉村かおり	金沢大学医薬保健研究域医学系人体病理学
湊　宏	石川県立中央病院病理診断科診療部長
小島史好	和歌山県立医科大学医学部人体病理学教室准教授
村田晋一	和歌山県立医科大学医学部人体病理学教室教授
桐山理美	日本赤十字社愛知医療センター名古屋第一病院病理部医長
村上秀樹	日本赤十字社愛知医療センター名古屋第一病院細胞診分子病理診断部長
藤野雅彦	日本赤十字社愛知医療センター名古屋第一病院病理部長
廣村勝彦	日本赤十字社愛知医療センター名古屋第一病院第一産婦人科副部長
伊藤茂樹	日本赤十字社愛知医療センター名古屋第一病院放射線科
伊藤雅文	日本赤十字社愛知医療センター名古屋第一病院病理部顧問
岩本雅美	獨協医科大学医学部病理学講座
菊地良直	帝京大学医学部病理学講座准教授
井上　健	大阪市立総合医療センター病理部・病理診断科部長
笹島ゆう子	帝京大学医学部病院病理部教授

序　文

　術中迅速診断は病理医にとって最も緊張する業務の一つである．しかし，癌取扱い規約や診療ガイドライン，病理組織検体取扱い規程などをみても，実地診療上の術中迅速診断業務における検体処理法や，その適応と限界について具体的に記載されたものは少なく，検体処理・標本作製から臨床医との対峙を含む迅速診断，そして固定後診断まで，各施設の"我流"で行われているのが実状ではないだろうか．私たちは『病理と臨床』39巻1号（2021年）で「術中迅速診断―どこまで答えるべきか？―」という特集を編集し，好評を得た．このたび，これをベースとし，日本の術中迅速診断業務に即した新たなスタンダードになることを目指して本書を企画した．

　本書は第1部と第2部から構成され，第1部では総論，検体の取扱いと美麗な標本の作製法，遠隔術中迅速診断，術中迅速免疫染色，術中迅速細胞診，報告の仕方，感染対策，精度管理を取り上げた．第2部では各論として，乳腺，脳，肺，リンパ系，消化管，膵，胆道系，頭頸部，泌尿器，婦人科，骨軟部，小児腫瘍の各検体についての術中迅速診断の実際を取り上げた．また全編に興味深いコラムを散りばめた．

　編者として本書の全体像にいち早く接する機会に恵まれた立場から申し上げると，本書には一般的な病理学の教科書とは少し趣きの異なる点がある．著者の方々に原稿を依頼した際，臨床情報収集，検体処理から診断の実際まで，他項との重複を恐れずに解説していただくことを敢えてお願いした．その結果，基本的事項は臓器が異なっても共通したところが多く，同じようなことが繰り返し言及されている点もある一方で，各臓器の固有事項，施設ごとの特性や工夫，各著者の見方や考え方が随所に披露されたものとなった．言葉を換えれば，術中迅速診断における正解は必ずしも一つではなく，様々な改善の余地があり，未開拓領域が広く残されていることを物語っているともいえる．

　本書はこうした術中迅速診断の実像が漸層的な話法で語りかけるような形として仕上がっており，通読してこそ読者に伝わる良さがあると確信している．また，臓器を問わず，細胞診を併用することの有用性や，病理医，臨床検査技師，臨床医が密接に連携することの重要性が繰り返し述べられていたことも印象的だった．本書が病理医や臨床検査技師だけでなく，術中迅速診断を依頼する臨床医にもご活用いただけることを願っている．

2024年9月

九嶋亮治
笹島ゆう子
横尾英明

目 次

第1部 総論

- I 術中迅速診断総論 ……………………………………………… 南口早智子 … 2
- II 術中迅速検体の取扱いと美麗な凍結標本の作製
  - 1. 総論 ……………………………………………………… 橋本浩次 … 11
  - 2. 乳腺，リンパ節 ………………………………………… 青木裕志 … 21
  - 3. 脳 ………………………………………………………… 松本慎二 … 31
  - 4. 呼吸器 …………………………………………………… 安達友津 他 … 38
  - 5. 頭頸部 …………………………………………………… 山田範幸 他 … 47
  - 6. 骨軟部 …………………………………………………… 浅見英一 他 … 52
  - **COLUMN** ラマン組織学を用いた術中迅速診断の可能性 ……… 原田義規 他 … 63
- III 遠隔術中迅速診断 ……………………………………………… 佐々木 毅 … 66
- IV 術中迅速免疫染色 ……………………………………………… 南條 博 他 … 74
- V 術中迅速細胞診 ………………………………………………… 池畑浩一 … 81
- VI 術中迅速診断の報告の仕方 …………………………………… 矢持淑子 … 93
  - **COLUMN** 迅速診断当番のある一日 ……………………………… 伊藤 藍 他 … 99
- VII 術中迅速診断における感染対策―肺病変を主体として― ……… 杉山朋子 他 … 101
- VIII 術中迅速診断の精度管理 ……………………………………… 羽場礼次 他 … 111
  - **COLUMN** その迅速診断，いるの？ ……………………………… 寺本典弘 … 122

第2部　各論

- I　乳腺腫瘍
    - 1. 断端チェックをしていない施設 .... 西村理恵子　126
    - 2. 断端チェックをしている施設 .... 杉野弘和 他　130
    - Topics：OSNA™ 法 .... 大井恭代　138
- II　脳腫瘍 .... 谷野美智枝　140
- III　肺腫瘍 .... 武田麻衣子 他　149
- IV　リンパ増殖性疾患 .... 中村直哉　157
- V　消化管腫瘍
    - 1. 消化管腫瘍 .... 池村雅子 他　162
    - Topics：Hirschsprung 病の病理診断と術中迅速診断 .... 加藤雅大 他　169
- VI　膵腫瘍 .... 大塚拓也 他　172
- VII　胆道腫瘍 .... 原田憲一 他　179
- VIII　頭頸部腫瘍 .... 湊　宏　184
- IX　泌尿器腫瘍 .... 小島史好 他　191
- X　婦人科腫瘍
    - 1. 子宮腫瘍 .... 桐山理美 他　195
    - 2. 卵巣腫瘍 .... 岩本雅美　201
- XI　骨軟部腫瘍 .... 菊地良直 他　208
- XII　小児腫瘍 .... 井上　健　216
    - **COLUMN** 迅速診断ってかっこいい！
    　―学生実習における迅速病理診断見学の効用― .... 笹島ゆう子　223

索　引 225

第1部
総 論

第1部 総論

I 術中迅速診断総論

はじめに

　米国にて記録として残る凍結切片を用いた術中迅速診断は，1891年，Johns Hopkins Hospitalにおいて，Dr. William Welchが乳癌の腫瘍部に行ったのが最初である．診断結果を伝える術者は，あのハルステッド手術のDr. William S. Halsteadであった．残念ながら，診断を外科医に報告したときには手術が終わっていた[1]．また，20世紀初めよりMayo Clinicでも盛んに術中迅速診断が行われるようになったが，チーフのDr. Louis B. Wilsonが当初行っていた標本作製法は，−29℃の屋外に数分検体を出して凍らせてからカミソリの刃で薄切し，methylene blue単染色で標本作製を行うという極寒冷地限定法であった[1,2]．それから100年以上が経過し，技術の進歩，経験の蓄積により，凍結標本作製は季節・場所を問わず，日本でも一般的な病理検査室で可能となり，断端の良悪性やリンパ節転移の有無は，15〜20分程度で結果を臨床医に伝えることができるようになった．おかげで，常勤病理医が病院で望まれる理由の一つは「術中迅速診断をしてほしい」ということであり，100年以上前に始められたこの検査は引き継がれ，今後もまだしばらくは臨床医から必要とされてゆくであろう．

　このような中，普遍的な問題の一つとして，「術中迅速診断の適応と限界」がある．臨床医からの依頼内容や依頼の仕方などに関する不快な思い出や，自分のミスも含めた術中迅速診断の辛い経験について問えば，どの病理医も様々な出来事が思い浮かぶのではないかと思う．

　本項で総論として記載すべきことは「術中迅速診断の適応」と考える．この件に関して，依頼する臨床医と受ける側の病理医との間に見解の相違を感じることは少なくない．ようやくわかり合えるようになっても，双方の人事異動などにより白紙となり，特に4月以降，新たな相手と同じことを繰り返すのは，毎年のことである．もはや問題を解決する気力がなくなり（大人になる，ともいう），人間関係を悪くするくらいなら，諦めて広い心で受け入れているという方もいらっしゃるであろう．しかし，それは病理医のストレスが増加するだけでもある．本項では印刷物としてこのようなことが書かれている，という説得の材料に使っていただけたらと思いながら，言いたいことははっきり言う米国のテキストも参考にしつつ，記載する．

1 術中迅速診断の適応

　現在，術中迅速診断の適応について，臨床医，病理医の意見を反映したガイドラインや除外規定などを明確に記載した学際的ポジションペーパーは存在しない[2]．実際，各施設の臨床科や術者の特徴によって，依頼される検体も頻度も異なる．また術式・治療法の発展，時代の変遷とともに，依頼される検体の種類も臨床医が術中迅速診断に求める内容も変わる．しかし，変化があろうとも術中迅速診断の適応の大前提は，「患者の診断治療のための検査」であり，「結果によって術式が変わる可能性がある場合に行う検査」である．すなわち診断結果がどうであれ，術式が変わらない，あるいはその情報が術者の手術中の行動に影響を与えない場合には，行う必要のない不適切な術中迅速診断の依頼といえる．これは，文献的にも術中迅速診断の適応について同様の記載がある[2-4]．

　術中迅速診断の目的は主に以下の3点に集約される．

1) 標的病変の良悪性の判断，暫定的な組織診断

　術前に確定診断が得られていない病変において

依頼される．まずは良悪性の判断が最も重要である．また，腫瘍の組織型はわかる範囲で答えることができれば臨床的意義がある．既往歴や臨床経過を併せて転移性腫瘍やリンパ腫が疑われる場合は，その可能性を伝える．手術が第一選択の悪性腫瘍であれば手術が行われ，それ以外の場合には不要な広範切除を防止することができる．感染症が疑われる場合には培養など，臨床医に適切な対応を提示できる．

2) 断端・リンパ節などの良悪性の判断

確定診断がついている腫瘍性病変の手術での断端，リンパ節，転移・播種を疑う病変，胸腹水細胞診などにおける良悪性の評価である．術中迅速診断において，どの施設でもみられる最も一般的な依頼内容である．これらの結果は，追加切除やリンパ節郭清範囲の決定，切除手術を行うかどうかの判定などに影響し，治癒切除のためや手術の効果を最大限にするために依頼される．

3) 病変採取の確認と検体の確保

生検的な意味合いで，検体に病変が含まれるかどうかの確認が第一目的の術中迅速診断が依頼されることがある．リンパ腫が鑑別に挙がる場合には補助的検査（フローサイトメトリー，遺伝子診断，免疫染色）が確定診断に必要となるので，その旨を伝え，新鮮材料，ホルマリン固定などに適切に検体を配分できるよう，病変部の量的な評価について臨床医と連絡をとるのも病理医の仕事である．病理医にとっても提出された切除検体を適切に固定したり各補助的診断用検体を確保したりする意味で術中迅速診断の情報は重要である．

また，本邦での頻度は高くはないが，臓器移植における脳死ドナーの臓器が移植に適しているかどうかの判定がある．例えば肝臓では脂肪肝が30％以上あれば，primary nonfunctionなどを発症する可能性があり，移植が見合わされることがある[5]．移植手術の可否を決定する重要な術中迅速診断である．

2　不適切な術中迅速診断

一方，必要のない不適切な術中迅速診断の依頼の代表格が以下の3点である[6]．これらのケースは臨床医には全く悪気がない．彼らは術中迅速診断の適応を教わる機会もなく，各科の慣例や上司に従って依頼していることも少なくない．病理診断科をローテートしている学生や初期研修医の指導の現場では，標本の見方を教えるよりも術中迅速診断を依頼してはいけない例を繰り返し説諭する方が双方に建設的な時間となる．

1) 臨床医の単なる好奇心

術式の決定に関与しない，あるいは永久標本の診断結果で今後の方針を決定するため，術中迅速診断が特に必要ないにもかかわらず，担当医の興味・好奇心で依頼されるケースがある．検体が微小な場合には，診断に必要な病変部の組織量が無駄に減少する．また，迅速診断標本作製には15〜20分程度が必要であるが，同時に複数の手術室から依頼が出されることは少なくない．1，2件ではあまり問題とはならないが，術中迅速細胞診も含め，4件以上同時に検体が来た場合には，たとえクリオスタットが2台あっても，後に提出された症例は，結果が出るまで通常よりも長く診断を待つことになる．こういった状況は大学病院や大規模病院では珍しくないことであり，「まだですか？」と催促を受ける理由の一つでもある．担当の臨床検査技師が非常に慌ただしい状況で神経を使い，混乱をなんとかマネージメントして作製された標本が「これ，術中迅速診断必要？」という事例であると，一気に脱力感と黒い感情が湧き上がる．しかし，それよりも問題なのは本当に術中迅速診断が必要な他の手術の標本作製・診断結果の伝達を遅らせることである．

2) 家族・患者への診断速報

術前診断がついていない状態で手術に臨む場合に術中迅速診断が出されることがあるが，術式の選択に関与せず，その暫定診断を家族や患者に速報として伝えることだけが目的の術中迅速診断であれば，それは適切ではない．伝えるならば，断定的な診断の伝え方は避けるべきであり，サンプリングエラーや標本作製時のアーチファクト，見逃しなども含め，術中迅速診断は後に診断結果が変わる可能性があることまで説明することが必須

である．しかし，どのように患者や家族に説明したかまでは病理医は把握のしようがない．

3）術者の癖・習慣

術者の中には，何も考えず，術中迅速診断の結果で術式が変わらない場合にもとりあえず術中迅速診断を依頼する医師がいる．しかし，こちらが誤解している場合もあるので，疑問があればカンファレンスなどで，どういう基準で迅速診断を依頼しているか確認してみるとよい．話し合うことで先方にルールが理解され，不必要な術中迅速診断が減らせれば，それ以後の病理医・臨床検査技師双方の労働負荷の軽減にもつながる．

なお，後の「3. 診断の限界」の節でも述べているが，以下の例では，「術中迅速診断を病理医の判断で中止する，または断ることも考えてよい」と記載がある[6]．筆者の施設でも下記の①～③の場合は基本的に組織診断での術中迅速診断は行わない．

① 診断確定のための術中迅速診断において，提出検体が微小であり，凍結標本の作製により永久標本のための検体が残らず，それ以上の採取も不可能な場合．

② 切除検体すべてが提出され，肉眼的に明らかに良性病変で術中迅速診断を行う必要のある臨床的な理由を問い合わせても，それが明らかではない場合．

③ 結核などの感染が強く疑われる場合．他にクリオスタットの代替機もない状況で，汚染されると他の手術の術中迅速診断の標本作製が不可能になるなどの影響がある場合．

さて，College of American Pathologists (CAP) が行った472施設，9,164例の術中迅速診断の調査報告では，依頼理由の51％が「術式を決定するための病変の診断」，16％が「断端評価」，10％が「さらなる検査のための検体採取」，8％が「患者に外科医が診断を伝えるため」「検体が検査に適正か（病変部が含まれているか）の確認」と続き，3％が「外科医の単なる興味」などであった．このうち約10％は不必要な術中迅速診断と判断されていた．外科手術全体における術中迅速診断の頻度の平均は5.7％であるが，600床以上の大規模病院では15％程度となっており，病院の規模や行う手術の質により頻度が変わると推察できる．ちなみにMayo Clinicはすべての外科手術例で術中迅速診断を行っているらしく，米国においても特殊な施設として解析から外されていた[6]．

3　診断の限界

凍結切片による術中迅速診断の限界とは，永久標本と同じレベルで結果を術中に判断できないことを指すと考える．永久標本と同じ質の標本での診断ではない，あるいは時間制限があることや形態的判断以外の補助的検査は利用できないことなどが原因であるが，むしろそれが術中迅速診断の特徴でもあり，永久標本で行う病理診断とは"別の検査"であると考えるべきである．

1）凍結標本のアーチファクト

凍結・膨化による細胞の破壊，空胞，しわや挫滅，永久標本でみられる形態的特徴の消失（例：甲状腺乳頭癌の核内封入体や乏突起膠腫のperinuclear halo）などが種々の程度に発生する．小さめの標本であれば，アーチファクトは少ないが，得られる情報も少なくなる．また，脂肪は凍結しにくいため脂肪の多い切片は薄切しづらく，厚めに薄切されることも少なくない[2,3]．さらに凍結標本の検鏡についてある程度の"慣れ"が必要となる．

2）HE染色のみでの診断の限界

良悪性は多くの場合に判断できるが，特に非上皮性腫瘍は推定診断や鑑別診断を挙げるにとどまる．しかし，主病変が提出され術前診断と矛盾しない所見であれば，それを伝えることで十分術中迅速診断の役目を果たしている．

3）限られた切片，サンプリングエラー

微小検体，病変の最も高異型度な部位や典型像が含まれていない場合には，正しい診断に到達できず，永久標本と術中迅速診断の結果が乖離する例がある．切除標本や摘出臓器が提出された場合には総合的な判断ができるが，臨床医がサンプリ

ングを手術室で行った場合は，肉眼像の情報なしで判断することになる．可能な限り肉眼所見の把握を行い，適切な部位を病理医がサンプリングすることが望ましいが，微小な病変は術者でないとわからないこともあり，臨機応変な対応が必要である．脳腫瘍は断片化した検体が提出されるので，画像所見を確認して全体像を把握し，鑑別診断を術前に知っておくと診断の助けになる．臨床像，肉眼像で想定した診断と矛盾する検鏡結果を得た場合には，病変部が含まれていない可能性もあるため，追加サンプリングを手術標本から行うことや，さらなる組織採取を術者に依頼する．

4) 診断経験のない病変，「わからない・deferred」病変

　一人病理医であれば，すべて自分が診断しなければならないし，複数の病理医がいる施設では，ある程度相談はできるが，術中迅速診断を専門分野のみに限定することは通常できない．永久標本の場合は，専門家へのコンサルトや免疫染色で絞り込むことができるが，時間制限があるうえ限られた参考資料しかない中で，一度も診断したことがない，見たことがない，という病変に出会ってしまい診断に至らない場合は，率直に「わからない」と答えるしかない．また，いくら見続けても良悪性の判断ができないこともある．しかし，病理医が「わからない」と判断した病変，という情報で治療方針は決まるので心配はない．むしろ根拠なく良悪性の決定を行ったり組織診断名を挙げたりすることは患者にとって害になる危険性がある．二期的な手術が可能な場合もあり，「わからない」と答えることを躊躇しないことが大切である．

　なお，誰かにコンサルトしたい場合には，テレパソロジー（遠隔術中迅速診断）やバーチャルスライドシステムがあれば，比較的コンサルトは容易であるし，こういった機器がなくてもデジタルカメラがあれば，メールに画像を添付して意見を聞くことができる．先日筆者は，関連病院の若手病理医から術中迅速診断の相談を依頼され，モニターに映った画像をLINE電話経由で提示されたが，案外鮮明に見えた．依頼者と意見が同じであり，その診断の後押しをすることができた．誰彼構わず依頼してよいとは思わないが，画像を見ながらディスカッションすることは診断の助けになる．ただし最終的な責任は診断担当者にあるという認識や，依頼者との信頼関係は必要であろう．

　また，「わからない」がどこまで許容されるのか？　その頻度をできるだけ少なくする努力は無駄にならない．わからなかった症例は必ず凍結標本から永久標本を作製し，それでわかれば，その後の凍結標本の作製法や見方の向上にもつながる．また「わからない」を放置せず，のちに専門家や先輩にコンサルトしてもよい．経験者は同じ凍結標本を見てどのように答えるのか？　といったことが参考になるかもしれない．また，病理診断の「わからない」には常に，「自分だけがわからないのか？」「経験を積めばわかるのか？」「ごく平均的な病理医にはわからないが，専門家や熟練者ならわかるのか？」「多くの病理医が『わからない』と答えるのか？」など様々なパターンがある．筆者の意見としては，「わからない」はわかるようになることの方が多く，何年病理医をやっても改善の余地はあり続ける．わからないものを，わからない，とその場で判断できる力は必要であるが，それを減らす努力も必要である．

5) 術中迅速診断に向かない病変，受けられない依頼

　手術標本で複数箇所の切り出し標本作製が確定診断に必要な腫瘍や，画像的に浸潤の有無の判定ができない病変の診断は，一部だけサンプリングする術中迅速診断には不向きである．例えば甲状腺濾胞癌と濾胞性腺腫の鑑別，卵巣境界悪性腫瘍か悪性腫瘍かが画像で判断できず，かつ肉眼的にも良悪性が明らかではない例，巨大な乳癌の切除断端をすべて評価すること，などである．しかし臨床側とすれば，甲状腺濾胞性腫瘍とわかるだけでもよい，卵巣境界悪性腫瘍以上の異型があることがわかればよいなど，病理医にとって"診断途中"の類の所見を伝えるだけで，手術方針を決めることができる場合もある．100％正しい診断を出そうとして途方に暮れる前に臨床医とコミュニケーションをとることが重要である．

　また，肺腫瘍については臨床医・病理医ともに常に結核や感染症の可能性を考えて対処すべきで

あるが，執筆時に所属していた京都大学医学部附属病院では結核の可能性が濃厚であると臨床医から連絡があった症例では，当科（病理診断科）は組織標本作製を行わない．検体はN95マスク着用のうえ，ドラフトチャンバー下での穿刺吸引細胞診や割面の捺印細胞診などにより悪性所見の有無の判定のみを行っている．

6）術中迅速診断の"間違い"

当科では術中迅速診断全例で，凍結標本を解凍後，ホルマリン固定にて「凍結戻し永久標本」を作製し，見直しを別の病理医が行っている．2019年は患者数954例中10例（1.0％）で診断の訂正報告を行った．最も多いのがリンパ節転移の見逃し4例で，以下，良悪性は変わらないが，腫瘍の組織型の誤判定が3例，良悪性の誤判定が2例，良性腫瘍を非腫瘍とした誤判定が1例であった．既出論文においても不一致率は3.9～4.6％であり，「判定できない・わからない」場合の"deferred"も1～2％みられる[7-9]．この間違った症例を共有することが大切である．自分の失敗はもちろん忘れられないが，その失敗は他の病理医，特に若い病理医にとって格好の教材となる．勉強するなら自分以外の失敗からの方がよい．実際，先輩，師事した先生に教わった"術中迅速診断時の知恵袋"的な問題解決法や失敗談が今の自分自身の診断時に蘇ってきて，何度助けていただいたかわからない．

案外盲点であるが，コミュニケーションのミス，すなわち病理医の答えた迅速診断の内容を術者が聞き間違ったり勘違いしたりする"miscommunication"も2.7％でみられ，サンプリングエラーとコミュニケーションのミスの頻度が同等であったという報告もある[10]．当科でも聞き間違いが発生したことがあり，リンパ節転移の有無については「陽性，プラスです」「陰性，マイナスです」などと2種類の言い方で答え，それを術者にも繰り返してもらうなどして確認している．当院はインターホンで迅速診断の結果が手術室全体に伝わるようになっているが，手術室に入ってみると様々な機器の音，空調，人の話し声などの雑音が多く，また，自身も手術帽などで耳が塞がっており，案外インターホンの声が聞こえにくいことに驚いた覚えがある．各施設で環境は違うと思うが，インターホン，電話など音声で伝える場合には，大きな声でゆっくり簡潔に伝えることが重要である．

またdeferred，すなわち診断を保留した症例では，病理医がなぜ保留したかの意図が伝わっていない例があることが興味深い[10]．"favor"や"scattered"など病理医には馴染みのある表現を使用した報告が術者側に正しく理解されていなかったなど[10]，日本でもありうる話である．これに関しては個々の症例について異なるので一般論になるが，保留する場合は「病変は含まれているが，この標本では判断できない」「永久標本で確定するので現時点では診断確定ができない」あるいは「病変が入っているかどうかもわからない」など，その理由をはっきりと伝える．

4 逸脱事例，疑問のある事例とその対応

術中迅速診断の依頼の意図がわからない場合は「どういう意図で出されたのか，後学のために教えていただけますか？」程度の質問は電話口でする（してしまう）．術者も通常は答えてくれる．とはいえ，それはある程度自分が年齢を重ね，臨床各科・術者に顔見知りがいる現在の状態だからできるわけで，病理医として術中迅速診断を担当し始めたときは，診断を伝えるだけで緊張し，声は上ずり，慌てて滑舌も悪く……という状況であったし，疑問に思っても，仕事を淡々とこなすのに精一杯で，臨床各科のベテラン術者にクレームを言うことなどできなかった（はずであるが，記憶が定かでない）．

ただし，込み入った交渉や病理診断科・臨床各科それぞれの方針について，手術中の興奮状態にある術者と無理な要求に憤る病理医が，電話やインターホン越しに冷静な話はできない．話し合いが必要と判断した場合は，後日文書にて証拠が残るようにメールで，病棟医長やその科の第三者（スタッフ・管理職）をCcに入れて，先方が術中迅速診断を提出する理由を聞くなど，お互い冷静な状態で時間をある程度かけて議論する方がよい．臨床医には，無駄な依頼は他の術中迅速診断

が必要な患者の結果が出るのを遅らせてしまう可能性があることや，永久標本のための貴重な検体を減らしてしまいかねないこと，術中迅速診断と永久標本の診断の不一致が発生する場合があることなどを理解してもらう方がよい．時間をおいて議論した場合には，だいたい妥当な結論に落ち着く．また，術中迅速診断の依頼内容や理由が特定の術者独自のルールである場合には，その科での統一見解を相談していただく機会にもなる．大切なことは，面倒くさがらず，多少粘着気質と思われても上記のコミュニケーションを忘れずに行うことである．非常に困った事例があったにもかかわらず，臨床医と話し合わずに病理診断室で仲間内，臨床検査技師との間だけで愚痴を言い続けることは何の解決にもならない．実は悪気はなく，次から気をつけると言われることもある．治療方針が臨床的知見などにより昔とは変わり，自分の考えが古い場合もある．臨床とのコミュニケーションは，術中迅速診断においても極めて重要であり，実は術前の共通認識がトラブルを避ける一番の方法だと考える．

以下に自身が経験した逸脱事例と顛末を記載する．筆者個人の経験や私見であり，同じことがあっても三者三様の意見があると思う．

1) 時間外対応

当科は，事前連絡があれば対応している．時間外になることが多いのは断端の判定であるが，様々な理由で手術開始が遅れる場合や緊急手術でどうしても迅速診断が必要な場合もありうる．よって17時までに連絡があり，依頼内容が妥当であると判断された場合には，17時以降でも時間外対応を行っている．連絡がない場合の遅い時間の突然の依頼は必ず断っている．以前，連絡を忘れた某科の専攻医が「どうしても断端の術中迅速診断をお願いできませんか？ 患者の命がかかっているんです」と受付電話に誰も出ないので，と検体を持参して粘られたことがあった．しかし，臨床検査技師は全員1時間以上前に帰宅しており，標本作製のできない遅い時間の突然の依頼であった．筆者は，凍結切片標本を作製する技術を持ち合わせていない．この先も習得する予定はない．譲らず断った結果，その科は絶対に連絡を忘れないようになった．小心者の筆者は，後日その患者がどうなったか確認したところ，手術標本にて病変は悪性ではあるが，早期病変で断端は陰性であり，病変から断端までも十分すぎる距離があった．患者の命がかかっていたのはどこだったのであろう．現在も経過良好である．

また10年近く前の話であるが，複数回の断端陽性が続いたあと，深夜12時頃にも陽性となり，もう一度「午前2時頃に出したい，患者の命がこの断端の術中迅速診断にかかっているのです，お願いです」（臨床医が病理医にこれを言えば受けてもらえると考える常套句）などと電話口で懇願されたことがある．待ちくたびれたうえの複数回の断端陽性に加え，手術に難渋している様子もモニターで見ており，素直に断端の良悪性のみで患者の命運が決まるとはとても思えなかった．筆者が迅速診断の当番であったが，見かねた優しい同僚が次の日遅めの時差出勤をすることで交代を申し出てくれた．同僚は主婦業もある筆者に気を遣ってくれたのである．こういう場合，筆者はありがたい申し出を断ったりしない．担当臨床検査技師も時差出勤することで標本作製のために残ってくれることになり，依頼を受けることとなった．午前2時頃の最後の断端は陰性であった．翌日，この件はこちらが意見する前に，常識的な時間に迅速診断を依頼し手術を行うように医局に通達が出され，今後このようなことがないよう，先方の責任者が術者とともに謝罪に来られた．朝方まで手術を継続していたらしいが，疲弊したのは病理だけではなく，手術室，ICU，病棟など各方面で問題となった例であった．

また20年近く前，一般病院の一人病理医のときに，1例で58個の術中迅速診断が提出されたことがある．剝離断端と神経周囲浸潤を示す腺様嚢胞癌の顔面神経の断端が出され続けた．午前9時半頃から提出され，その日は剖検も2件入り，剖検しながら迅速診断にも答え続けていたが，対応する臨床検査技師の疲弊も相当であった．剖検が終わってからも通常の診断業務を行っていたが，一向に迅速診断の依頼は終わる気配がなく，午後11時頃，57個目が陽性になったときにブチ切れた．「いい加減にしてください！ 陽性です．先生のようなお偉い先生が，こんなに出し続

けて陽性が陰性になるわけがないでしょ．もうやめてください！」と大声で電話口にて叫んだ記憶がある（言葉は多少上品に改変）．それにもかかわらず，「最後に1個だけ出したい．陽性でもそれで終わりにするから」と言われた58個目の神経断端は陰性だった．術者は，顔面神経を残してあげたくて刻んでいたらしいが，諦めて切った顔面神経最後の断端が58個目であった．その後，その術者の断端は多くて20個程度（一度に5，6個提出）であったが，この58個のせいで多いと思わなくなってしまった．この医師については定年まで2年間そのスタイルが続いた．それ以来，こうした逸脱した迅速診断個数を提出する医師には出会っていないが，筆者自身はそこまで我慢すべきではなかったと今は思っている．今なら3個目くらいの神経周囲浸潤陽性で，どういう方針かゆっくり尋ねる．

2）診断結果を答えるときに手術室に術者がいない例

特に標本作製が遅れたわけでも，診断に時間がかかったわけでもないのに，手術室に連絡をしたら誰も出ない，あるいは術者のPHSに結果を答えるように言われることが稀にある．病変の組織型診断確認のための生検的な手術例の場合がほとんどであるが，この場合は術中迅速診断を依頼した理由を詳しく聞くようにしている．単に組織診断の結果が早く知りたかった，などの理由である場合は，そのような目的で術中迅速診断を利用しないでほしいと申し上げる．連休前などで，治療方針の予定を立てるのにどうしても必要である，などの理由を言われた場合も怯むべきではない．たとえ1週間の違いがあっても，患者の命や人生が大きく変わるとは思えない．治験の申請期限が迫っていたなど，それなりの理由がある場合もあるが，それについても永久標本による確定診断が必要なはずである．腫瘍が含まれているかどうか確認したかったと答えたとしても適切ではない．それならば，なぜ術者は手術室から出ているのか？ 追加で採取を行うつもりがないなら術中迅速診断の必要はない．そうカリカリせず受けてあげたらよいのでは，と言われたことがあるし，提出された場合にはもちろん診断しているが，こ

のパターンに関して筆者自身は，リンパ腫が鑑別に挙がり，術者や血液内科医に連絡しなければならない場合のみ，術中迅速診断の必要性があると考える．

ちなみに，術者が手術室から直接病理診断室にやって来て，診断中の筆者の背後で結果を待たれたことがあった．朝一番に行われた試験開腹の迅速腹腔洗浄細胞診であった．肉眼的に腹水はほとんどなく，播種もないとの術中の臨床所見を伝えに来たらしい．筆者は焦りと臨床情報に引っ張られ判断を間違えた．細胞検査士が陽性を疑っているにもかかわらず，である．その日の夕方，もう一度検鏡し直して陽性であることに気がついた．それを夕方おそるおそる電話で術者に伝えたが，「大丈夫です，わざわざ有難うございます，ムンテラは明日か来週初めです」と言われた．やはり診断報告時に術者が手術室不在になるような症例の術中迅速診断は，ほとんど不適切な依頼である．しかし間違えていた手前，クレームを申し上げることは負け犬の遠吠えのような気がしてできなかった．

3）意図のよくわからない術中迅速細胞診

新（R6）診療報酬改定で術中迅速細胞診は450点の点数が付くようになり，ようやく社会的に認められた検査となった．しかし無駄な意味のない検査はするべきではない．

当院における，以前から疑問に思う点がある術中迅速細胞診として，①婦人科の子宮内膜症，内膜症性囊胞など良性疾患で提出される術中腹水細胞診，②大腸癌，直腸癌の術中腹腔洗浄細胞診（術後の判定ではだめなのか？），③肺区域切除術の切除断端の洗浄細胞診，④術中腹水細胞診が陽性でも継続される膵癌・胆管癌手術例，があった．本項執筆のおかげで，これらについて臨床側に質問し，直接あるいはメールなどで回答を得ることができた．

a. 婦人科の子宮内膜症，内膜症性囊胞，子宮筋腫など良性疾患で提出される術中腹水細胞診

以前よりは減少傾向にあるが，それでも散見されていた．良性の臨床診断で，術中腹水細胞診が陽性であった当科の記録もない．問い合わせると

「主に術中迅速診断のオーダーは前もって専攻医が行っているが，実はスタッフレベルでは必要と思っていない．提出されていたことを意識していなかった．おそらくよくわからず自動的にオーダーしていた可能性がある．科内で統一する」との回答をいただいた．以後，機械的に良性病変，良性腫瘍で術中腹水が提出されたことはない．

b. 大腸癌，直腸癌の術中腹腔洗浄細胞診

ごく稀に陽性であることを経験するが，陽性でも手術は中止にならず，なぜ術後提出ではだめなのか，どういう意図で提出されているのか，がよくわからなかった．この件について問い合わせると，「腹腔洗浄細胞診の結果は予後に関連している[11]．当院では術中迅速細胞診の結果を術式の選択の参考にしている．例えば結腸右半切除術では，#223のリンパ節をしっかり郭清するか，軽い郭清にして#222までにするか，また直腸癌では吻合するのか，吻合せずに人工肛門にするのか，などの選択に関与し，実際には術中迅速細胞診の陽性か陰性かの単一因子ではなく，患者の併存疾患などを総合的に判断して術式決定を行っている．また，T2以下の症例に関しては提出していない」とのことであった．さらに文献の紹介や納得できる現状の丁寧な説明があった．この後はわだかまりなく診断している．

c. 肺区域切除術断端の洗浄細胞診

肺の区域切除術などの器械吻合部の術中洗浄細胞診が提出される機会が増加してきた．縮小手術における術中断端洗浄細胞診の有用性の報告はあるが[12]，判定する側からすると細胞は少なく，アーチファクトと思われるが核の歪みなどを示す少数の細胞をどう判断してよいか，非常に困ることがある．少数の異型細胞で上皮内癌や異型上皮過形成などまで診断・除外することを期待されているのかどうか不安を抱えながら日々診断していたが，この件についてどの程度期待しているかを問い合わせた．臨床側からは極めて判断が難しい検体であることは想像ができ，臨床側としては明らかな陽性細胞が多数出現している場合のみを陽性とし，数個の異型細胞について言及の必要はない，との回答であった．病理側からも，それしかできないと考えていたが，共通認識を得られた．

さて，当科では細胞診のレビューを行っており，細胞診検査と永久標本の結果が異なる症例は必ず見直しているが，初めて過剰診断例があった．背景肺に比較的広く肺炎像があり，II型肺胞上皮の反応性異型が目立つ例であったが，これを細胞診で腫瘍と判断したため部分切除標本断端の洗浄細胞診陽性となり，葉切除となった．実際は，最初の部分切除肺の器械吻合部と腫瘍部は十分離れていた．こういった症例は細胞検査士，病理医で必ず共有し，炎症に伴うII型肺胞上皮の異型が腺癌と鑑別困難であること，画像で肺炎の存在が疑われている部位と切除部との関係などの情報共有を臨床医と行う必要性を再度認識した．

d. 術中迅速腹水細胞診が陽性でも継続される膵癌・胆管癌手術例

以前は，膵癌・胆管癌で術中迅速腹水細胞診が陽性であると手術が中止となっていた記憶があったが，最近では手術は続行されている．では，手術方針の決定に関係ないのではないか，と疑問がわき，直接外科医にカンファレンス時に聞いた．回答としては，最近は術中迅速腹水細胞診が陽性のみでは手術を中止にしていない．しかし，迅速腹水細胞診が陽性の場合は腹膜播種を再度よく確認し直す．腹膜播種と迅速組織診で診断されれば中止にしている．迅速腹水細胞診の結果のみで中止にしない理由としては，必ずしも100%の正診率ではなく，手術できる症例を中止にする可能性もあるので，他の要素も併せて検討するようになった．しかし，術中迅速細胞診が不要な症例もあり，そういった症例は術後提出に変更する，との回答を得た．迅速診断の結果が間違っていることもあり，他の要素も考えて判断する，という意見に全く異論はない．また，術中迅速細胞診を提出する必要例を選択していく方針に言及があり，話し合いをしてよかった．実際，術後提出例が増加した．

おわりに

筆者自身，術中迅速診断は好きな仕事である．即時的に自分の診断が治療法に反映されることに

は怖さを覚えることもあるが，永久標本の診断とは異なるやりがいを感じる．迅速診断をお願いできることで安心して手術ができる，と臨床医に言われることは少なくない．リンパ節陰性，断端陰性を伝え，電話の向こうの歓声や嬉しそうな声を聞くと，組織所見としては珍しくもないただのリンパ節，ただの陰性断端であったのに，自分も嬉しい．当たり前であるが，診断学的な面白さより臨床的にどういう意味があるか，が術者や患者にとって重要なのである．どこまでが適応かの境界については，学術的に前向き研究が必要である．しかし，本文と矛盾しているかもしれないが，術中迅返診断は"お守り"的な効果，臨床医へのサービス的要素が含まれている．術者の心理的な助けになり，安心して手術が行われることが患者の利益につながる，という側面もあると思う．自分も手術されるのであれば，術中迅速診断ができることで，心理的に安定した術者に手術をしてもらいたい．

病理医側の問題点としては，時間外の依頼をどこまで許容すべきか，また経験が浅い場合の不安をどう解消すべきか，であるが，前者に対しては働き方改革も進む昨今，17時以降に術中迅速診断の依頼が出るような待機手術の予定の組み方は改善の余地がある．その術中迅速診断の必要性を病理医と相談，合意もせずに逸脱した件数や遅い時間まで依頼をされた場合は，断ってよいと考える．後者は，デジタルパソロジーの技術は進歩しており，病理医不足を解消すべく，若手病理医のサポートも含め助け合ってバーチャルスライドやデジタルカメラなどの機器を利用し，関連施設や近隣施設とネットワークを作成するのも一案であるし，すでに構築されている地域もある[13]．病理医間でも病理医と臨床医との間でも，今後も風通しよく，コミュニケーションをとることを大切にしていきたい．

（南口早智子）

文献

1) Gal AA, Cagle PT：The 100-year anniversary of the description of the frozen section procedure. JAMA 294：3135-3137, 2005
2) Marchevsky AM, et al (eds)：General guidelines for intraoperative consultation with frozen section. Intraoperative Consultation, Elsevier Saunders, 2015, pp1-5
3) Lester SC, et al (eds)：Introduction. Intraoperative Consultation, Diagnostic Pathology, 2nd edition, Elsevier, 2018, pp4-8
4) McIntosh ER, Harada S, Drwiega J, et al：Frozen section：guiding the hands of surgeon？ Ann Diagn Pathol 19：326-329, 2015
5) Verran D, Kusyk T, Painter D, et al：Clinical experience gained from the use of 120 steatotic donor livers for orthotopic liver transplantation. Liver Transpl 2003, 9：500-505
6) Olivas AD, Cipriani NA：Overview and general concepts in intraoperative diagnosis. Cipriani NA, et al (eds)：Biopsy Interpretation：The Frozen Section, 3rd edition, Lippincott Williams & Wilkins, 2023, pp8-19
7) Winther C, Graem N：Accuracy of frozen section diagnosis：a retrospective analysis of 4785 cases. APMIS 119：259-262, 2011
8) White VA, Trotter MJ：Intraoperative consultation/final diagnosis correlation：relationship to tissue type and pathologic process. Arch Pathol Lab Med 132：29-36, 2008
9) Sams SB, Wisell JA：Discordance between intraoperative consultation by frozen section and final diagnosis. Int J Surg Pathol 25：41-50, 2017
10) Roy S, Parwani AV, Dhir R, et al：Frozen section diagnosis：is there discordance between what pathologists say and what surgeon hear？ Am J Clin Pathol 140：363-369, 2013
11) Bae SJ, Shin US, Ki Y-J, et al：Role of peritoneal lavage cytology and prediction of prognosis and peritoneal recurrence after curative surgery for colorectal cancer, Ann Coloproctol 30：266-273, 2014
12) 澤端章好，川口剛史，安川元章 他：肺癌に対する葉切未満肺切除術における断端細胞診の臨床的意義．肺癌 58：338-343, 2018
13) 本間崇浩，井村穣二，山本優 他：術中迅速病理診断のための遠隔病理診断ネットワークの構築．日呼外会誌 29：114-118, 2015

第1部 総論

II 術中迅速検体の取扱いと美麗な凍結標本の作製
1. 総論

はじめに

術中迅速診断は外科手術中の適切な術式の決定，ひいては患者の利益を目的として行われる医療行為である．病理医が術中迅速診断に苦慮する理由としては，①（病変全体ではなく）限られた大きさと枚数の標本の中で，②パラフィン標本に比して質が高いとは言い難い凍結標本で，③限られた時間の中で，迅速に診断を下さなければならない，ということになるだろう[1]．本項では，正確な術中迅速診断に資するための検体の適切な取扱い方，そして凍結標本の品質管理に主眼を置いて概説する．

凍結標本の品質は，臨床検査技師の技術に依存する部分が少なくない．一方で，凍結標本作製の前後の過程では，実際に患者を治療し，迅速診断を依頼する外科医（臨床医）（および手術室の看護師），そして検体処理や診断を行う病理医が深く関与しており，凍結標本の質に少なからず影響している．そのため，高品質な凍結標本の作製にあたっては，検体の取扱いを含めて，外科医および手術室の看護師・病理医・臨床検査技師が一体となって取り組む必要がある．臨床検査の品質管理においては，pre-analytical, analytical, post-analytical phase の3つの段階に分類して，それぞれを管理することが重要とされている[2]．これらの3つの段階をどのように分けるかの厳密な定義については議論が残るところがあるが[3]，医療行為全体を俯瞰して見た場合，①検体が病理に到着するまでを pre-analytical phase，②検体処理，標本作製，病理診断までを analytical phase，③報告段階以降を post-analytical phase ととらえることができるだろう．検査の段階と役割（臨床側および病理側）を概ね一致させ，各段階の管理について考察することを目的に，本項では術中迅速診断の過程を図1のごとく分類した．ここに近年，医療分野においても重要視されている Plan, Do, Check, Act の工程による品質管理法，すなわち PDCA サイクルを適用し[2,4,5]，pre-analytical phase から post-analytical phase までの3つの段階，それぞれの工程における特性を考慮しつつ，品質を改善機能させることが重要である[1]．

それぞれの段階において，どのような検体の取扱いが不適切で，どのようなアーチファクトの加わった凍結標本ができるか，または，なぜ凍結標本の作製が困難になるかを説明しつつ，より質の高い凍結標本の作製に向けてどのような工夫が可能かを述べていく．

1 術中迅速診断の pre-analytical phase

1）術中迅速診断の申し込み

術中迅速診断の申し込みは，事前に（可能な限り前日までに），臨床検査技師や病理医がわかるような形で行われることが望ましい．これには，①検体取り違えなどヒューマンエラーの防止，②事前の用意という2点で利点があると考えられる．

現在ではほとんどの病院が電子カルテシステムや電子病理システムを使用していると考えられるが，電子システムでのオーダーが事前にあることで，口頭での依頼や手書き書類での依頼による伝達ミスなどのヒューマンエラーを防ぐことができる[6]．手術の申し込み時に電子カルテシステムで術中迅速診断をオーダーすることを原則とするとよいだろう．もちろん，緊急手術での迅速診断や，術中所見によって急遽，迅速診断が依頼されることも少なくない．外科医のマンパワーの問題から，術中所見から急遽迅速診断を依頼する際に，電子カルテシステムからのオーダーが困難な

11

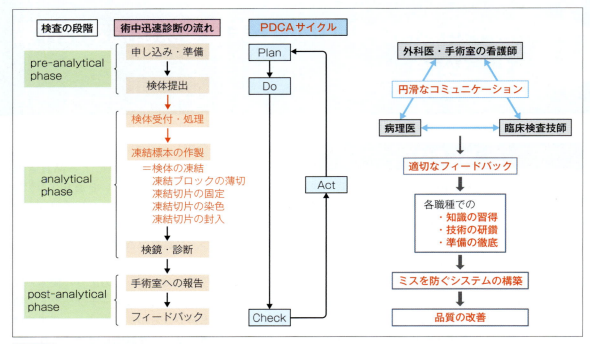

図1 術中迅速診断の流れと品質管理

術中迅速診断の申し込み・準備の段階から，検体の提出，受付・処理，凍結標本の作製，そして検鏡・診断，手術室への報告までの流れと，それらが pre-analytical, analytical, post-analytical phase のどの段階にあたるかを示した．そのうえで，PDCA サイクルを回して術中迅速診断の品質を向上させるための外科医・手術室の看護師，病理医，臨床検査技師の関係を示した．

場合もあると考えられるため，状況に応じて適切に対応することが望まれる．しかし，このような場合でも，検体取り違え防止など医療安全の観点から，原則として電子カルテシステムからオーダーすることを推奨したい．

　事前に術中迅速診断のオーダーがあれば，いつ，どのような検体の術中迅速診断が予定されているかがわかり，事前の準備が容易となる．例えば，病理医や臨床検査技師のマンパワーが足りていないときに迅速診断の有無がわかると，業務分担や仕事，休憩などのタイムスケジュールを考えるうえで有益となる．毎朝，その日の手術予定表を確認し，術中迅速診断が予定されている（またはその可能性のある）手術の表を紙媒体にプリントアウトするなどして，病理医・臨床検査技師間で情報を共有するとよいだろう．「事前」といっても，例えば午後開始の手術で予定していた迅速診断のオーダーが「術直前」に入ってきた場合などは，病理医・臨床検査技師は実際に術中迅速検体がくる直前までそのオーダーに気づかない可能

性が高く，準備における意義には乏しい．緊急手術で術中迅速診断を行う際には臨床から病理への連絡があると事前の準備が容易となるので，外科医が病理に気軽に連絡できる，連絡しようと思える関係を築くことが重要である．

2）検体提出

　術中迅速検体の提出時には，①手術室側（外科医および手術室の看護師）と病理側（病理医および臨床検査技師）とのコミュニケーション，②検体取扱いの知識の2点が重要となる．凍結標本の質を保つうえでも，検体は適切に提出される必要がある．

　術中迅速検体の提出時には，通常の手術検体ではなく，術中迅速診断の検体であることがわかるようになっていなければならない[1]．例えば，手術室からダムウェーター（小型エレベーター）などで卵巣が病理側に届いた際に，迅速診断ではなく通常の手術検体の提出だと思いホルマリンに浸けてしまっては，数十分後に迅速診断の問い合わ

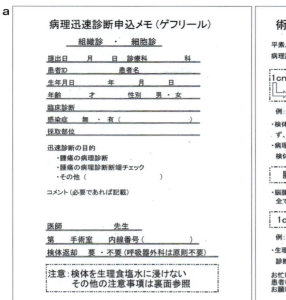

図2 術中迅速診断の申し込み用紙（手書き）の一例
a：表面．患者の氏名やID，生年月日といった患者識別のための情報とともに，迅速診断の目的や病理医に特にみてもらいたい点についてコメントを記載できるようにするとよい．b：裏面．検体提出にあたっての具体的な注意書きを記載しておくことで，外科医や手術室の看護師への注意を促すことができる．

せがきたときにはホルマリン固定されてしまい，凍結標本の作製は困難となってしまう．そのようなことが起きないように，手術室側と病理側のコミュニケーションを図るとともに，ヒューマンエラーを防止するシステム構築が重要となる．ダムウェーターなどで検体を提出する際は，検体を送る側（外科医および手術室の看護師）は受け取る側（病理医および臨床検査技師）に院内電話などで一報してから送った方がスムースとなる．また，術中迅速検体の提出の際には，電子オーダーに加えて，迅速診断で何を知りたいのか，みてほしい部位や面などを具体的に記載した「メモ」があるとより丁寧である（図2a）．

検体の提出方法は，その後の凍結標本作製の質を左右するため重要である．検体を乾燥させてしまうと，染色性を著しく損ねる可能性がある．例えば，腫瘍の断端などの小さい組織片を採取し，乾いた濾紙に貼り付けて提出し，何らかの理由で検体処理までに通常よりも時間がかかってしまうと，検体が乾燥し，細胞の収縮や核の空胞化などのアーチファクトを生じてしまう可能性がある．このようなことがないように，濾紙に貼り付けた後に生理食塩水で少しだけ湿らせて検体を提出することが望まれる．一方で，術中迅速検体が生理食塩水に浸漬された状態で提出されることも問題である．「乾燥させていない」という点では間違いではないが，検体を凍結する際に，この水分が氷となって氷晶を形成したり，細胞が膨化したりして，美麗な標本の作製を困難にしてしまう．凍結させて標本を作製するのだから氷ができても問題ないのではなく，あくまでも凍結標本は凍結標本作製用の包埋剤で凍らせた検体を薄切することで作製されるものである．氷は薄切できずにアーチファクトを引き起こしてしまうため，問題となる．この旨は特に外科医（および手術室の看護師）に理解してもらう必要がある．検体を湿った濾紙に貼り付けるもう一つの利点として，面の方向を明確にすることが容易となることが挙げられる．ただし，脳腫瘍の術中迅速診断で提出されるような小さく脆い検体の場合，濾紙に貼ると，しばしば濾紙に吸着してしまい，ピンセットでうまく拾えなくなってしまうことがある．またガーゼに包んだ場合も，ガーゼの細かい目に小さい検体が入り込んでしまい，検体をピンセットで拾えな

くなってしまうことがある．このようなことが起こらないよう，フィルムに包んで提出するなどの工夫が必要となる（各臓器における工夫については臓器別の各項参照）．

これまで述べてきたような術中迅速検体の提出方法に関する注意書きは外科医や手術室の看護師に理解してもらう必要があるため，病理迅速診断申し込み関連の書類の裏に記載し，外科医，手術室の看護師の理解を促すのもよいだろう（図2b）．

卵巣や肺などの比較的大きな検体（臓器）が提出される場合の問題点は別にある．検体の提出そのものは，そのままビニール袋に包んで，または瓶に入れて提出してもらえば問題はない．このような場合に問題となりやすいのは，その検体のどこをみてほしいかがわかりにくくなることである．このような観点から，外科医が病変部だけを切り取って小さい瓶に入れて，術中迅速診断に提出する施設もある．しかし，そのような方法は望ましくないと筆者は考えている．病理診断は，臨床所見を背景として，そこに肉眼的・組織学的所見を加味して総合的に下されるべきであり，肉眼的に全体を観察することが望ましいと考えられるからである．そのためには病理医は肉眼所見（病変に触れた感覚を含む）をとる能力を向上させるよう，日々，研鑽に励むことが重要である．しかし，検査画像や人体内ではわかりやすいが，体外に摘出した後には病変部がわかりにくくなる場合や，外科医が病理医にみてほしい部位が決まっている場合もある．そのようなときには，どこをみてほしいのか外科医に具体的な指示をもらう，必要に応じて検体に糸を付けて部位をマークしてもらう，などの工夫で対処できる[1]．

2 術中迅速診断の analytical phase

1) 検体受付，処理，包埋

術中迅速診断に検体が提出された際，検体の取り違えがないように受付されなければならない．電子カルテシステムでのオーダーとバーコードラベルを用いて照合するのが最もよいが[6]，患者や検体の同定については少なくとも2つの確認方法（氏名のほかに生年月日，患者IDなど）を用いることが望まれる[7]．

受付された術中迅速検体から凍結ブロックを作製するが，①誰が，②どのような検体を，③どのように処理（切り出し，包埋）し，凍結するのか，という点が凍結標本の質に影響を与える．

a. 誰が検体処理を行うか

検体処理を行うのは基本的に病理医であるという施設が多いようではあるが，一部またはすべてを臨床検査技師に任せている施設も少なからずあり，外科医が行っている施設も少数ながら存在している[8]．前述の繰り返しになるが，病理診断は，臨床所見を背景として，そこに肉眼的・組織学的所見を加味して総合的になされるべきである．「腹膜結節」「膵断端」「脳腫瘍」などとして外科医があらかじめ処理を行った検体が提出されることも当然あるが，病変全体を観察できる場合は一般的に診断を下す病理医が検体を観察して処理することが望ましいと考えられる．一方で，病理医が不足している現状を鑑みると，脳腫瘍やリンパ節など，検体処理を臨床検査技師が行うことも必ずしも否定的にとらえるべきではないかもしれない．現にアメリカではpathologist's assistantという資格を有する人（臨床検査技師とは異なる）が検体処理を行っている．しかし，術中迅速診断を下す病理医以外が検体を処理する際には，大きさの測定やスケッチを的確に行うなど記録・記載を十分に配慮して，診断時に検体の状態を把握し，できあがった凍結標本との比較ができるようにすることが重要である．リンパ節をそのまま包埋し，元の検体サイズが意識されないままに，面出し不十分な状態で術中迅速診断が行われ，凍結標本には癌はなかったが，パラフィンに戻した標本では面が出て小さな癌の転移がみつかった，という事例は避けたいものである．重要なことは，正確な術中迅速診断を下すことであり，それに適した標本が作製されることである．誰が検体を処理するかは各施設での判断となるが，外科医・病理医・臨床検査技師で，相互理解が行き届いていることが求められる．お互いを「信頼し合う」ことと同時に「適切に疑い合う」ことも事故の防止に重要と考えられる．

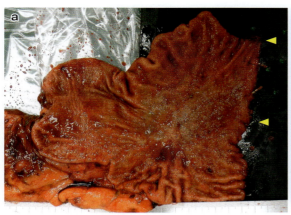 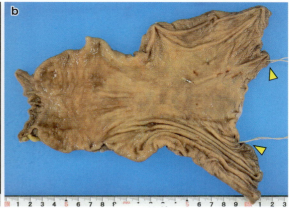

図3 術中迅速診断における検体処理
a：幽門側胃切除術の生検体である．針を刺した箇所，すなわち小弯〜前壁（矢頭の間）の迅速診断を行った．b：ホルマリン固定後の幽門側胃切除術検体（aと同一検体）．迅速診断後に検体を処理した病理医が迅速診断を行った箇所に糸を付けたことで（矢頭），ホルマリン固定後も迅速診断を行った領域がわかりやすくなっている．

b．検体の記録

検体の記録という点では，前述のとおりスケッチも重要であるが，適宜写真を撮るとよい．術中迅速診断時に写真撮影を全く行わない施設も少なからずあるようではあるが[8]，やはり検体の写真は必要に応じて撮るべきである[1]．病理医が検体を処理する前の状態で検体がどうであったか，外科医，病理医，臨床検査技師ともども肉眼所見を術後にフィードバックすることが可能となり，手術検体の最終診断時にも参考になることがある．また，事故が起きた際の証拠にもなりうるため，医療安全管理上も有益である．

c．検体処理（切り出し，包埋）の注意事項

術中迅速診断には様々な検体が提出されるが，それぞれ特有の注意点があるため，ここでは検体処理の一般的な注意事項を述べる．

検体を処理するうえでは，術中に求められる外科医からの疑問に答えられるようにすることは当然であるが，ホルマリン固定後の切り出しを意識して，最終診断に極力影響しないように注意することも重要である[9]．前述したように，検体処理前の術中迅速検体を適切に写真撮影することで検体提出時の状況がわかり，迅速診断後の検体を切り出すときにも参考となる（図3）．また，検体処理時には，固定前の検体を触りすぎると表面の組織，特に上皮が脱落してしまうことがあるため，不必要に触りすぎない，強く持たない，などの注意が必要である．例えば，尿管や膵臓の断端が術中迅速診断に提出されて検体処理をする際に，尿管や主膵管が観察しやすいように内腔を広げるためにゾンデを入れることがあるだろう．しかし，これをやりすぎると内腔を裏装する上皮が剥離してしまうことがあるので注意が必要である（図4a, b）．これは検体を処理する病理医のみならず，検体を病理に提出する前の段階でも重要であるため，外科医にも知ってもらう必要がある．

サンプリングした組織片の包埋にあたっては，大きさはティシュー・テック® クリオモルド（プラスチック製包埋皿，サクラファインテックジャパン㈱）が一杯になるように詰めて入れるのではなく，余裕をもって包埋した方がよい[10]（図5b）．大きくサンプリングした組織片を包埋皿一杯に包埋すると，面出しが困難となることがある．

逆に，脳腫瘍などの小さな検体で，特に検体が白色調のときには薄切時に検体の確認が難しく，面を適切に出しにくいため，面出しの粗削りで誤って切り飛ばしてしまう可能性もある．このような白色調の小さな検体が提出されたときには包埋時に検体をヘマトキシリンなどで着色しておくと，薄切時に検体が確認しやすくなり，面出し不良を予防することができる[11]．

クリオモルドはコンパウンドを少し入れた状態で用意しておき，検体を置いた後，さらにコンパ

第1部　総論

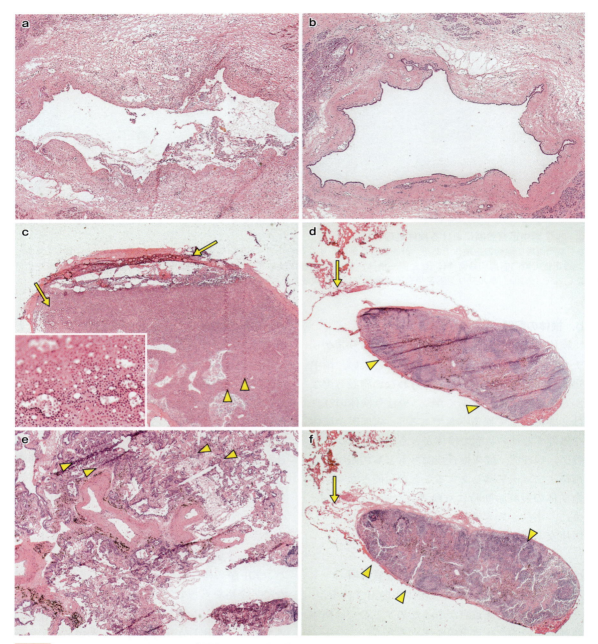

図4 アーチファクトの加わった凍結標本と美麗な凍結標本

a：膵断端の凍結標本．主膵管上皮の多くが剥離している．主膵管内腔面を触りすぎると，このように上皮が剥離しやすくなる．b：膵断端の凍結標本（aとは別症例）．主膵管上皮も大部分が観察可能で，永久標本と見間違うほど美麗な凍結標本である．c：メス傷（矢頭）と氷晶（矢印）．insetは氷晶の拡大であるが，標本の厚みが一定でないため，inset左上はピントがズレている．d：リンパ節の凍結標本．被膜が全周観察可能であるが，しわがみられる（矢頭）．リンパ節周囲の脂肪組織は薄切できていないが（矢印），被膜直下のリンパ洞が観察可能であれば問題はない．e：肺（結節部）の凍結標本．原発性肺腺癌との診断は可能であるが，すだれ（矢頭）などのアーチファクトが強い．f：クライオフィルムを使用して作製した凍結標本（dと同一検体）．リンパ節周囲の脂肪組織まで薄切されており（矢印），しわもみられないが，ひび割れが入っている（矢頭）．

II. 術中迅速検体の取扱いと美麗な凍結標本の作製　1. 総論

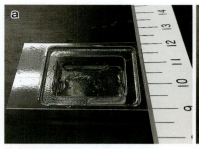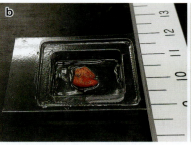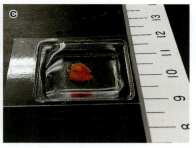

図5　検体の包埋
a：検体を包埋する前に，クリオモルドにコンパウンドを少し入れておく．b：クリオモルドの大きさに対して余裕のある大きさに処理された検体（肺の結節の一部）が包埋されている．c：検体の包埋後，コンパウンドを追加したことで検体全体がコンパウンドに覆われた状態．この後，検体を凍結させる．

ウンドを追加するとよい[11]（図5）．これによって，クリオモルドの底と組織との間にもコンパウンドが入りやすくなり，検体の薄切面（クリオモルドの底面）の凍結不良を予防できる．また，検体を立てて包埋したい場合，少量のコンパウンドがあった方が検体を立てやすくなるという利点もある．このとき，最初に入れておくコンパウンドの量が多すぎると，面が出るまでの距離ができて面出し困難になる，コンパウンドに沈めるときの流体抵抗によって検体が変形しやすくなる，などの不具合が生じるので，注意が必要である．脂肪の多い検体の場合，包埋剤に少し長めの時間（数秒〜十数秒程度）浸しつつ，包埋剤内で動かす（軽く揉む）などして包埋剤をよく馴染ませておくと薄切しやすくなる[8, 11]．

包埋剤（Optimal Cutting Temperature〔O.C.T.〕コンパウンド）には様々な種類があるが，状況に応じて使い分けることができるように複数種類の包埋剤を用意できるとよいだろう．例えば，ルーチンではティシュー・テック® O.C.T. コンパウンド（サクラファインテックジャパン㈱）やホワイト ティシュコート（ユーアイ化成）を用い，脂肪が多いときは Neg-50（サーモフィッシャーサイエンティフィック㈱）を使用し，さらに脂肪が多いときにはフィルム法（川本法）[12]と併せて開発された SCEM-L1（ライカマイクロシステムズ㈱）を使用する，といった使い分けが考えられる．

2) 凍結標本の作製

処理（切り出し，包埋）された検体は，凍結→薄切→固定→染色→封入という過程を経て，凍結標本が作製される．凍結標本作製は，術中迅速診断以外にも脂質の検索（いわゆる脂肪染色）や蛍光抗体法，酵素組織化学など様々な目的で行われるが，ここでは術中迅速診断を目的とした凍結標本の作製における，それぞれの段階での注意点を述べる．

a. 検体の凍結

術中迅速検体の凍結にあたっては，検体凍結時のアーチファクトの代表である氷晶形成（図4c）を防ぐために，水分が結晶化する温度帯（0〜−20℃）を急速に通過することが重要である[8-10]．検体の凍結には液体窒素法，ドライアイス・有機溶媒法，超低温冷却装置，クライオスプレー法など様々な方法があり，施設ごとに異なる方法が用いられているのが現状である[8, 10, 11]．低温に設定されていたとしてもクリオスタット庫内での自然凍結は急速凍結ができないため，アーチファクトが多いとされており，望ましい方法とは言い難い[13]．またクライオスプレーのみでの凍結も，凍結速度が遅く，感染対策の観点からも積極的に勧められない方法である[11, 13]．一方で，過冷却はひび割れなどのアーチファクトの原因となる．液体窒素を用いた凍結は，コスト面や安全対策面などでは良い点が多いが，過冷却によるひび割れが比較的起こりやすい[11, 13]．ひび割れを予防するには，冷媒に全体を沈める前に薄切面を凍結させ，その後に全体を急速に凍結するとよい[11]．ひび割れが生じた場合は，ひび割れた部分を主体とした検体の薄切面に包埋剤を塗って再度凍結し

17

て標本を作製するとよい[11].

b. 凍結ブロックの薄切と温度管理

凍結ブロックはクリオスタット（クライオミクロトーム）を用いて薄切する．検体を試料台にセットした後，粗削りを行い，検体の面が出たらメスの位置を変えて薄切を行う．凍結ブロックを通常，4～10 μm 程度で薄切し，切片を作製する．薄切した凍結切片はしわができないように小筆などで伸ばしたうえで，スライドガラスに貼り付ける．

薄切の段階のアーチファクトとしては，すだれ，しわ，メス傷やコンタミネーションなどが挙げられる（図 4c～e）．薄切の際に刃に小さな傷があると，メス傷が凍結標本に出る[9,14]（図 4c）．また，凍結切片をスライドガラスに貼り付ける際に周匝に組織があるとコンタミネーションを起こしてしまう．コンタミネーションは時に重大な誤診につながるため避けなくてはならない．薄切の前後で，クリオスタットの刃やブロックの周囲をきれいに掃除しておくことで容易に予防できるが，立て続けに迅速診断の検体が来た場合などに異なる検体のブロックの薄切が続くと起こりやすいので，迅速診断が続いて忙しいときこそ注意が必要である．

凍結ブロックの薄切においては，薄切するブロックを検体の特性に応じた至適温度に管理することが重要である．至適温度より高い温度でブロックを薄切するとしわができやすく（図 4d），逆に過冷却によって至適温度より低い温度のブロックを薄切するとすだれが起こりやすくなる[8,10,11]（図 4e）．アーチファクトを防ぐ意味でもブロックの至適温度を保つことが重要となる．凍結ブロックを薄切した際に切片がミクロトームの刃に貼り付く感覚があるなどブロックの温度が高いと思った場合には，クライオスプレーでブロックや刃の温度を下げる（図 6a），逆にブロックの温度が低いと思った場合にはブロックに手（親指など）を当てて加温する（図 6b），といった対策が有効である[10,11,14]．ただし，手でブロックを加温する際は，感染対策やコンタミネーションの防止などの観点から，素手では行わず，手袋を着用のうえで行うべきである．また，クライオスプレーの使用はそれまでに薄切した凍結標本が舞い上がることから，感染対策上の問題を考慮する必要がある[11].

薄切で最も問題となるのは，乳腺の切除断端の迅速診断など脂肪が多い検体である．脂肪が多い際は，前述のとおりブロック作製の時点で脂肪用包埋剤を用い，いつも以上に包埋剤と組織を馴染ませるといった工夫が有効である[8]．そのうえでブロックの温度を低くし，厚め（10 μm，またはそれ以上）に設定すると薄切しやすくなる[8,10,11]．よほど薄切しにくいようであれば，クライオフィルムを用いるという方法（川本法）もある[8,12]．クライオフィルムとは，凍結ブロックを薄切する際にブロックに貼り付ける，粘着性のある特殊なフィルムである．コストがかかるため施設によっては難しいかもしれないが，クライオフィルムを用いると脂肪が多い検体でも美麗な標本の作製がしやすくなる．ただし，フィルム法を用いた場合，ひび割れといったアーチファクトを起こしやすくなる（図 4f）．状況に応じて適切に判断しての使用が望まれる．

c. 凍結標本の固定・染色・封入

スライドに貼り付けられた凍結切片は，速やかにアルコール・ホルマリン液などの固定液に入れ，1 分間程度固定する．凍結切片の固定後は通常，ヘマトキシリン-エオジン（HE）染色を行い，染色された切片を封入することで標本は完成する．固定液や HE 染色のヘマトキシリン液は施設により様々であることが現状である[8,15].

凍結標本の薄切から固定までの時間が長くなると細胞が膨化する，ヘマトキシリンの染色性が低下するなどのアーチファクトが生じやすくなる[8,11]．また，薄切から早く標本を作ろうと固定時間が短くなると，染色性の低下や染色時に組織が剥がれる原因となる[15]．もちろん，固定液や染色液の劣化も染色具合に影響するため，事前の準備段階で確認しておく必要がある．

染色後，封入する前に，凍結標本を臨床検査技師が検鏡して，染色の具合を確認するとよい（図 6c）．迅速性を考慮しつつも，エオジンが濃いときはアルコールでエオジンを落とし，エオジンが薄いときは再度エオジンの染色を追加するといっ

Ⅱ．術中迅速検体の取扱いと美麗な凍結標本の作製　1．総論

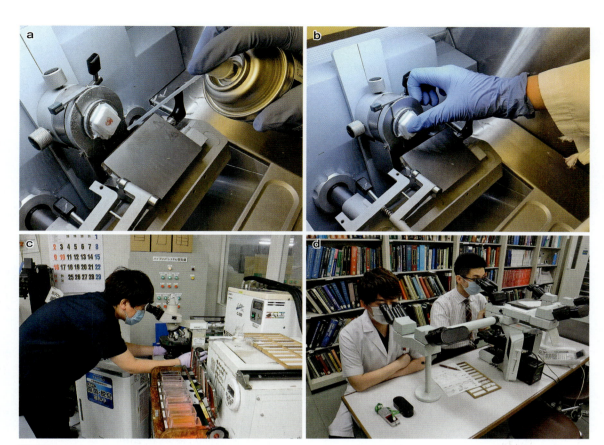

図6 凍結検体の温度管理，臨床検査技師による標本の確認と，病理医が術中迅速診断を行っている光景
a：ブロックの温度が至適温度より高いと思った場合は，クライオスプレーを使ってブロックや刃の温度を下げる．ブロックに直接かけてもよいが，温度が下がりすぎて，再度加温が必要となることもあるので，刃を冷やすのもよい．b：ブロックの温度が至適温度より低いと思った場合は，ブロックに手（親指など）を当てて加温する．コンタミネーションの防止や感染対策のため，必ず手袋をして行う．c：術中迅速診断の凍結切片の染色が終わった際，封入前に顕微鏡で確認して，可能な範囲で色合いを調整する．d：医師（右）が検鏡，術中迅速診断の報告を行うところに凍結標本を作製した臨床検査技師（左）が立ち会うことで，フィードバックに役立てることができる．

たように色合いの調整が可能となる．アーチファクトが目立つなど，凍結標本の質が良くなかった場合は，臨床検査技師は標本提出時に病理医にその旨を伝えて，一度提出しつつ，凍結標本を再作製するとよいだろう．術中迅速診断の精度管理として turn around time（TAT）を測定している施設も多いと思うが，凍結標本が再作製される前に先にできた標本を病理医が検鏡することで診断可能な場合もあり，TAT の短縮が図られる．

3）凍結標本の検鏡，診断

凍結標本が作製された後は，病理医が標本を検鏡し診断を行う．この診断の部分は報告と重なる部分もあるので，後述の post-analytical phase

と併せて記載する．

3　術中迅速診断の post-analytical phase

完成した凍結標本は病理医が検鏡して診断を下し，手術室に結果を報告することとなる．この際，診断を行うと同時に標本の適格性を評価する必要がある．標本の適格性とは，例えば，実際の検体と標本の大きさが一致しているか，必要な部分の面が出ているか，色合いに問題はないかなどである．業務の状況にもよるであろうが，可能であれば臨床検査技師も診断の場に立ち会うことが望ましい（図6d）．自分の作製した標本を確認

し，診断結果とその意義を理解することは，標本作製の質およびモチベーションの向上につながる．術中迅速診断中に病理医と臨床検査技師とが一緒に検鏡できないようであれば，診断後でも一緒に検鏡してフィードバックの機会を積極的につくるとよい．

標本の精度管理については，本来であれば内部精度管理とともに外部精度管理を用いることが望ましい．しかし，正確に凍結標本の作製の精度管理を行うとなると，未固定検体を用意することが必要となるため，正確な外部精度管理を行うこと自体が難しいかもしれない．一方で，過去に特定非営利活動法人・病理技術研究会が凍結標本の作製のコンペティション（コンペ）を行ったことがあり[8]，そのような機会を利用することも一つの手かもしれない．

臨床検査技師や病理医がそれぞれフィードバックの機会を得ることで，改善点を洗い出し，改善のために行動することができれば，美麗な凍結標本の作製につながると考えられる．

また，術中迅速診断における伝達や解釈の間違いが一定の確率で起きていることがわかってきており，これに対する管理や是正介入も重要である[16]．近年，病理室の標本画像を手術室からモニターで見ることのできるシステムが導入されている施設もある．これによって，術中迅速診断の診断内容の伝達の精度を上げるとともに，病理医⇔外科医間のコミュニケーションの向上も期待できる[17,18]．

まとめ

術中迅速診断は，術式など患者の治療方針の決定に直結するため迅速かつ正確な診断が求められ，正確な診断の背景には高品質な凍結標本の作製が必要不可欠である．高品質な凍結標本の作製には，もちろん凍結標本作製の技術面に依存する部分が少なくないが，一方で，術中迅速診断の申し込み，検体提出，処理の段階にも標本の質を向上させる要素はある．日頃から，手術室（外科医・手術室の看護師）⇔病理（病理医・臨床検査技師）間，および病理医⇔臨床検査技師間でコミュニケーションを図りつつ，各職種において知識の習得や技術の研鑽に励むことで，適切に検体処理・凍結標本の作製を行えるようになる．フィードバックを介したPDCAサイクルがうまく回った状況をつくることによって（図1），適切な検体処理と美麗な凍結標本の作製が可能となる[1]．これにより，術中迅速診断の品質が向上し，ひいては患者の利益につながると考えられる．

（橋本浩次）

文献

1) 橋本浩次，永谷昭義，奥山力也，他：術中迅速検体の取り扱いと美麗な凍結標本の作製．病理と臨床 39：10-18, 2021
2) 大澤 進，深津俊明，永峰康孝，他：臨床検査学講座 検査管理総論 第4版，医歯薬出版株式会社，2010
3) Hawkins R：Managing the pre-and post-analytical phases of the total testing process. Ann Lab Med 32：5-16, 2012
4) 長尾能雅：患者安全．矢﨑義雄，他（編）：内科学 第12版，朝倉書店，2022, pp13-19
5) 小松康宏，門田美和子，福井次矢：医療の質改善の概念と手法—PDCA, six sigma など．日本内科学会雑誌 105：2353-2357, 2016
6) 湊 宏，野島孝之，中野万里子，他：病理検査における医療安全管理「検体採取から病理検査報告書の伝達まで」．臨床病理 59：299-304, 2011
7) 菊地龍明：第3章 手術室におけるチーム医療．日本手術医学会誌 40（suppl）：S29-S41, 2019
8) 池田 聡：凍結迅速組織標本作製法 コンペ報告．病理技術 81：46-52, 2018
9) Wallace J：Frozen section overview. PathologyOutlines.com website. https://www.pathologyoutlines.com/topic/cytopathologyfrozen.html.（2024年9月5日閲覧）
10) 川島 徹，青木裕志：凍結切片作製法．病理技術研究会（編）：基礎病理技術学，笹氣出版印刷株式会社，2013, pp28-31
11) 徳永英博：凍結標本作製法．一般社団法人日本臨床衛生検査技師会（監）：病理検査技術教本，丸善出版，2017, pp81-85
12) Kawamoto T：Use of a new adhesive film for the preparation of multi-purpose fresh-frozen sections from hard tissues, whole-animals, insects and plants. Arch Histol Cytol 66：123-143, 2003
13) 堤 寛，平澤 浩：新鮮凍結切片のつくり方．病理と臨床 22：515-518, 2004
14) 吉村 忍：組織凍結の際に生じるアーティファクト—標本のひび割れ/折れ曲がり/伸展不足/挫滅/メス傷．検査と技術 34：137-141, 2006
15) 吉村 忍：組織凍結の際に生じるアーティファクト—迅速標本作製時の組織障害 コンタミネーション/気泡跡/固定不良/乾燥/染色不良/傷．検査と技術 34：352-357, 2006
16) Wiggett A, Fischer G：Intraoperative communications between pathologists and surgeons：Do we understand each other? Arch Pathol Lab Med 147：933-939, 2023
17) 臼井尚志：第11章 手術情報管理．日本手術医学会誌 40（suppl）：S138-S152, 2019
18) 堀瀬友貴，岡本 淳，鞘谷祐輔，他：医工融合による臨床現場ソリューションの紹介．日本コンピュータ外科学会誌 21：81-84, 2019

第1部 総論

II 術中迅速検体の取扱いと美麗な凍結標本の作製
2. 乳腺, リンパ節

はじめに

　乳腺手術は, 患者の術後QOLの改善を目的に, 縮小手術の傾向にある. そのため術中迅速診断では, 切除断端の乳腺組織やセンチネルリンパ節が検索対象となる. これらの組織 (検査材料) は脂肪を多く含むため標本作製の難易度が高く, 標本作製に苦労した経験をもつ臨床検査技師は少なくないであろう.

　ホルマリン固定パラフィン包埋 (FFPE) は, 組織にパラフィンが浸透することにより, 組織の種類を問わずほぼ均一な品質のブロックが得られるのに対し, 凍結切片作製法は, 組織の種類によって凍結する温度や薄切に適した温度が異なるため, 組織ごとに適した条件を見つけ出しながら行わなければならない.

1 検査材料

1) リンパ節

　リンパ節は被膜に覆われたリンパ器官で, リンパ液中の免疫応答や組織間液 (細胞外液) の排除, 食物由来の脂質の輸送にあずかる. 組織間液が毛細リンパ管に入りリンパ液となり, 輸入リンパ管を経由してリンパ節に流入する. リンパ液は, 細網線維の網目状構造をもつリンパ洞を流れ, 網目状構造でとらえられた異物は食細胞によって処理される (図1). リンパ洞の最初の流路は被膜直下の辺縁洞であることから, 腫瘍細胞の転移はリンパ節の辺縁に生じやすい. したがってリンパ節の標本に求められるのは, 被膜直下の辺縁洞が十分に観察できることである (図2).

　乳房のリンパ液は約75％が外側と上方のリンパ管を経て腋窩リンパ節へ, 残りの大部分は胸骨傍リンパ節, 一部は肋間を通り背部の肋間リンパ節へと流れる[1]. 腋窩リンパ節は, さらに小胸筋外縁より外側のレベルI, 小胸筋より背側および

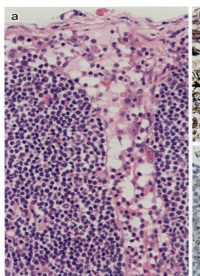
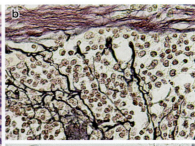
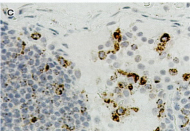

図1 リンパ洞
a：HE染色, b：渡辺の鍍銀法, c：CD68免疫染色. リンパ節内は細網線維からなる網目状構造を示し, とらえられた異物は食細胞 (CD68陽性) によって貪食される.

第 1 部　総論

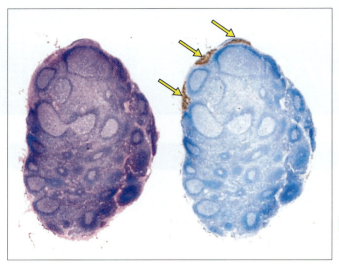

図2　リンパ節転移
左：HE染色．右：CK（AE1/AE3）免疫染色．リンパ節の辺縁に腺癌の転移（矢印）がみられる．

胸筋間のレベルⅡ，小胸筋内縁から内側のレベルⅢに分類される[2]．センチネルリンパ節は，腫瘍近傍の組織間液が最初に流れ着くリンパ節で，腫瘍細胞が転移する可能性の高いリンパ節をさす．センチネルリンパ節に転移がなければさらに下流のリンパ節郭清は省略されるため，上腕浮腫や上腕挙上障害などの腋窩リンパ節郭清に伴う術後合併症のリスクが軽減される．センチネルリンパ節は，腫瘍の発生部位によって局在が異なり，腫瘍近傍に色素やラジオアイソトープを注入し，リンパ節への集積を検出することで同定される．

2）乳腺組織

乳腺組織は，脂肪組織とともに乳房を構成する成分の一つで，膠原線維の中に乳汁をつくる小葉（終末部）とその流路である乳管（導管部）がみられる．

乳腺組織では，切除断端の腫瘍細胞の有無が検索され，その情報は追加切除や術後の治療方針を決める情報となる．

このほか，術前に悪性腫瘍の確定に至らなかった症例においては，試験的に腫瘍を切除し，腫瘍から得られた標本により組織型を決定する．

2　標本作製法

1）検体搬送

摘出臓器は，乾燥を防ぎながら搬送する．特に感染対策上，搬送容器の外側は汚染しないよう配慮が必要である．また，組織を生理食塩水などに浸漬してはならない．組織に水分を含ませると，凍結時に氷晶形成（アーチファクト）が生じる原因になる．搬送中の組織の乾燥を防ぐには，生理食塩水や酢酸リンゲル液に湿らせて強く絞ったガーゼで包む（図3）．

2）肉眼的観察

摘出された乳腺組織は，上下左右の確認に加え，摘出臓器のデジタル画像やスケッチなどを活用し，切除範囲や腫瘍が位置する領域を記録する（図4）．

検査材料の授受は，左右の間違いや組織の方向性，腫瘍の局在など情報伝達のミスが生じやすい工程である．各施設の運用に即した危機管理対策を講じることが望ましい．

3）切り出し

組織は適切な大きさと厚さに切り出されなければならない．組織は，包埋皿との間に隙間が生じる程度の大きさに切り出す．組織が大きすぎると，薄切操作が困難となり，標本の質が劣悪になるうえ，標本作製に時間を要することになる．

a．リンパ節

①リンパ節は，指やメスを使って，周囲に付着した脂肪組織を可能な限り取り除く（図5）．リ

Ⅱ．術中迅速検体の取扱いと美麗な凍結標本の作製　2．乳腺，リンパ節

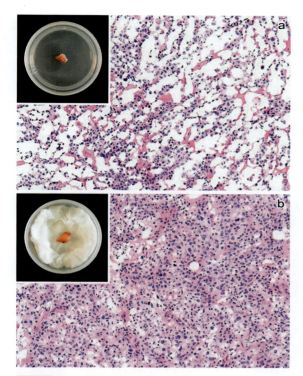

図3 検体の乾燥防止（リンパ節）
a：組織を生理食塩水に浸漬した状態．組織を生理食塩水に浸漬すると，組織を凍結した際に氷晶形成が生じやすい．b：組織を湿ったガーゼで包んだ状態．氷晶形成はみられない．

ンパ節と脂肪組織は，薄切に適した温度が異なるため，この操作を怠ると薄切操作が格段に難しくなる．
②約3 mmの厚さにメスで割を入れる．
③包埋皿に包埋剤を薄く（1～2 mm程度）塗り付ける．包埋剤を引かず，組織と包埋皿を直接触れさせると凍結により両者が固着し，包埋皿を取り外す際に組織の一部が欠ける原因となる．また，包埋剤の量が多すぎると，組織が包埋皿から浮き，組織の向きが傾くため，面出しが不良となる（図6）．
④薄切面を下にして組織同士および包埋皿との間には隙間が生じるように組織を平行に並べる．並べた組織をピンセットで軽く押し，薄切面が包埋皿の底面と水平になるようにする．組織を平行に並べることで，薄切時に生じる薄切切片のしわが筆などで伸ばしやすくなるほか，組織周囲に隙間を空けることで，組織周囲が包埋剤で保持され，アーチファクトの少ない標本作製

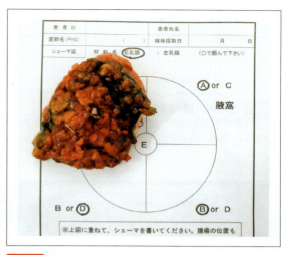

図4 摘出臓器の肉眼的観察
摘出された乳腺組織は上下左右，切除範囲や腫瘍が位置する領域がわかるように記録する．

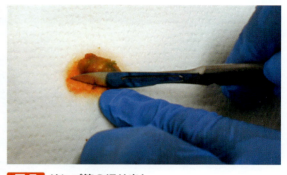

図5 リンパ節の切り出し
リンパ節の周囲に付着した脂肪組織は，指やメスを使って可能な限り取り除く．

につながる．

b．乳腺組織
①摘出された乳腺の周囲をメスで切り出す．包埋皿の高さを越えない5 mm程度の厚さで，組織と包埋皿の間に少し隙間が空く程度の大きさが望ましい（図7）．
②組織に付着した余分な血液をガーゼで拭い取る．血液は，薄切時に粉々に崩れやすいため，コンタミネーションなど様々なアーチファクトの原因となる．
③包埋皿に包埋剤を薄く塗り付ける．
④薄切面を下にして組織を置く．組織と包埋皿の

23

第1部　総論

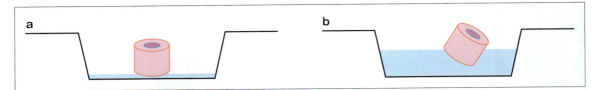

図6 包埋剤の量
a：包埋剤が適切な状態．包埋皿に包埋剤を薄く伸ばすことで，組織の薄切面が水平になる．b：包埋剤が多い状態．包埋剤が多いと組織の向きが傾くため，面出しが不良となる．

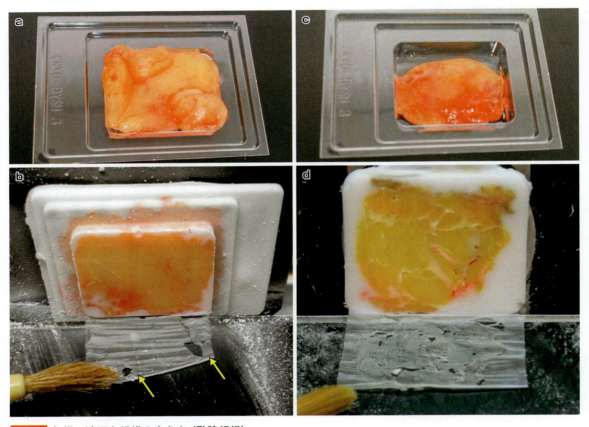

図7 包埋：適切な組織の大きさ（乳腺組織）
a, b：大きすぎる組織．組織周囲に包埋剤がないため，組織の保持が不十分で薄切切片が得られにくいうえ，薄切切片を伸ばす際に傷がつく（矢印）．c, d：適切な大きさの組織．組織周囲が包埋剤で保持されるため，良好な薄切切片が得られる．

間には隙間が生じるように置く．組織をピンセットで軽く押し，薄切面が包埋皿の底面と水平になるようにする．

4）包埋

　包埋剤によって組織が周囲から保持され，適度な硬さが得られるため薄切が容易になる．
　凍結切片作製用の包埋剤は，ポリエチレングリコールやポリビニルアルコールを主剤とし，界面活性剤や消毒剤，防腐剤などが添加されている．粘稠性の異なる製品が市販されており，薄切の温度に応じて使い分ける．
①組織の隙間を埋めるように包埋剤を組織周囲から回しながら注ぐ．片側から注ぎ続けると組織の向きや位置が変わることにより，面出し不良の原因となる．

②組織の周囲に包埋剤がいきわたるように，ピンセットで包埋皿の辺縁に隙間を空けるとともに，包埋剤に混入した気泡を取り除く（図8）．包埋剤を注いだ後は，速やかに凍結操作に移る．脂肪組織を多く含む組織は，包埋剤の中では浮力によって浮き上がるため（図9），面出し不良の原因となるので，注意する．
③クリオスタット付属の試料台を重ねて凍結操作に移る．

5）凍結

包埋剤に埋められた組織を凍結することで適度な硬さが得られるため，薄い薄切切片を得ることが可能となる．組織をゆっくり凍結すると，塩濃度の関係で細胞外液の水分が凍結を始める．凍結によって細胞外の水分が失われると，浸透圧により細胞内から水分が細胞外へと移動する．そこで水分が凍結してさらに大きな氷の核となり氷晶が形成される．氷晶のない標本を作製するには，凍結速度を速めて（10^4 ℃/sec）ガラス化氷（粒子径 20 nm 以下）とすることが重要である（図10）．特に，最大氷晶形成帯（0～-5℃）は氷晶形成が生じやすい温度帯であり，凍結の際はなるべく短時間で通過させることが望ましい（図11）．

a．冷媒

組織の凍結には，低温の冷媒や十分に冷却した冷媒が用いられる．専用の凍結装置も市販されており，迅速性を要する検査目的に適した凍結方法を選択する（表1）．

b．包埋皿

熱伝導がよい材質はアルミニウム製であるが，感染対策上はディスポーザブルの包埋皿を使用することが望ましい．

c．ブロックの変形・ひび割れの防止

表面（周囲）の包埋剤が凍結した後に内部の包埋剤が凍結を始めると，内部の体積が増加することにより，ブロック表面を内部から押し出す力が働き，ブロック表面の変形やひび割れが生じる．これらのアーチファクトを防ぐには，凍結の際に包埋皿を外側から強く固定する，あるいは変形し

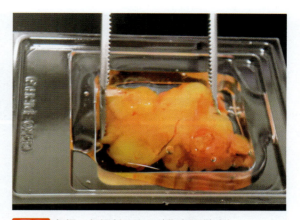

図8 包埋：包埋剤の注入（乳腺組織）（1）
包埋剤を注いだら，ピンセットで組織の周囲に包埋剤をいきわたらせ，包埋剤に混入した気泡を取り除く．

ない硬い材質の包埋皿を使用することで，ブロック内部からの力を防ぎながら凍結することができる．また，ブロック全体をいきなり冷媒に浸漬するのではなく，下部から徐々に浸漬して凍結させることで，上面の未凍結部位が内圧の逃げ道（包埋剤が流れ出る）となり，ブロック表面に内部からの力が加わることを防ぐ（図12）．そのほか，以下のようなことにも気をつけたい．

・試料台を載せた包埋皿（試料）を冷媒に入れる．
・試料は1分以上冷媒に浸漬して凍結する（図11）．試料の中心部が凍結する前に取り出すと，その後中心部はゆっくり凍結することとなり，氷晶形成につながる．凍結前に試料の周囲の冷媒は温められて温度が上昇するため，試料を揺り動かしながら凍結することが望ましい．

6）薄切

組織を構成する成分により，薄切に適した温度が異なる．脂肪組織は-27℃以下が適した温度で，温度が高すぎる場合は脂肪が凍結せず薄切できない．リンパ節や肝臓，脳腫瘍などは-10～-15℃が適した温度で，温度が低すぎる場合は，薄切切片にメス（替刃）と平行なすだれ状の傷が生じ，温度が高すぎる場合は薄切切片にしわが寄る．薄切切片の状態を観察しながらブロックとメスの温度調節を行って薄切する（図13）．薄切手順を以下に示す．

①包埋皿を外したブロックを試料固定台に取り付

第1部　総論

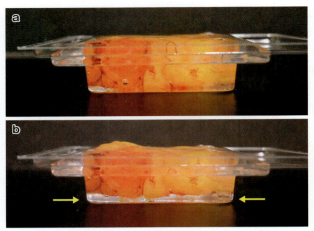

図9 包埋：包埋剤の注入（乳腺組織）(2)
a：包埋剤を注いだ直後．組織の薄切面と包埋皿の底面に隙間はみられない．
b：包埋剤を注いだ5分後．組織が浮き，包埋皿の底面との間に隙間がみられる（矢印）．

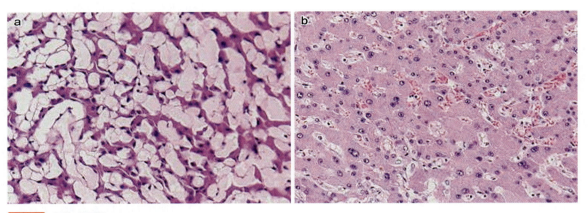

図10 凍結（肝臓）
a：緩徐な凍結．氷晶が形成され，組織内に多数の隙間となって現れる．　b：急速な凍結．氷晶はみられない．

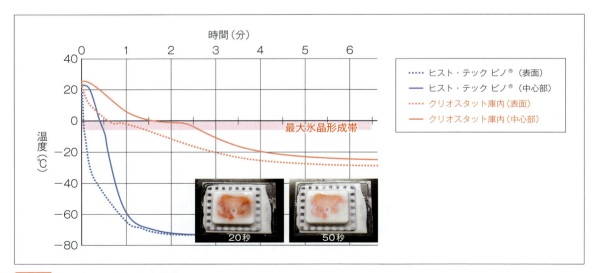

図11 凍結時の試料の温度推移
試料の表面（点線）と中心部（実線）の温度推移である．凍結装置ヒスト・テック ピノ®（サクラファインテックジャパン㈱）では，組織の中心部が凍結するのに約30秒を要する．試料を冷媒に多く浸漬した場合は，冷却時間が遅延するため，試料の透明度を観察しながら凍結時間を調整する．

26

ける．試料台の温度調節ができる機器は，あらかじめ組織の種類に応じて温度（脂肪組織では−35℃，リンパ節では−10℃が目安）を設定しておく．
② メスの粗削り用の部分で粗削りを行う．リンパ節では，被膜部分の面出しが完了していることを確認する．
③ メスを本削り用の部分に替えて本削り（薄切）を行う．メスは，粗削り用と本削り用の部分を使い分けることで，質の良い薄切切片を得ることにつながる．薄切切片の状態に応じて，ブロックを冷却・加温して適切な薄切切片が得られる温度に調節しながら本削りを行う．
④ 薄切切片のしわやカーリングを小筆で伸ばし，スライドガラスに貼り付ける．スライドガラスを近づけた際に薄切切片が引き寄せられるのは，スライドガラスに静電気が生じているためである．その場合は，スライドガラスの裏面（薄切切片を接着しない側）に，息（水蒸気）を吹きかけ静電気を中和してから貼り付ける操作を行う．

7）固定

固定により組織成分が保持され，染色性が向上する．一般的に，組織の固定にはホルマリンが用いられるが，固定の機構が化学反応（メチレン架橋）であり，固定に時間を要するほか，薄切切片や細胞が剥離しやすいという欠点がある．そのため，術中迅速診断では，固定が短時間で完了し，蛋白凝固性固定液として薄切切片や細胞がスライドガラスに保持されやすい性質をもったアルコールを主剤とした固定液が用いられる．術中迅速診断には様々な固定液が用いられるが（表2），この中ではエタノール・ホルマリン・酢酸固定液が

表1 凍結法（冷媒）と凍結温度

凍結法	凍結温度
クリオスタット庫内	−50℃
ヒスト・テック ピノ®*	−78℃
ドライアイス・アセトン	−78.5℃
ドライアイス・ヘキサン	−78.5℃
液化炭酸ガス	−78.5℃
冷却アセトン（ディープフリーザーで冷却）	−80℃
液化プロパン	−180℃
液体窒素	−196℃

*サクラファインテックジャパン㈱製の凍結装置．

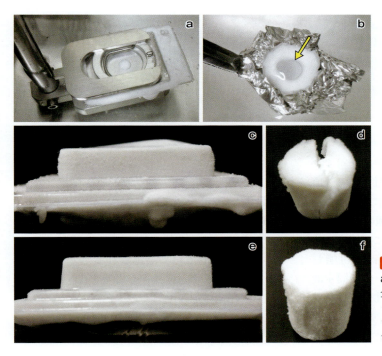

図12 ブロックの変形，ひび割れ防止
a：包埋皿を外側から強く固定する．b：完全に周囲を凍結させずに内圧の逃げ道をつくる（矢印）．c〜f：そうすることで，ブロック表面の変形やひび割れ（c, d）が改善される（e, f）．

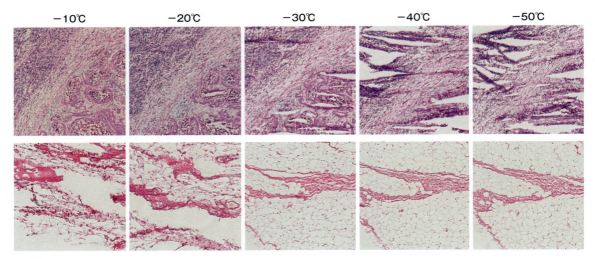

図13 組織と薄切の温度
上段：リンパ節．−10〜−20℃が適切な温度で，−30℃以下ではすだれ状の傷が生じる．
下段：乳腺組織．−30℃以下が適切な温度で，−10〜−20℃では脂肪が凍結しないため，質の良い薄切切片が得られない．

表2 術中迅速診断に用いられる固定液

固定液	組成	固定時間	備考
メタノール	メタノール	30秒以上	固定時間が短いと核所見が不良
95％エタノール	エタノール（95 mL） 蒸留水（5 mL）	1分以上	固定時間が短いと核所見が不良
アセトン	アセトン	3分以上	細胞質の固定が不良の傾向
アセトン・エタノール	アセトン（30 mL） 95％エタノール（70 mL）	1分以上	細胞質の固定が不良の傾向
PERFIX®	メタノール（63 mL） ホルマリン原液（6 mL） クロロホルム（27 mL） 酢酸（4 mL）	15秒〜1分	固定時間が長いと細胞質の染色性が不良
エタノール・ホルマリン・酢酸	95％エタノール（85 mL） ホルマリン原液（10 mL） 酢酸（5 mL）	30秒以上	固定時間が短いと細胞質の染色性がやや不良

優れた染色像を示す．以下に固定の手順を示す．
① 薄切切片をスライドガラスに貼り付けたら，直ちに（3秒以内）固定液に浸漬する．
② 30秒〜1分固定する．固定液の種類により固定時間が異なるため，適切な時間に調節する．
③ 100％エタノールに浸漬する（省略可能）．PERFIX®（エヌパット㈱）などの一部の固定液には，固定時間が長い場合に染色性に影響を及ぼすものもある．薄切枚数が多く，すぐに染色できない場合は100％エタノールに浸漬して待機する．

8）染色

HE染色を迅速に完了させる必要があるため，ヘマトキシリンは2倍Carrazziや2倍Mayerなど，核が短時間で濃く染色される処方を選択する．また，分別などの操作も省略する．染色時間などは，色素の種類や日々の染色液の状態を考慮して調節する（表3）．

表3 HE染色の工程

	操作		時間	備考
1	親水	水洗	5秒	固定液と包埋剤を洗い落とす
2	核染色	ヘマトキシリン	30秒～1分	染色力の強いヘマトキシリンを使用する
3	洗浄	水洗	5秒	ヘマトキシリンを洗い流す程度
4	色出し	0.05%炭酸リチウムなど	5秒	希釈アルカリを用い,短時間で済ませる
5	洗浄	水洗	10秒	
6	細胞質染色	エオジン	10秒	
7	分別	80%エタノール	5秒	省略可能
8	分別・脱水	100%エタノール	各10秒,4槽	
9	透徹	キシレン	各10秒,3槽	
10	封入	封入		

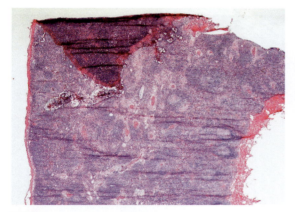

図14 めくれ（リンパ節）
薄切時に包埋剤から組織が離れた際に生じる．リンパ節などでは周囲の脂肪を取り除く．

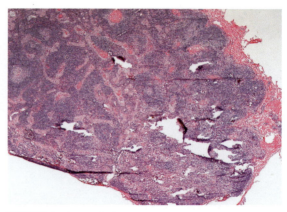

図15 傷（リンパ節）
組織周囲に包埋剤がなく，薄切時に小筆などが組織に触れることで生じる．組織周囲に包埋剤がいきわたる程度の大きさに切り出しを行う．

9) 封入

封入の手順は，通常のHE染色と同様である．迅速性を求めるうえで，カバーガラスは1種類にするなど，複数種類から1枚を選択する時間を省く工夫も必要となる．

①キシレンから取り出したスライドガラスを組織の面を上にして，濾紙（あるいはガーゼなど）の上に置く．

②カバーガラスに適量の封入剤を載せる．封入剤は気泡の混入を防ぐため，必要以上に攪拌しないように取扱う．

③封入剤を載せたカバーガラスを，端からスライドガラスに静かに重ねる．

④封入後のスライドガラスを濾紙の上に倒立し，ピンセットなどでカバーガラスを軽く押さえながら，封入剤に混入した気泡や余分な封入剤を濾紙に吸い取らせて除く．

スライドガラスを手で持ったまま染色した場合，フロスト部分に水分が残るため，封入時の水の混入に注意する．

3 凍結切片作製法におけるアーチファクト

凍結切片作製時に生じるアーチファクトと対処法を図14〜19に示す．

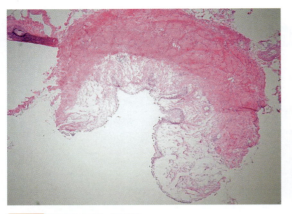

図16 面出し不良（尿管）
包埋皿に包埋剤を厚く塗ると，組織が包埋皿から浮くことで生じる．包埋剤は薄く塗った後に組織を並べる．

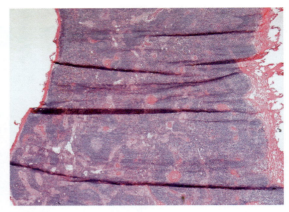

図17 しわ（リンパ節）
薄切時のブロックの温度が高すぎる場合に生じる．ブロックの温度を下げてから薄切を行う．

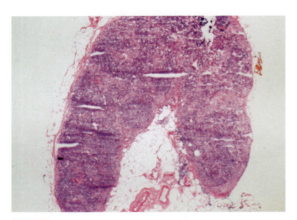

図18 すだれ状の傷（リンパ節）
薄切時のブロックの温度が低すぎる場合に生じる．指などでブロックの温度を上げてから薄切を行う．

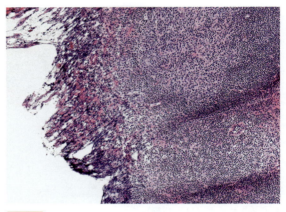

図19 挫滅（リンパ節）
薄切切片をスライドガラスに貼り付ける際に，組織を強く押し付けた場合に生じる．薄切切片を貼り付ける際は，スライドガラスを軽く重ねるように行う．

おわりに

　乳癌の手術時に行う術中迅速診断は，リンパ節や脂肪組織を含んだ乳腺組織が対象となる．これらの組織は薄切に適した温度が異なるため，標本作製の難易度は高い．

　凍結切片作製法には，切り出しから封入に至るまでに様々なアーチファクトが生じる要因が含まれている．良好な標本作製は，臨床検査技師の標本作製の知識や技術に加え，切り出しに始まる病理医との連携によって，初めて成し遂げられるものである．

　本項が術中迅速標本作製における，標本の質向上につながれば幸いである．

（青木裕志）

文　献

1) 塩田浩平，他（監訳）：グレイ解剖学，エルゼビア・ジャパン，2016，pp115-116
2) 日本乳癌学会（編）：乳癌取扱い規約 第18版，金原出版，2018，pp8-10

第1部 総論
II 術中迅速検体の取扱いと美麗な凍結標本の作製
3. 脳

はじめに

生検などによる術前の病理学的確定診断が不可能な中枢神経系病変における術中迅速病理診断では，脱髄性疾患や感染症などの炎症性（非腫瘍性）病変と腫瘍性病変との鑑別のみならず，腫瘍であっても可能な限り全摘出を目指すグリオーマ（膠腫）や髄膜腫などの組織型か，放射線化学療法を治療の主体とするリンパ腫などの組織型かの鑑別は，術式およびその後の治療方針に大きく影響する．しかしながら，提出される検体が極小片であることが多く，豊富な細胞外基質（マトリックス）と水分を含む神経組織では凍結時の氷の結晶（氷晶）形成による人工変化（アーチファクト）が強く現れやすく，個々の細胞形態も含めて組織構造の詳細な観察が困難なことが多い．本項では良質な凍結標本を作製するための注意点に加え，補助診断ツールとして極めて有効な情報を提供してくれる捺印ならびに圧挫細胞診標本の作製ならびに運用ポイントを概説する．

1 検体の提出法

他の臓器で一般的に用いられる，生理食塩水に浸したガーゼの上に置いて提出される方法は，わずか数mm大の極小組織片（特に定位脳生検時）のことが多い脳組織においては，水分を吸収して凍結によるアーチファクトが強くなる傾向があり，組織像に多大なダメージを与える．またガーゼに貼り付き，繊維の隙間に組織片が入り込むため，取扱いが困難になることが多い．最も推奨されるのが，検体をそのままプラスチックフィルム（パラフィルム）に挟んで，周囲を軽く折り曲げ，シャーレなどに入れて提出してもらう方法である（図1）．この方法では組織への余分な水分の吸収，乾燥が回避でき，さらにピンセットやメスを

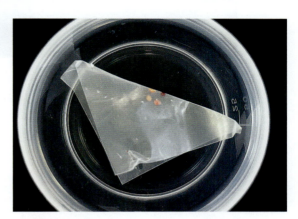

図1 検体提出法（プラスチックフィルム法）
組織への余分な水分吸収と乾燥が回避できる．

用いてのサンプリングが容易になる[1-3]．

2 検体の取扱いと適切な保管

術中迅速診断に求められることで最も重要なのが，「目的の病変が得られているか否か？」である．術中迅速診断と臨床および画像診断に矛盾がある場合，例えばガドリニウム（Gd）造影にて増強を示すhigh-grade病変が疑われるのにlow-grade病変しか認められない場合や，リンパ腫が疑われている症例でグリオーシス（反応性星細胞増生）しかみられない場合は，採取部位が病変辺縁部でメインの病変が得られていない可能性が高いため，より中心部からの追加提出を求めるなど術者との綿密なコミュニケーションが重要である．また患者年齢，病変部位，画像診断などから推測される腫瘍によっては，電子顕微鏡学的検索のためのグルタールアルデヒド固定材料の確保，またリンパ腫が疑われる場合にはフローサイトメーター（表面マーカー）検索のための生材料の確保も重要である．さらに，WHO脳腫瘍分類第5版（2021年）[4]より大幅に取り入れられ，近年

第1部　総論

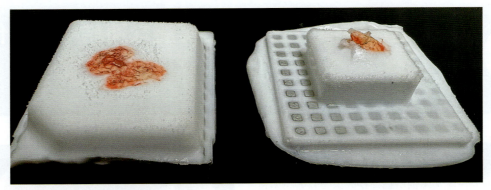

図2　包埋皿の種類と標本変形
左：パラフィン包埋用の金属製包埋皿（推奨）.
右：プラスチック製の包埋皿では薄切面の膨隆やひび割れが起こりやすい.

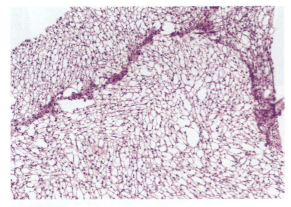

図3　不適正な凍結標本
過冷却による網目状，すだれ状のアーチファクト.

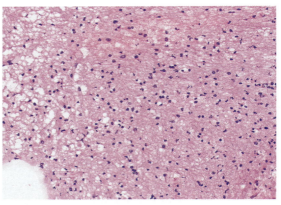

図4　適正な凍結標本
個々の細胞ならびに背景の線維性基質が観察できる.

の脳腫瘍診断に不可欠となった遺伝子学的解析，またがんゲノム診療に関連する遺伝子プロファイリング検査のためにも良質な核酸が保持された検体を確保することは病理部門の重要な役割である．そのために，臨床医と連携して適切なホルマリン固定操作を行い，必要に応じて凍結保存検体を確保することも重要である．

3　凍結標本作製法

具体的な凍結方法については，その他の臓器と特に大差はなく，冷アセトンや液体窒素などの溶媒を用いた凍結装置にて一気に急速凍結させることが重要である[5]．包埋皿には安価なプラスチック製のものもあるが，我々の施設（福岡大学病院）ではパラフィン包埋用の金属製包埋皿を使用している．金属製包埋皿（図2左）と比べてプラスチック製包埋皿では薄切面の組織部分が膨隆したり，ひび割れたりして平坦な面を確保できないことがある[2]（図2右）．

薄切に際しては，クリオスタット庫内および試料台の適切な温度調節（−15〜−20℃）を行い，過剰な冷却を避ける．脳組織ではその豊富な水分ゆえに氷の結晶が生じやすく，過冷却では網目状あるいはすだれ状のアーチファクトが強い診断不能な標本となってしまう（図3）．このような場合，組織表面を親指で押さえるなどして多少温めながら薄切すると，アーチファクトを軽減できる（図4）．他の臓器よりは，庫内および試料台温度は若干高めの方が薄切しやすく，切片厚は8〜10 μm とやや厚めの方が観察しやすい標本となる．

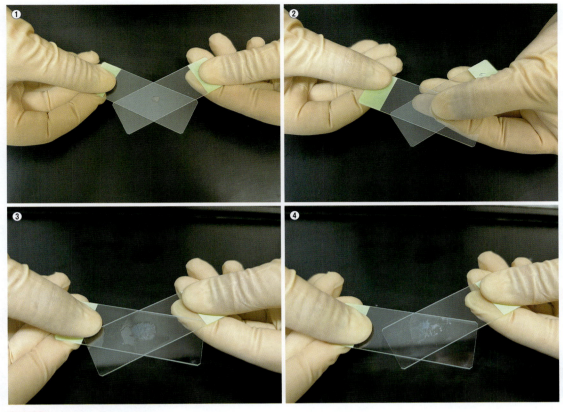

図5 圧挫標本の作製手順

4 細胞診標本併用の有用性

　これまで述べたように，脳組織の凍結組織標本においてはそのアーチファクトの多さから，組織構築や細胞形態，核分裂像などの詳細な形態観察が困難なことが多い．これに対して，捺印標本および組織の一部から作製する圧挫標本を用いた細胞診標本は核所見はもとより細胞質形態の観察に優れており，診断に有益な情報を提供してくれる．しかし，細胞分布を含めた組織構築や細胞密度は細胞診標本では評価しがたく，凍結組織標本の方が正確に評価できるため，両者を併せた総合的な診断が重要である[1-3,6]．

1) 圧挫標本作製法とポイント

　具体的な作製法を図5および以下に示す．
① 2枚のスライドを準備．片方のスライドガラスに約 1 mm³ 大の組織片を載せ，もう1枚のスライドガラスで組織片を挟む．
② 親指と人差し指で軽く押し潰す．
③ 組織片を押し当てたまま，2枚のスライドを軽く擦り合わせながら均質に広げる．
④ 双方のスライドを均一な力で押しながら，ゆっくりと左右に引き伸ばす．乾燥を避け，直ちにアルコール固定液に浸漬する（乾燥固定標本の場合はドライヤーで冷風乾燥）．

　観察に適した良質な圧挫標本作製のポイントは，ステップ③で適度な圧をかけて，薄く均質に押し潰すことにある．そのためには，ピンセットなどで組織片の硬度を見極め，サンプリングする組織片の大きさを調整することが重要である．星細胞性腫瘍（膠芽腫を含む）など軟らかい組織片の場合は，多少大きくても均一に圧挫できるが，逆にサンプリング量が少なすぎると薄く引き伸ばされすぎて，核の挫滅や乾燥標本の原因となる．一方で，一部の髄膜腫やSchwann細胞腫，血管芽腫などの硬い組織の場合は 1 mm³ 大でも大きすぎ，均一に押し潰すことができずに観察不能な

第 1 部　総論

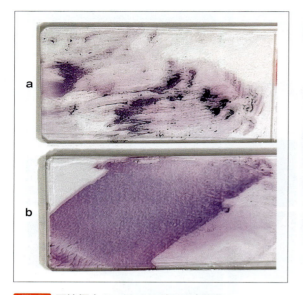

図6 圧挫標本のスライドガラス肉眼像
a：組織片様の大型集塊が不均一に分布（不適正）．
b：薄く均一に引き伸ばされている（適正）．

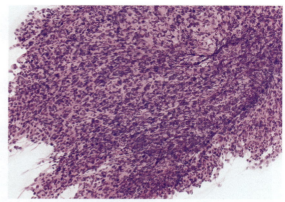

図7 不適正な圧挫標本（膠芽腫症例）
図6aの拡大像．重積性が著しく個々の細胞形態が観察できない．

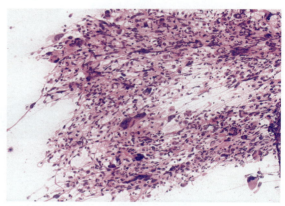

図8 適正な圧挫標本（図7と同一症例）
図6bの拡大像．薄く引き伸ばされ，核および線維性細胞質突起が明瞭に観察できる．

重積集塊のみとなってしまう（図6a, 7）．このような場合には，均質に圧挫できる大きさに細断してサンプリング量を減らすなどの微調整が必要である（図6b, 8）．

しかしながら，この圧挫標本における腫瘍組織の硬度による引き伸ばされ具合の差異も診断の重要な情報源となりうる．すなわち，軟らかく均質に圧挫される場合は，星細胞性腫瘍，髄芽腫，胚腫（ジャーミノーマ）やリンパ腫が多い．また，部分的に集塊を形成し，やや厚みのある標本となる場合は，髄膜腫，上衣腫や転移性腫瘍で多く，組織片様の大型集塊となり均一に押し潰すことができない場合は，Schwann細胞腫，線維性髄膜腫や血管芽腫など膠原線維が豊富な腫瘍であることが多い[2,3]．

2) 圧挫標本と捺印標本併用の必要性

圧挫標本では個々の細胞の線維性細胞質突起などの細胞質形態に加えて，腫瘍細胞と血管との関係性も詳細に観察できるため，膠芽腫を含む星細胞性腫瘍（図9）や上衣腫（図10），また線維性髄膜腫やSchwann細胞腫（図11）など紡錘形細胞の束状集塊など特徴的な組織構築を示す腫瘍では極めて有用な所見を提供してくれる．一方で，

捺印標本では組織表面の一部分のみを観察することになるため，塗抹される細胞も少なく，線維性細胞質突起や血管との関係性は観察しにくい（図12）．しかし，リンパ腫や胚腫（ジャーミノーマ），髄芽腫や下垂体腺腫など細胞密度が高く，細胞外基質や構築に乏しく，個々の細胞接着性が弱い腫瘍の場合，圧挫標本では核が挫滅し核線状（chromatin diffusion）となり，個々の細胞形態が観察不能となるため不向きである（図13a）．その反面，捺印標本では核および細胞質もしっかり保持され（図13b），胞巣状に増殖するがんの転移でもその互いの上皮性接着が観察しやすい細胞像が得られる[2,3,6]．このような理由から圧挫標本と捺印標本の両方を併用することが必須であ

34

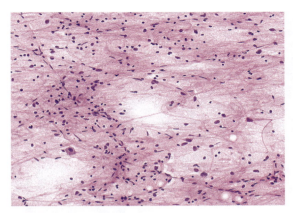

図9 星細胞腫の圧挫標本
星芒状あるいは線維状に伸長する好酸性線維性細胞質突起が明瞭.

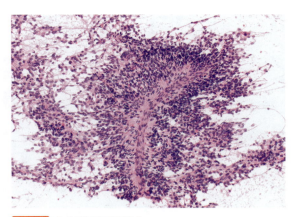

図10 上衣腫の圧挫標本
血管周囲偽ロゼット構造を反映する無核帯を伴った特徴的な細胞配列.

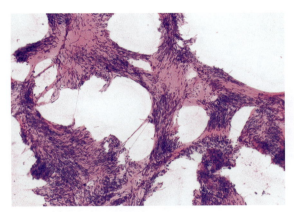

図11 Schwann 細胞腫の圧挫標本
核が流れるように配列した紡錘形細胞の束状集塊.

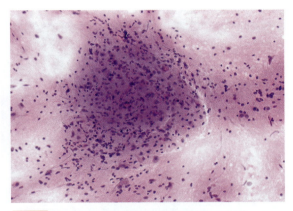

図12 星細胞腫の捺印標本（図9と同一症例）
線維性細胞質突起や血管との関係性が観察しにくい.

り，患者年齢，部位，画像所見より推定される病変を把握したうえで，まずは提出された検体全体で捺印標本を作製し，次いで複数箇所からサンプリングした圧挫標本を複数枚作製する運用が推奨される．

3) ヘマトキシリン-エオジン（HE）染色の有用性

中枢神経系病変においては Papanicolaou（Pap）染色より HE 染色の方が観察しやすい．特に星細胞性腫瘍においては HE 染色では，細胞周囲に星芒状，線維状に伸長する好酸性の細胞質突起が明瞭に観察され，それらが互いに交錯して網目状の線維性背景（gliofibrillary background）を形成する像が同定しやすくなる[2,3,6]．また組織所見と

の対比もしやすく，簡便かつ短時間で染色できるという利点がある（図14）．当然のことながら，リンパ腫が疑われる場合には迅速 Giemsa 標本の作製も望まれる．

5 サンプリングの重要性

星細胞性腫瘍においては部位によって悪性度が異なることが多いため，サンプリングする場所も非常に重要である．開頭手術である程度の大きさの腫瘍材料が提出された場合には，白質病変あるいは灰白質病変なのかを把握したうえで，出血あるいは壊死など色調ならびに硬度を詳細に観察し，正常と比べて色調が異なる複数箇所からの標本を作製することが重要である（図15）．high-

第1部　総論

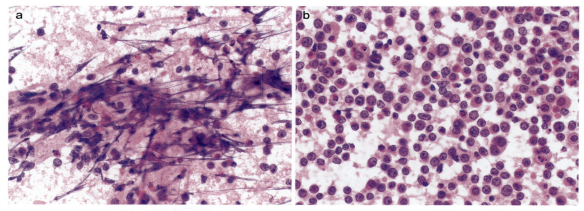

図13 リンパ腫の圧挫標本と捺印標本
a：圧挫標本．核の挫滅（chromatin diffusion）が著しく，個々の細胞形態が観察困難．b：捺印標本，aと同一症例．類円形細胞で，繊細な核クロマチン網，明瞭な核小体，核形不整が評価しやすい．

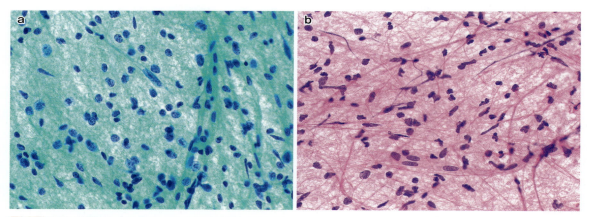

図14 星細胞腫のPapanicolaou（Pap）染色とHE染色
a：圧挫標本，Pap染色．細胞質突起が不明瞭．b：aと同一症例，圧挫標本，HE染色．線維状に伸長する好酸性細胞質突起と網目状の線維性背景が明瞭．

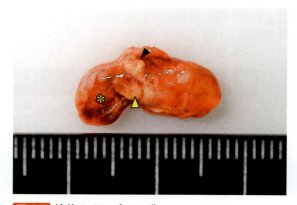

図15 検体のサンプリング
白色調（黒矢頭），黄白色調（黄矢頭），出血性（＊）など肉眼所見が異なる複数箇所からのサンプリングが重要．

grade 星細胞性腫瘍における術中時のニトロソウレア系抗がん薬の脳内留置療法が行われるようになり，low-grade病変との鑑別診断を求められる昨今，壊死病変などを確実に検出することが重要である（図16）．この複数箇所からのサンプリングは先述の遺伝子検査用の凍結保存検体の確保においても同様である．

おわりに

採取検体が極小で，アーチファクトが強く現れやすい中枢神経系組織の凍結標本作製における注意点とポイントに加えて，形態保持に優れた細胞

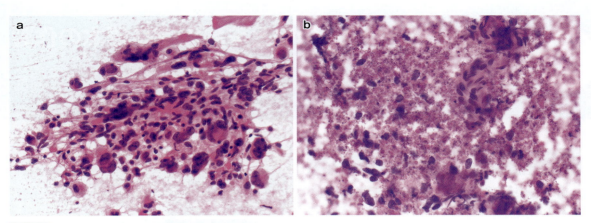

図16 high-grade glioma（膠芽腫症例）の圧挫標本
a：線維性細胞質突起が明瞭で多形性が強い異型細胞．b：aと同一症例の別部位から作製した圧挫標本．膠芽腫を支持する壊死物質が観察される．

診標本併用の有用性を概説した．臨床ならびに画像情報を加味した適切なサンプリングと標本作製方法の選択を行うことが重要であり，加えて術中診断後の最終診断および網羅的遺伝子解析のためにも，各々目的に応じた良質な検体を確保することが重要である．

（松本慎二）

文　献

1) 伊古田勇人，横尾英明：脳腫瘍の迅速診断—どこまで答えるべきか？—．病理と臨床 39：29-34，2021
2) 松本慎二，鍋島一樹：術中迅速凍結標本作製のコツ 4．脳外科領域．Medical Technology 46：652-660, 2018
3) 松本慎二：適切な圧挫標本作製できていますか？　検査と技術 49：824-827，2021
4) WHO Classification of Tumours Editorial Board (ed)：WHO Classification of Tumours, Central Nervous System Tumours, 5th edition, IARC, 2021
5) 徳永英博：凍結組織標本作製法．一般社団法人日本臨床衛生検査技師会（監）：病理検査技術教本　第1版，丸善出版，2017，pp81-85
6) 鍋島一樹，松本慎二：中枢神経系 概論．青笹克之（監）：細胞診鑑別アトラス 第1版，医歯薬出版株式会社，2021，pp303-306

第1部 総論

II 術中迅速検体の取扱いと美麗な凍結標本の作製
4. 呼吸器

はじめに

　術中迅速病理診断には，リンパ節転移や播種の有無の判定，切除断端の評価を目的としたものと，術前検査にて確定診断に至らなかった病変や腫脹したリンパ節などに対し，病変の良悪性の判定や，腫瘍の組織型の判定など質的診断を目的とするものがある．

　肺癌診断ガイドラインでは，「主病変の診断が術前に得られておらず，手術方針の決定に診断が必要である場合，術中迅速診断を依頼することは，有用である」とされており，呼吸器領域では質的診断を目的とした術中迅速病理診断を依頼されることが多い．その結果に基づき拡大手術の必要性，または縮小手術などへの方針変更などの決定が術中に可能となり，ひいては手術の精度向上や患者の生活の質（QOL）の維持・向上に寄与することができる．

1　術中迅速病理診断における感染管理

　術中迅速病理診断では，手術中に採取された組織検体が病理検査室に届けられ，必要であれば切り出しを行い，未固定のまま急速凍結し，短時間で標本作製を行う．未固定の材料を扱うため，感染リスクが極めて高い作業である．特に呼吸器領域においては，結核病変に遭遇する機会が少なくない．術中迅速病理診断に関わる職員の健康管理や，感染情報を含め必要な臨床情報を臨床側と事前に共有する仕組みの構築，結核が疑われた場合のフローチャートを作成しておくなど感染管理に留意した準備が必要である（表1）．また，臨床側が結核の可能性を考えていなくても，腫瘍性病変が最終的に結核の結節性病変であった場合など，思いもよらないかたちで遭遇することもある．したがって，呼吸器領域の迅速検体の取扱いでは

表1　術中迅速病理診断の感染対策

- 職員の健康管理を行う
  ・新規採用職員の結核感染に関するベースライン検査の推奨
  ・定期健康診断の実施
  ・結核の予防，感染対策などについての職員教育
- バイオハザードなどに準じた検査室のゾーニングを行う
- 手袋，マスク（必要に応じてN95マスク），ディスポーザブルガウン，ゴーグルなどの保護具の着用
- 検体処理を行う場所を限定し，呼吸器の検体処理はクラスII安全キャビネット内で行う
- 結核が疑われる検体を処理した後は，クリオスタット内の消毒（オゾン殺菌など）を行う．使用した器具は高水準消毒薬（フタラールなど）や中水準消毒薬（次亜塩素酸ナトリウム，アルコールなど）で消毒する．消毒時のバックアップとして，可能であればクリオスタットは2台導入することが望ましい
- 結核が疑われる場合の検体の搬送や対応の手順・マニュアルを作成する

常に結核の可能性を念頭に置き，検体処理を行うことが重要となる．以下では，結核の可能性も踏まえた術中迅速病理診断の標本作製のポイントについて述べる．

2　迅速凍結標本の作製

1）術中迅速病理診断の申し込み

　当院（東北大学病院）での術中迅速病理診断は，電子システムによる事前の申し込みとしている．臨床側には術中迅速病理診断の依頼を立てる際に，臨床所見や検体の提出予定時間とともに，結核の感染が疑われる場合，チェックボックスにチェックを入れてもらうこととしている．病理側のシステムからも，結核の感染の疑いをあらかじめ確認することができ，感染症が疑われる検体への対応準備が可能となる．

2) 検体の提出

術中迅速検体の提出時には，臨床側とのコミュニケーションおよび確認が重要となる．特に，同じ時間帯に2名以上の患者の検体が提出されることもあるため，検体の取り間違えなどヒューマンエラーを防止するための徹底した確認作業と検体提出・受け取りなどに関するマニュアルの作成が必要である．

また，病理検査室に臨床側（手術室）から迅速検体が適切な方法で提出されるための病理検査室と臨床側との取り決めが必要であり，その取り決めが遵守されるための臨床側への周知も重要である．以下に当院における取り決め事項を示す．

①検体の乾燥を防ぐため，検体は生理食塩水に浸したガーゼに包んだ状態で容器に入れ，密閉して提出する（細胞の膨化変性や凍結時の氷晶形成などのアーチファクトとなるため，検体を生理食塩水に浸すことは厳禁）．
②検体を入れた容器には患者氏名，患者ID，診療科名，手術室および検体名などを明記する．
③真の断端など，検索を希望する部位を記載する．
④結核の可能性を否定できない検体の搬送では，
・検体には割を入れない
・検体は，生理食塩水で湿らせたガーゼに包み，密閉容器に入れ，さらに容器ごと袋などに入れ二重に密閉する
・検体はエアシューターでは送らず病理検査室まで持ち運び，切り出しを術者と病理医の両者で行う

3) 検体処理

術中迅速病理診断には臨床所見や肉眼所見も重要であることから，診断を行う病理医ができるだけ標本作製を行う臨床検査技師とともに検体の肉眼所見を観察し，切り出し・検体処理を行うことが望ましい．

また，確定診断が得られていない肺の腫瘍性病変の迅速検体の取扱いは，クラスⅡ安全キャビネットで行うことが推奨される．切り出しを行う病理医および標本作製に関わる臨床検査技師は，呼吸器の検体を取扱う場合には常に結核の可能性を考慮し，ディスポーザブルガウン，N95対応のマスク，フェイスシールドや保護メガネを装着

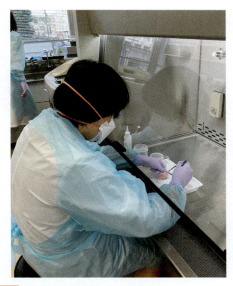

図1 術中迅速病理診断の検体処理
結核などの飛沫感染のおそれがある検体を扱うときは，クラスⅡ安全キャビネットを使用する．捺印細胞診は湿固定のみとし，乾燥標本は作製しない．

する（図1）．

結核結節では割面が壊死物質のため，濁った白色～薄い黄色調を呈する．肉眼的に結核が強く疑われる場合には，感染対策の観点から病理医が臨床医に説明を行い，合意のもと迅速組織標本の作製を中止することも検討する．中止の場合には提出された検体から細菌検査用にサンプリングを行い，残りは病理診断用の検体として10％中性緩衝ホルマリン固定パラフィン包埋（FFPE）組織標本を作製し，後日，永久標本の診断を行う．

ただし扁平上皮癌や転移性肺腫瘍，その他の感染症でも強い壊死を伴うことがあり，肉眼的に結核結節との鑑別が難しく，迅速標本作製の中止の決断が困難な場合には，迅速組織標本作製前に検体の捺印細胞診 Papanicolaou (Pap) 染色標本を作製し，腫瘍の有無を確認するなど，状況に応じた対応が必要である（図2～4）．

凍結標本を作製し術中迅速病理診断時に結核の疑いが判明した場合の対応については，施設ごとのマニュアルを作成しておくことが重要である．

4) 凍結標本の作製

a. 包埋・凍結

凍結ブロックの作製では氷晶の形成によるアー

39

第 1 部　総論

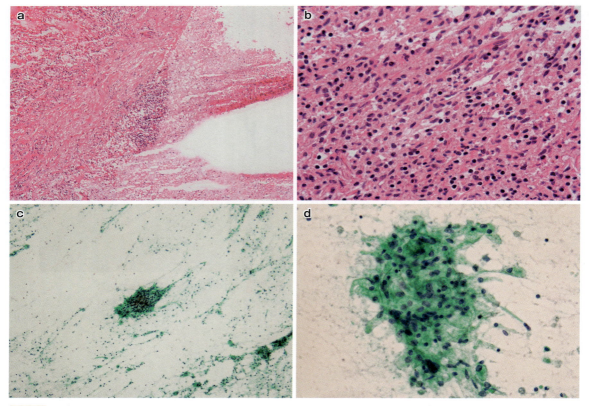

図2　結節性病変（1）

70歳代，男性．CTで右上葉に結節影，右上葉肺癌の疑い．検体処理時，割面は灰白色調を呈し壊死が疑われたが，臨床的に肺癌の可能性が強く疑われており，細胞診標本での観察を待たず，迅速組織標本の作製が行われた．
a, b：凍結HE標本（a：弱拡大，b：強拡大）．類上皮細胞と炎症細胞の集簇，壊死物質がみられる．乾酪性肉芽腫様で，術中迅速病理診断は結核疑い．その後，永久標本のZiehl-Neelsen染色で抗酸菌が確認され，PCRと培養検査で結核と診断された．c, d：捺印細胞診，Papanicolaou（Pap）染色標本（c：弱拡大，d：強拡大）．壊死物質とともにリンパ球や組織球がみられる．類上皮細胞集塊と多核組織球も認められる．結核結節としても矛盾しない所見である．

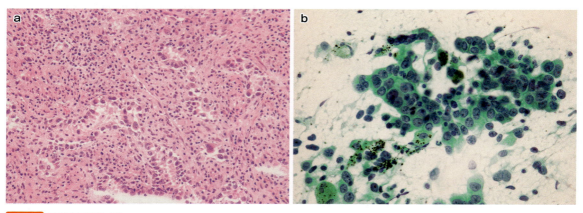

図3　結節性病変（2）

60歳代，女性．両側肺野に散布性に広がる粒状影あり，T-SPOT陽性，肺結核の疑い．
a：凍結HE標本，b：捺印細胞診，Pap染色標本．肺癌か感染性腫瘤かの鑑別のため，術中迅速病理診断が依頼された．捺印細胞診にて，核腫大し，明瞭な核小体を有する異型細胞よりなる重積集塊が認められたため，迅速組織標本作製を施行し，異型細胞が不明瞭な腺管構造を形成しつつ浸潤・増殖している像が確認され，腺癌と判断した．

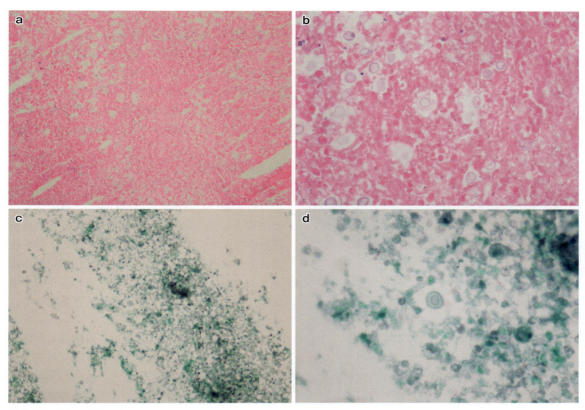

図4 結節性病変（3）

70歳代，男性．CTで右肺結節影，右上葉肺癌の疑い．割面は白色調泥状を呈し，壊死がみられたため結核の可能性を否定できず，捺印細胞診を施行した．捺印細胞診よりクリプトコッカスの可能性が疑われ，迅速組織標本の作製を行った．
a, b：凍結HE標本（a：弱拡大，b：強拡大）．壊死物質の中に半透明の球状物が散見された．術中迅速病理診断ではクリプトコッカスなどの真菌感染症が示唆された．c, d：捺印細胞診，Pap染色標本（c：弱拡大，d：強拡大）．多量の壊死物質とともにライトグリーン好性の縁取りを有する円形の胞子がみられる．

チファクトを軽減させる前処置などが重要である．特に検体に付着した生理食塩水が多い場合は，検体表面の氷の結晶を防止または軽減するために必ず拭き取るなどのちょっとしたひと手間が，凍結標本の出来の良し悪しに大きな影響を与えることがある．

また正確な病理診断には，すべての検体について正しい薄切面で標本作製する必要がある．歪みのある検体や方向性のある検体など，観察したい面を確実に標本作製できていなければ，診断にも支障をきたすことになる．歪みのある検体などの凍結ブロック作製時は，初めに少量のティシュー・テック® O.C.T. コンパウンド（包埋剤，サクラファインテックジャパン㈱）を包埋皿に注ぎ，検体が包埋皿内で浮いたり，傾いたりしないよう検体をピンセットで押さえ，底面が凍結したらO.C.T. コンパウンドを追加し，試料取り付けホルダーをかぶせて一気に凍結させる（図5）．このようにすることで，薄切面には観察したい面が正確に包埋され，楽に面合わせができる状態となる．この包埋方法は，方向性のある検体などに限ったことではなく，脂肪が多く浮いてしまうような検体や腫瘍部がごく小さく面出しに注意が必要な検体など，様々な場面で有用である．

b．薄切

通常，クリオスタットの庫内温度を−20℃前後に設定し，5μm程度の切片厚の凍結切片を作製する．腫瘍形成部などでは温度が低すぎるとすだれ状などのアーチファクトが生じることがある．薄切に最適な温度は検体により異なり，検体に応じた温度調節が必要となるが，呼吸器の検体では

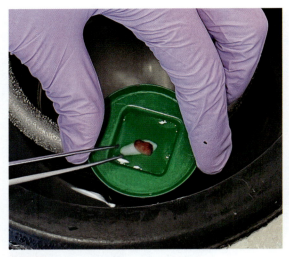

図5 迅速検体の凍結ブロック作製
ピンセットで検体を押さえ凍らせて，底面に固定する．

感染管理の観点から，過冷却の場合によく行われる薄切面に親指を当ててブロックを加温することや，刃を冷やすための冷却用スプレーの使用には十分な注意を要する．凍結ブロックの試料面をどうしても指で加温したい場合には，試料面と指の間にパラフィルムなどを挟んで温めるなどの工夫が必要である．また，クリオスタットによっては試料台を別途温度設定できるものがあり，こうした機材の機能も有効に活用し薄切するとよい．

c．固定・染色

術中迅速病理診断に用いる凍結HE標本は，どうしてもFFPE組織標本と比べクオリティーの劣ることが否めない．また固定液の選択により，凍結HE標本にも染色性に差が認められる（表2）．そこで当院では2種類の固定法を用いて凍結HE標本を作製しているので紹介する（図6，7）．染色性の異なる凍結HE標本を作製することで各々が所見の不備な箇所や組織標本上の情報量を補うこととなり，より診断が容易（＝合わせ技）となる．

5）標本の評価

作製した凍結HE標本は可能な限り，病理医とともに作製した臨床検査技師も鏡検・確認することが望ましい．凍結HE標本の品質は術中迅速病理診断に大きく影響を与えるものである．臨床検査技師は病理医とともに薄切面の確認や染色性のチェックを行い，常に診断に適正な標本作製を迅速に行うための研鑽を積み，病理医と連携していくことが重要となる．

また迅速病理診断終了後には，迅速診断検体の10%中性緩衝ホルマリンで固定後に，パラフィン包埋組織標本を作製し，迅速診断時の診断結果と相異がないか，または追加報告をする新たな所見などの有無について対比を行うことが必要である．

3 肺腫瘍性病変の術中の迅速免疫組織化学

1）意義と目的

肺は全身の血液が循環する臓器であり，各臓器

表2 凍結標本作製に使用される固定液

固定液	処方	原理
10%中性緩衝ホルマリン	10%中性緩衝ホルマリン水溶液	非凝固型固定剤 蛋白質のメチレン架橋結合による固定
95%エタノール	エタノール（95 mL） 蒸留水（5 mL）	凝固型固定剤 脱水による蛋白質の凝固（変性）による固定
アセトン	アセトン	凝固型固定剤 脱水による蛋白質の凝固（変性）による固定
ホルマリン・エタノール	ホルムアルデヒド溶液（20 mL） 95%エタノール（80 mL）	凝固・非凝固の混合固定剤 複合固定
ホルマリン・エタノール・酢酸	ホルムアルデヒド溶液（10 mL） 95%エタノール（85 mL） 酢酸（5 mL）	凝固・非凝固の混合固定剤 複合固定 酢酸：アルコールの脱水による組織収縮の緩和

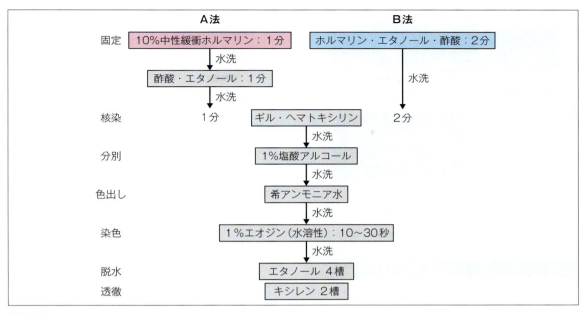

図6 術中迅速凍結標本 HE 染色手順（東北大学病院 病理部例）

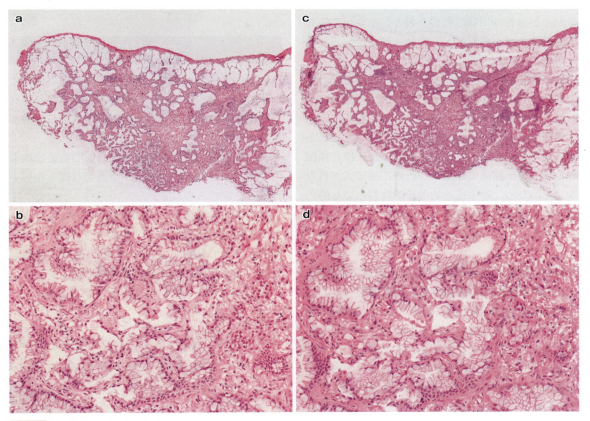

図7 肺腫瘍の凍結 HE 標本
高円柱状異型細胞が粘液の産生を伴って増殖している．浸潤性粘液性腺癌と診断された．
a, b：図6の A 法による凍結 HE 標本（a：弱拡大，b：強拡大），ヘマトキシリンとエオジンのコントラストがよく，組織構築が観察しやすい．c, d：図6の B 法による凍結 HE 標本（c：弱拡大，d：強拡大），エオジンの染色性がよく，細胞形態が観察しやすい．また粘液などの染まりもよい．

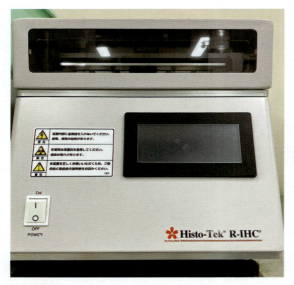

図8 ヒスト・テック® R-IHC®（サクラファインテックジャパン㈱）

のがんが血行性に肺に転移を起こしやすい．こうして種々のがんの転移として肺に腫瘍が形成された場合を「転移性肺腫瘍」という．

転移性肺腫瘍は元の臓器のがんの性格を受け継いでいることが多く，原発腫瘍に準じた治療が選択されることが多い．また，すべての転移巣が切除可能であるなど，いくつかの条件を満たせば手術による治療が行われることもあるが，原発性肺癌と転移性肺腫瘍では選択される手術様式が異なる．このため，術中迅速病理診断においても肺の腫瘤性病変が原発か転移かの鑑別を求められることがある．

2）術中迅速病理診断時における迅速免疫組織化学（術中迅速免疫染色）の有用性

術中迅速病理組織診断は基本的には凍結 HE 標本のみでの診断となる．原発か転移かの判断などが必要なときには既往標本との形態の対比による鑑別も行われるが，技術的制約のある中での術中迅速病理診断は病理医に相当の精神的な負荷となる．しかし，術中迅速免疫染色を行うことは術中迅速病理診断に多少の時間を要するものの，客観的な診断情報を得られることにより病理医の心的負担の軽減となる．また，診断精度の向上により術中の術方針の決定・変更に寄与する機会が増えており，その有用性は高い．

3）術中迅速免疫染色法

術中迅速免疫染色法ではこれまで，マイクロウェーブや超音波などを用いる方法が行われてきたが，電界攪拌による方法が開発された．

当院では，「ヒスト・テック®R-IHC®」（サクラファインテックジャパン㈱）（図8）を用いた術中迅速免疫染色を行っている．これは電界攪拌による抗原抗体反応を迅速化する技術を利用した方法で，免疫組織化学が20〜30分程度で完了できるため，術中迅速病理診断にも対応が可能である．当院での術中迅速免疫染色の手順などについては**表3〜6，図9，10**で紹介する．

おわりに

術中迅速病理組織標本の作製は未固定の検体について凍結標本作製を行うため，感染リスクの高い作業であり，感染管理に留意した対応・準備が重要となる．

また，術中迅速病理診断では時間的および技術的な制約がある中で，迅速かつ適切な標本作製を行うことが求められる．

術中迅速病理診断の標本作製においても，よりよい標本作製に向けて PDCA サイクルを回し，適切なシステムとマニュアルの構築，そして適宜見直しを遂行していくことが大切である．

（安達友津，三浦弘守）

参考文献
1) 日本臨床衛生検査技師会（監）：病理検査技術教本 第1版，丸善出版，2017, pp81-85
2) 芹澤昭彦：術中迅速組織診断標本を作製する際の最良の固定液．検査と技術 44：1280-1283, 2016
3) 術中迅速凍結標本作製のコツ．Medical Technology 46(7)：628-668, 2018

表3 術中迅速免疫染色（凍結標本）の染色手順（東北大学病院 病理部例）

	項目	操作	時間
1	準備	コーティングガラス（CREST）に撥水リングを貼付	
2	薄切	5μmで凍結切片薄切・貼付	
3	固定	アセトン固定	1分
4	洗浄	Wash Buffer に浸す	1分×1
5	ブロッキング	3%過酸化水素水を150μL滴下	1分
6	洗浄	Wash Buffer に浸す	30秒×1
7	一次抗体反応	150μL滴下し，電界撹拌	5分
8	洗浄	Wash Buffer に浸す	1分×1
9	二次抗体反応	150μL滴下し，電界撹拌	5分
10	洗浄	Wash Buffer に浸す	1分×1
11	発色	DAB	3分（適宜）
12	水洗	流水水洗	30秒
13	核染	2倍カラッチ・ヘマトキシリン	15秒
14	水洗・色出し	希アンモニア	10秒
15	水洗	流水水洗	10秒
16	脱水・透徹・封入		

DAB：diaminobenzidine.

表4 R-IHC の攪拌条件（東北大学病院 病理部例）

	一次抗体					二次抗体				
滴下量	時間(min)	電圧(kV)	周波数(Hz)	隙間(mm)	電界強度(kV/mm)	時間(min)	電圧(kV)	周波数(Hz)	隙間(mm)	電界強度(kV/mm)
150μL	5	4	5	4.1	0.98	5	4	4	4.1	0.98

メーカーは，いずれもロシュ・ダイアグノスティックス㈱.

表5 術中迅速免疫染色一次抗体（東北大学病院 病理部例）

一次抗体	備考
AE1/AE3	上皮性マーカー
TTF-1	肺腺癌，甲状腺癌
CDX2	大腸癌，卵巣粘液腫瘍，粘液癌
CD45	造血系細胞マーカー
p63	肺扁平上皮癌，基底細胞特異的マーカー
GATA3	乳癌，尿路上皮癌

メーカーは，いずれもロシュ・ダイアグノスティックス㈱.

表6 術中迅速免疫染色検出系試薬（東北大学病院 病理部例）

EnVision FLEX kit (Agilent Technologies)
PEROXIDASE-BLOCKING REAGENT
EnVision FLEX/HRP
EnVision FLEX SUBATRATE BUFFER DAB+CHROMOGEN
EnVision FLEX WASH BUFFER

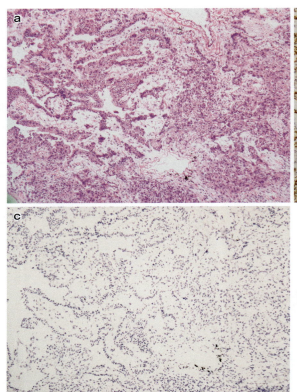
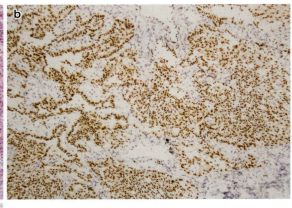

図9 胃癌精査中に発見された右上葉肺腫瘍
70歳代，男性．
a：凍結 HE 標本，b：迅速 IHC TTF-1，c：迅速 IHC CDX2.
術中迅速病理診断では，異型細胞が乳頭状〜肺胞上皮置換性に増殖しており，腫瘍細胞は迅速免疫組織化学による検討で，TTF-1 陽性，CDX2 陰性．肺原発腺癌と判断された．術中迅速病理診断の結果，リンパ節郭清が施行された．

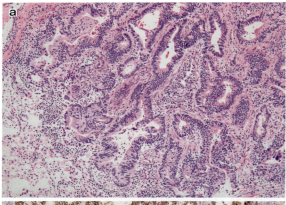
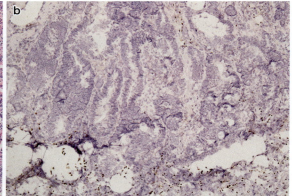
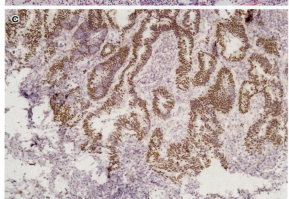

図10 転移性肺腫瘍が疑われた症例
60歳代，男性．1年前に直腸癌の既往あり．左肺上葉に単発性の小結節あり．転移性肺腫瘍の疑い．
a：凍結 HE 標本，b：迅速 IHC TTF-1，c：迅速 IHC CDX2.
術中迅速病理診断では，高円柱状異型細胞が不整腺管状の増生を認めた．既往標本の大腸癌は早期病変であり，形態のみでは転移かどうかの確定が難しく，術中迅速免疫染色を行った．迅速免疫染色では TTF-1 陰性，CDX2 陽性．大腸癌の転移が示唆され，左肺上葉の部分切除が施行された．

第1部 総論

II 術中迅速検体の取扱いと美麗な凍結標本の作製
5. 頭頸部

はじめに

頭頸部の術中迅速検体は，口腔・舌・喉頭・咽頭・扁桃・声帯・副鼻腔・耳下腺・リンパ節・甲状腺・副甲状腺・神経など幅広い臓器が対象となる．当院（岩手医科大学附属病院）における過去5年間の頭頸部術中迅速検体の割合を図1に示す．目的は，切除断端の評価，リンパ節転移の有無，近傍組織への浸潤の有無の判定である．正確な迅速病理診断を行うには，短時間でパラフィン切片標本と同等の標本作製が求められる．本項では，切り出し・包埋・凍結・薄切・固定・染色まで各工程での注意点・工夫について解説する．

1 切り出し

提出された検体はすべて感染性があると考えて取扱う[1]．対策としては，予防着・手袋・マスク・ゴーグルを着用し，安全キャビネット内で作業を行う（図2）．当院では，初めに細胞検査士が検体を取扱う．切り出しが必要な場合は，病理医に連絡して判断を仰ぐ[2]．検体に血液や滲出液などが付着している場合には，ガーゼで取り除く．神経の断端など微小検体が提出されたときは，取扱いに細心の注意が必要となる．微小検体を通常のピンセットでつまむと組織が挫滅してしまうことがあるので，とげ抜きピンセット（図3）を使用すると，組織の挫滅を最小限度に抑えることが可能となる．目視が困難な検体にはヘマトキシリンなどで着色しておくと薄切時の検体確認が容易になる[1]．また，オリエンテーションを明確にしたい場合には，ティッシュマーキングダイ（図4，㈱ファルマ）で着色するのが有効である．

2 包埋

検体は，包埋皿に少量の包埋剤を入れてから置くようにする．包埋剤は各社から販売されている

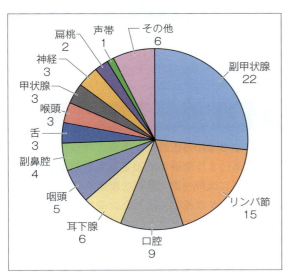

図1 当院（岩手医科大学附属病院）における過去5年間の頭頸部術中迅速検体の件数

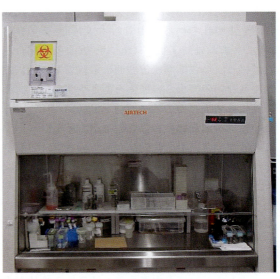

図2 安全キャビネット（日本エアーテック㈱）
検体の取扱いは安全キャビネット内で行う．

第 1 部　総論

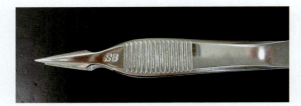

図3　トゲ抜きピンセット
先が尖っているので組織をつまんでも挫滅を最小限度に抑えることができる．

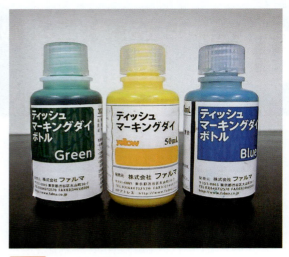

図4　マーキング剤
ティッシュマーキングダイ（㈱ファルマ）での着色が有効である．

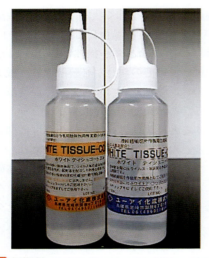

図5　包埋剤
ホワイト ティシュコート エム（左）ホワイト ティシュコート（右）（ユーアイ化成㈱）．抗ウイルス・抗菌剤が配合されている包埋剤である．

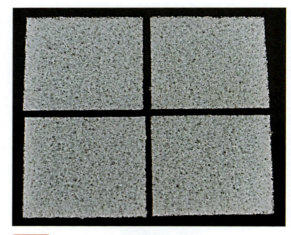

図6　バイオシート（㈱硝英製作所）
石油系発泡ポリウレタンフォーム製である．

が，当施設ではホワイト ティシュコートとホワイト ティシュコート エム（図5，ユーアイ化成㈱）を使用している．中でもホワイト ティシュコート エムは，①抗ウイルス・抗菌剤が配合されている，②包埋剤を包埋皿に入れても表面に膜ができないので小さい検体を置きやすい，③凍結させても表面にひびが入らず凹凸ができにくい，という点からお勧めしたい包埋剤である．

検体が小さい場合や脂肪が多い場合は，包埋剤に浮いてしまい均一に包埋することが困難になる．このようなときにはバイオシート（㈱硝英製作所）（図6）を利用する[3]．包埋皿に検体を置いた後に包埋皿の大きさに裁断バイオシートを載せて包埋すると薄切時の面出しが容易になる（図7）．また，神経断端など検体を立てたい場合も，バイオシートの真ん中を小さく切り抜き検体を入れると倒れないまま包埋することができる（図8）．

3　凍　結

凍結は迅速に行う必要がある．ゆっくり凍らせると氷晶により組織が圧迫されて空胞が形成され病理診断に支障をきたす[4]．凍結方法には，液体窒素，ドライアイス・アセトンを使用する方法などがある．当院では，ヒスト・テック ピノ®（サクラファインテックジャパン㈱）（図9）を利用している．

48

II．術中迅速検体の取扱いと美麗な凍結標本の作製　5．頭頸部

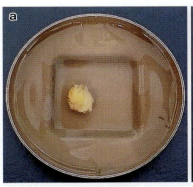
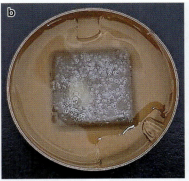

図7　検体が浮いた場合の包埋方法
a：検体が浮いた状態．b：浮いた検体にバイオシートを載せた状態．

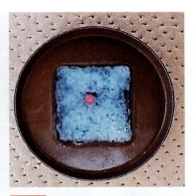

図8　検体を立たせる包埋方法
バイオシートの真ん中に穴を開けて検体が倒れないようにしている．

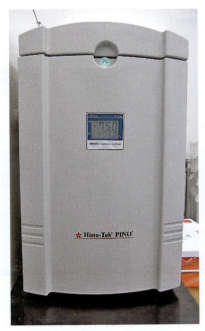

図9　ヒスト・テック ピノ®（サクラファインテックジャパン㈱）
コンパクトで使いやすい凍結ブロック作製装置．

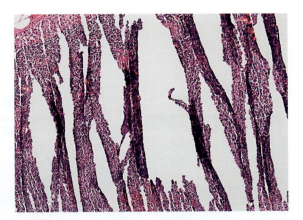

図10　リンパ節の迅速凍結 HE 染色（×10）
すだれ状で病理診断に支障をきたす標本である．

4　薄　切

　正確な術中迅速診断を行うためには，薄切が重要であることはいうまでもない．検体の種類や状態から切片の厚さや方法を選択する必要がある．薄切しやすい組織は，切片が薄くなりがちである．しかしながら，切片が薄すぎても病理診断に支障をきたすことがあるので注意が必要である．
　リンパ節などは，すだれ状の切片になりやすいので（図10），薄切面に指の腹をあてて（図11）ブロック面を加温するとよい[3]．脂肪の多い検体の薄切には，クライオフィルム（図12）を使用すると容易に標本が作製できる[5]．微小検体の薄切は，切りすぎないように粗削りから慎重に行う．
　使用後は，バイオハザード対策が必要である．当院では，クリオスタットのオゾン処理機能を活用している（図13）．

5　固　定

　凍結切片の固定液には，メタノール，95％エタノール，アセトン，アセトン・エタノール混合液，エタノール・ホルマリン・酢酸混合液などが使用されている[2]．当院では，イソプロピルアルコールとメタノールが主成分の RAPID FIX（武

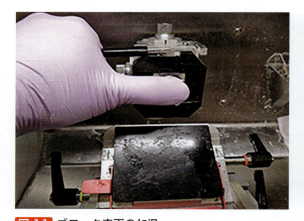

図11 ブロック表面の加温
指からの熱でブロックの表面温度を上げる．

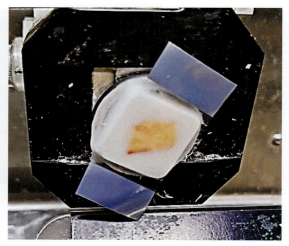

図12 クライオフィルム（ライカマイクロシステムズ㈱）を使用した薄切
表面に張り付けて薄切する．

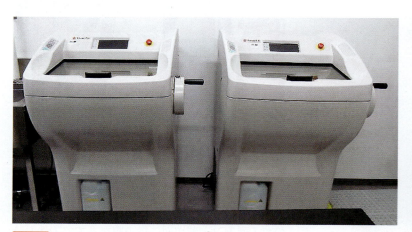

図13 ティシュー・テック ポーラー®（サクラファインテックジャパン㈱）
オゾン処理によるバイオハザード対策がなされている．

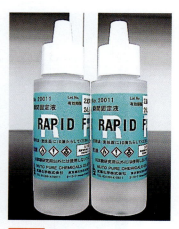

図14 固定液
RAPID FIX（武藤化学㈱）．イソプロピルアルコールとメタノールが主成分の固定液である．

藤化学㈱）を使用している[3]（図14）．固定時間は30秒以上で行っている．固定液も染色性に影響を与える重要な因子の一つであることから，精度管理的にも定期的に交換をするように心がけたい．

6 染色

染色も迅速性が求められるためヘマトキシリン溶液は，細胞診の染色で用いるギル・ヘマトキシリン5（武藤化学㈱）を使用している．1分間で核染色が可能となる．当院における迅速ヘマトキシリン-エオジン（HE）染色の方法を表1に示す．正確な迅速病理診断を行うには，染色液などの薬液管理も重要となる．

おわりに

頭頸部の術中迅速検体の取扱いと美麗な凍結標本の作製について，切り出し・包埋・凍結・固定・薄切・染色まで各工程に分けて注意点・工夫のポイントを解説した．正確な迅速病理診断には，

迅速かつ適切な病理標本の作製が要求される．本項が少しでも術中迅速診断時の凍結標本作製の一助となれば幸いである．

（山田範幸，栁川直樹）

文 献

1) 日本臨床衛生検査技師会（監）：病理検査技術教本（JMAT技術教本シリーズ），丸善出版，2017，pp81-85
2) 病理技術研究会（編）：基礎病理技術学，病理技術研究会，2013，pp28-31
3) 山田範幸，肥田野靖史，菅井 有：術中迅速凍結標本作製のコツ 3．耳鼻科領域．Medical Technology 46：647-651，2018
4) 広井禎之，冨永 晋，河合俊明：新鮮凍結切片作製法．Medical Technology 37：689-693，2009
5) 川本忠文：非脱灰凍結硬組織標本の可能性 ―組織化学への応用と最新知見―．Medical Technology 37：1209-1213，2009

表1 迅速HE染色の手順

	操作	時間
1	固定	30秒以上
2	流水水洗	数秒
3	ギル・ヘマトキシリン5（武藤化学㈱）	1分
4	流水水洗	1分
5	分別	数秒
6	流水水洗・色出し	30秒
7	0.5%エオジンアルコール液	10秒
8	水洗	数秒
9	脱水 5槽	数秒ずつ
10	透徹 5槽	数秒ずつ
11	封入	

第1部 総論

II 術中迅速検体の取扱いと美麗な凍結標本の作製
6. 骨軟部

はじめに

　骨軟部組織は主に間葉組織に由来する．間葉組織には骨組織，筋組織，脂肪組織，結合組織や血管など多彩な組織が含まれ身体の支持に関わっている．同様に間葉組織は，様々な実質臓器にも間充組織として存在している．そして組織の多彩さを反映し，発生する腫瘍は100種類以上と多岐にわたる[1]．骨軟部領域の術中迅速診断には，これらの生検，手術検体が提出されるが，間葉組織に含まれる豊富な細胞間質が術中迅速標本の作製の妨げとなることがある．

1 骨軟部領域の術中迅速検体の特性と注意点

　骨軟部領域の術中迅速診断に影響することがある細胞間質には，骨・石灰化基質，軟骨基質のほか，線維性結合組織や脂肪組織があり[2]，これらが適正な標本作製の妨げとなることがある．例えば成熟した骨が多いと，脱灰を行わない限り薄切ができないため，凍結迅速標本の作製はできない．一方，類骨や軟骨基質，線維性結合組織は薄切は可能であるが，染色工程で切片が剥がれやすいため良好な標本の作製が困難となる．また，脂肪組織は包埋剤が組織に浸透しにくいため，薄切が困難で標本の作製が難しい．したがって，迅速標本を作製するにあたっては，検体に含まれる基質の種類を判別し，それぞれに適した方法で標本を作製する必要がある（表1）．

2 細胞間質の種類と迅速標本作製上の留意点

1）骨・石灰化基質の取扱い

　骨基質はⅠ型コラーゲンを主とする膠原線維と

表1 術中迅速診断標本作製時に問題となる組織構成成分と関連病変

部位	構成成分（基質・支持組織）	関連病変（例）
骨	骨・石灰化基質	・骨腫瘍（骨肉腫，転移性骨腫瘍など） ・病的骨折 ・骨髄炎
骨	軟骨基質	・内軟骨腫 ・軟骨肉腫
軟部	線維性結合組織	・デスモイド型線維腫症 ・線維瘢痕組織
軟部	脂肪組織	・成熟脂肪細胞を多く含む脂肪性腫瘍（異型脂肪性腫瘍）など ・病変の断端組織
関節	人工物（人工関節時）	金属粉，ポリエチレン，骨セメント

その間を満たすプロテオグリカンを主体とする有機性基質，カルシウムやリンを含むハイドロキシアパタイトという無機性基質，さらに水分から構成される．骨基質の性状は骨の成熟の程度により異なるため，迅速標本作製の可否は骨基質の硬さ（骨の成熟度合い）と量によって決まる．皮質骨は緻密骨と呼ばれ非常に硬く，脱灰を行わない限り薄切はできず，迅速標本の作製はできない（図1b, c）．たとえ作製できたとしても細胞形態の判別は難しい．一方，海綿骨は骨密度が低いため，薄切が可能なことはあるが適正な標本を作製することが難しく，やはり迅速診断は避けるべきである（図1d）．したがって，骨を含む検体は骨成分をあらかじめ取り除くことが重要である（図2）．しかし，骨肉腫や転移性骨腫瘍のような骨成分を含む標本を，どうしても作製する必要がある場合には粘着フィルムを用いた川本法[3,4]を行う方法もある（図3）．川本法の詳細については後述する．また類骨は，ハイドロキシアパタイト

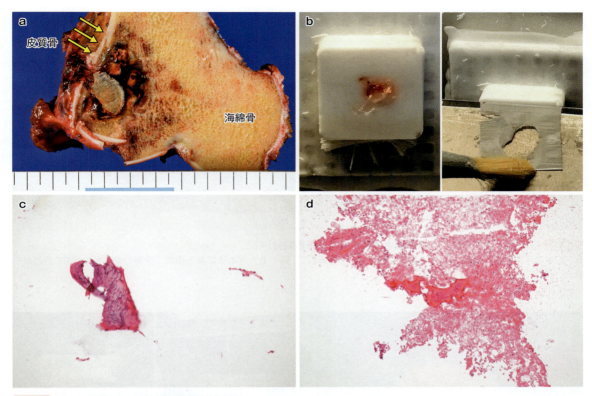

図1 骨の凍結標本（骨巨細胞腫）の作製例
a：肉眼像．大腿骨遠位部の腫瘍．表面の硬い皮質骨（矢印）と内部の黄白色の海綿骨が含まれている．b：前者の凍結ブロック（左）と凍結切片（右）．薄切すると組織が抜けてしまう．c：皮質骨の迅速標本．ほとんどの部分で組織が欠損していることがわかる．d：海綿骨の迅速標本では薄切可能なことがあるが，標本の質は不良である．

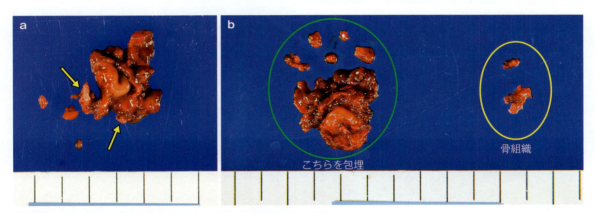

図2 術中迅速診断に提出された骨腫瘍（骨巨細胞腫）の検体
a：骨片（矢印）が含まれた断片状の組織．b：骨組織をできるだけ取り除き，軟らかい部分のみを標本作製する．

の沈着のない未熟な骨で，主に膠原線維と糖蛋白質からなる未熟な基質のため，薄切は容易であるが（図4b），染色中に切片が剝がれやすいので注意が必要である．作製上の工夫としてはドライヤーの冷風で1分以上風乾を行ったり，剝離防止剤の塗布されたスライドガラスを用いたりするとよい．当院（がん・感染症センター都立駒込病院）では，剝離防止コートスライドガラスにFRONTIER FRC-04（松浪硝子工業㈱）を用いている．類骨に無機性基質が沈着すると石灰化骨と

第1部　総論

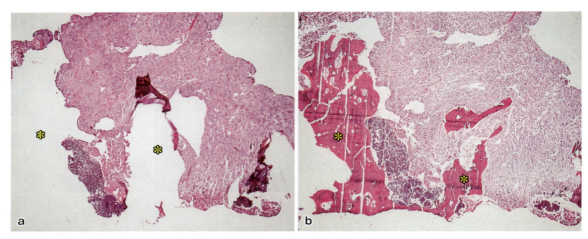

図3 川本法により作製した凍結標本（甲状腺癌の脊椎転移）
a：川本法を用いずに作製した迅速標本．骨（＊）が脱落している．b：川本法による標本．少量の骨（＊）も残すことができる．

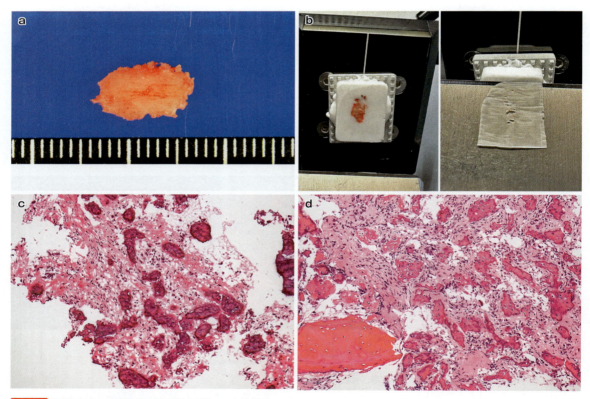

図4 類骨の多い組織（通常型骨肉腫）の凍結標本
a：肉眼像．黄褐色の検体で骨成分を除いた状態．b：類骨を含む検体の凍結ブロックと凍結切片．骨が軟らかければ迅速標本として薄切可能．c：迅速標本．ほとんどの類骨が標本上に残っている．d：EDTA脱灰後の永久標本でも類骨がみられ，凍結標本と類似の組織像であることがわかる．

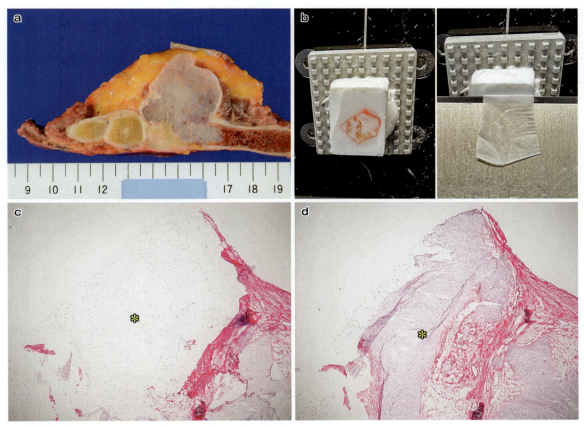

図5 硝子軟骨基質を多く含む腫瘍（通常型軟骨肉腫）の凍結標本
a：肉眼像．透明感のある軟骨基質に富んだ分葉状・結節性の病変がみられる．b：石灰化がなければ軟骨基質を含む検体の凍結ブロックの薄切は容易である．c：迅速標本．染色中に軟骨基質が剥がれやすい（＊）ので注意が必要．d：永久標本．軟骨基質（＊）が残っている．

なるが，多量の石灰沈着は薄切が困難でメス傷が入り，鏡検困難となる．

2）軟骨基質の取扱い

軟骨組織は軟骨細胞と，それが産生した細胞間質（軟骨基質と線維成分）から成る．軟骨基質の主要な成分はアグレカンと呼ばれるプロテオグリカンで約70〜80％の水分を含む．プロテオグリカンには硫酸基が多く含まれており，toluidine blue，Alcian blueなどの色素に対しメタクロマジーを示すので軟骨の認識が可能となる．一方，線維成分は主にⅡ型コラーゲンを主成分とする膠原線維と弾性線維が含まれ，その量や含有割合によって，硝子軟骨，線維軟骨，弾性軟骨の3種類に大別される．術中迅速診断として提出される検体は硝子軟骨が多い（図5a）．軟骨基質には水分が多く含まれるため，骨基質に比べると軟らかく，いずれの軟骨基質も迅速標本の作製は可能である（図5b）．しかし，軟骨基質はしばしば石灰沈着を伴うことがあり，その場合には薄切が困難となる．石灰化部分をできる限り取り除いてから標本作製を行う．また軟骨基質を含む検体は染色中に切片が剥離しやすいため（図5c，d），骨・石灰化基質の取扱いと同様に風乾を十分に行ったり，剥離防止剤が塗布されたスライドガラスを用いたりするとよい．

3）線維性結合組織の多い検体の取扱い

結合組織は全身に広く分布し，器官，組織，細胞間の隙間を埋めている．結合組織には線維芽細胞が産生する膠原線維とムコ多糖類が多く含まれている．線維成分を含む検体は，通常の方法で標

第1部　総論

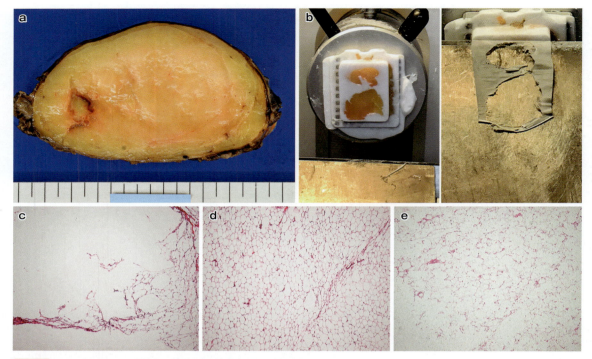

図6 脂肪成分が多い腫瘍（高分化型脂肪肉腫）の凍結標本
a：肉眼像．全体が黄白色調の成熟した脂肪成分よりなる．b：脂肪を多く含む検体の凍結ブロックと凍結切片．組織が抜けてしまう．c：迅速標本では一部しか残っていない．d：ブロックをよく冷やしたのちに10μmと厚めに薄切すると改善する．e：川本法でも良好な標本を作製できる．

本作製することができる．しかし，膠原線維などの蛋白成分が，時間の経過とともに無構造な均質的物質に変化（硝子変性）を起こし，これが線維化瘢痕組織や腫瘍の間質にみられることがあり，このような検体が提出された場合には，切片に穴があいたり，染色中に切片が剥がれたりする．ブロックを冷やし薄切も通常よりも低い–50℃～–30℃で行い，剥離防止剤が塗布されたスライドガラスを用いる．また染色中はなるべく余分な色素を濾紙などで吸着し，脱水を十分行うことが重要である．

4) 脂肪組織の取扱い

脂肪組織の多い検体（図6a）は包埋剤が組織に浸透しにくいため，薄切が困難で標本作製ができないことや（図6b），標本作製ができたとしても，染色中に切片の剥離が起こり，組織標本にできなかったり，組織の残存部分でも標本の質が悪く細胞形態の判別が難しいことがある（図6c）．脂肪組織が主体の検体は迅速診断を避けるべきで

ある．しかし，どうしても標本作製を行う必要がある場合には，薄切温度を–50℃～–30℃に下げたり，10μm前後と厚めに薄切を行ったり（図6d），川本法（後述）を用いたりすることで比較的良好な標本が作製可能となる（図6e）．

5) 人工物の取扱い

その他，骨軟部領域で問題となるものとして，人工物や充填物の存在が挙げられる．主に感染の有無を知る目的で人工関節周囲組織や滑膜，関節包が術中迅速検体として提出されると，検体中に金属の磨耗粉，ポリエチレン，骨セメントが沈着していることがあり，薄切時に切片にメス傷が入り，切片が割れてうまく薄切ができないことがある．人工物や充填物を取り除くことができない場合には，工夫による改善はあまり期待できないが，川本法を用いると標本作製が可能なことがある．

Ⅱ．術中迅速検体の取扱いと美麗な凍結標本の作製　6．骨軟部

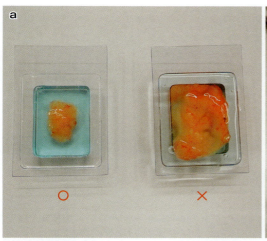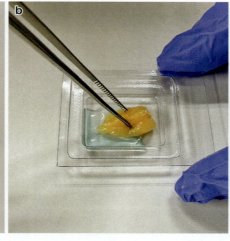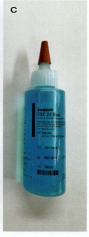

図7　検体の包埋方法の実際
a：包埋皿よりひとまわり小さく切り出し，のりしろをつくる（○は適切，×は不適切）．b：あらかじめ少量の包埋剤を包埋皿に入れておく．c：脂肪の多い検体には界面活性剤が添加された包埋剤を用いる．写真は包埋剤の例で，当院で使用しているSurgipath FSC 22 Blue（ライカマイクロシステムズ㈱）．

3　骨軟部組織の迅速標本作製の実際

1）切り出し・包埋

　検体は包埋皿よりひとまわり小さく切り出しを行い，のりしろをつくるようにする．包埋皿いっぱいに詰め込むと，薄切が困難となるので注意が必要である（図7a）．また，骨や石灰化成分は肉眼で識別し，取り除いたのちに包埋する．脂肪組織主体の検体は迅速診断を避けるべきではあるが，やむを得ない場合は市販の界面活性剤が添加された包埋剤（図7c）を用いると薄切しやすくなる．当院ではSurgipath FSC 22 Blue（ライカマイクロシステムズ㈱）を使用している．

2）凍結

　組織を緩慢に冷却すると氷晶を生じ，組織に空隙が生じ診断に支障をきたすため，可能な限り急速に凍結する．その意味ではクリオスタット庫内で緩徐に凍結を行う方法は推奨されない（図8a）．凍結に用いる冷媒にはドライアイス・アセトン，ドライアイス・ヘキサンなどの非親水性冷媒が用いられ，これらはともに−78.5℃までブロックを冷却可能とされている（図8b）[5]．骨軟部検体でもブロックの凍結方法自体は一般的な検体と同様である．ただし，脂肪の多い検体は庫内で凍結すると脂肪の薄切至適温度よりも高く薄切が困難なため（図8c），非親水性冷媒を用い超低温で急速に凍結する必要がある（図8d）．ヒスト・テック ピノ®（サクラファインテックジャパン㈱）など市販の凍結ブロック作製専用の機器（図9）を用いると，煩雑な操作も必要なく簡便に超低温で急速な凍結が可能である[6,7]．

3）薄切

　骨軟部領域では組織により薄切に至適なブロックの温度は異なる．それには基質の種類と量が関係している．基質の量が少ない検体のブロック至適温度は一般的な検体と同様に−20℃〜−10℃であるのに対し，線維成分の多い組織や脂肪組織のブロック至適温度は−50℃〜−30℃と低いことが報告されている[8]．基質の量が少ない検体は，ドライアイス・アセトンで凍結すると約−80℃まで冷えているため，すぐに薄切を行うと組織にひびが入り，すだれ状の切片となりやすいので，指で凍結ブロックを少しずつ温めながら切りやすい温度に調整するとよい．一方，線維成分の多い組織や脂肪組織は，通常よりも低い温度を保つ必要がある．通常の設定温度のクリオスタット庫内では時間の経過とともに温度が上がり，薄切が困難となるため直ちに薄切することが重要である．ま

57

第1部　総論

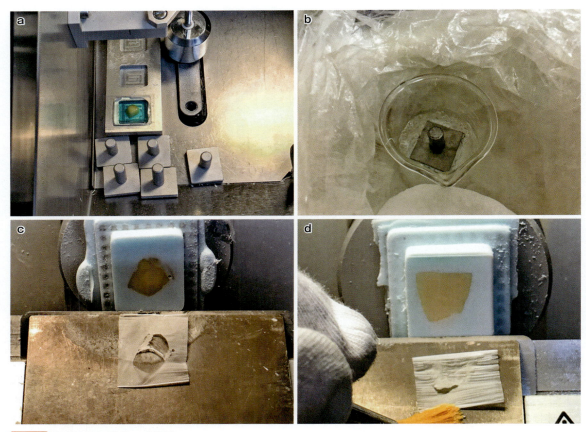

図8 脂肪の多い検体の凍結法
a：クリオスタット庫内での凍結風景．b：ドライアイスで冷却した n-ヘキサンによる凍結．c：庫内で凍結すると脂肪組織の薄切至適温度よりも高く，切片に穴が開くためうまく薄切できない．d：非親水性冷媒を用いるとブロックの温度が十分に下がり，薄切が可能となる．

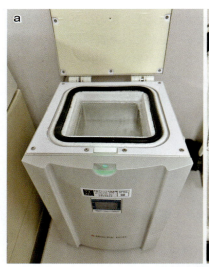
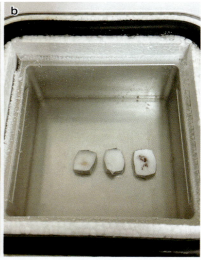

図9 凍結ブロック作製装置
a：温度管理が容易な専用の凍結ブロック作製装置が市販されている．写真は当院で使用しているヒスト・テック ピノ® (サクラファインテックジャパン㈱)．
b：専用の凍結液を満たした槽内にティシュー・テック® O.C.T. コンパウンドで包埋した検体を浸漬して凍結を行う．凍結温度をデフォルト値（−75℃）に設定している．

58

Ⅱ．術中迅速検体の取扱いと美麗な凍結標本の作製　6．骨軟部

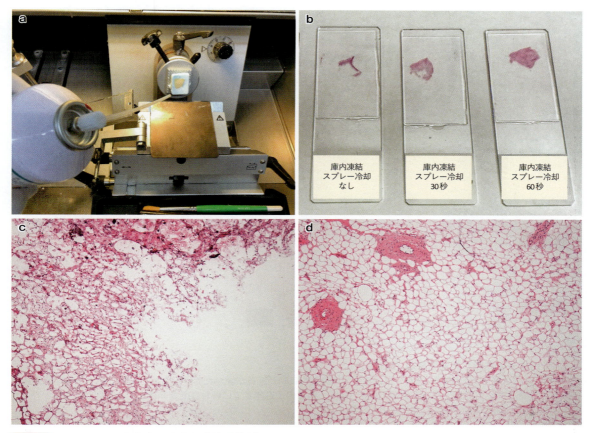

図10　クリオスタット庫内での冷却方法の検討
a：ブロック表面をクライオンなどのスプレーフリーザーでよく冷やす．b：冷却時間による標本の状態の違い．1分の冷却で良好な標本が作製可能であった．c：スプレーフリーザーで冷却せずに薄切した標本では切片に抜けがある．d：スプレーフリーザーで1分冷却後に薄切した場合は至適な標本ができた．

た，ブロック温度の上昇を避け，低い温度を保つためにはクライオン（㈱三商）などのスプレーフリーザーを用いて冷却してから薄切するとよい．実際，庫内での至適なスプレー噴霧時間と切片の状態の関係を脂肪組織を用いて，噴霧時間を0秒，30秒，1分で検討したところ，1分間ブロック表面をしっかり冷やしてから薄切を行うことが重要であることが判明した（図10）．なお，このときにはメスや台座の部分も併せて冷却しておく．

切片の厚さは5μm前後で薄切する．脂肪組織の多い検体で薄切が困難な場合には厚めに（10μm程度）薄切を行うとよい．それでも切れない場合や，石灰化や骨片が含まれる検体，軟骨基質や線維成分を含み，切片が剝がれてしまう場合は川本法を用いると良好な標本を作製することができ

る（図11）．川本法とは，専用の切片支持用粘着フィルムに切片を強固に貼り付けることで剝がれを少なくする方法であり，骨，軟骨，線維性結合組織や脂肪の薄切に適応できる．川本法に用いる器材はSECTION-LAB㈱（section-lab.jp）から「術中迅速組織診断用キット」として市販されている．実際にはブロックを面出しした後，切片採取用粘着フィルム（クライオフィルム）と試料面の間に空気が入らないように専用の粘着フィルム密着用具を用いて両者を密着させ，できるだけゆっくりと一定の速度で薄切する（図12）．川本法の詳細については文献3，4を参照されたい．

4）風乾

通常，迅速診断では切片をスライドガラスに貼り付けたのち，直ちに固定液に入れて染色を行う

第1部　総論

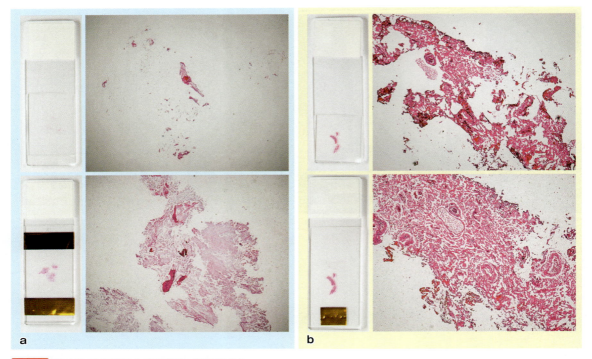

図11　川本法で作製した凍結標本（HE染色）
a：軟骨を含む組織（軟骨肉腫）．通常の迅速標本では染色中に軟骨基質が剥がれてしまうが（上段），川本法では軟骨基質を残すことができる（下段）．b：膠原線維の多い組織．通常の迅速標本では軟骨性腫瘍同様，切片が剥がれやすいが（上段），川本法では膠原線維の剥がれが少ない（下段）．

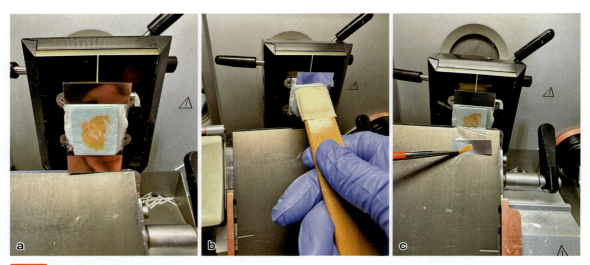

図12　川本法による薄切の実際
a：凍結ブロックの面出し後，試料面にクライオフィルムの表面（金色）を手前にして貼り付ける．b：粘着フィルム密着用具を用いクライオフィルムを試料面に密着させる．c：筆でクライオフィルムの表面（金色）を軽く押さえ，フィルムを保持しながらできるだけゆっくりと一定の速度で薄切する．

が，軟骨基質や線維成分が豊富な検体では，剥離防止剤を塗布したスライドガラスを用いても切片が剥がれやすいため，薄切後，冷風で風乾を十分に行う．筆者らが硝子軟骨を多く含む軟骨肉腫で風乾時間と切片の剥がれの関係を検討した結果でも，5分以上風乾すると比較的剥がれずに良好な

60

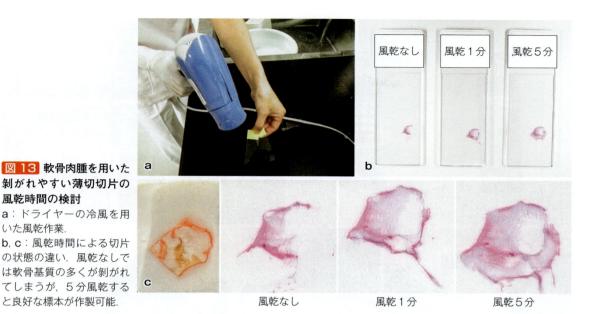

図13 軟骨肉腫を用いた剥がれやすい薄切切片の風乾時間の検討
a：ドライヤーの冷風を用いた風乾作業．
b, c：風乾時間による切片の状態の違い．風乾なしでは軟骨基質の多くが剥がれてしまうが，5分風乾すると良好な標本が作製可能．

表2 迅速HE染色の手技（がん・感染症センター都立駒込病院例）

	操作	時間	備考
1	水洗	軽く	固定液と包埋剤を洗い流す
2	ヘマトキシリン	30秒	GMヘマトキシリン（武藤化学㈱）
3	水洗・色出し	軽く	温浴を用いヘマトキシリンが青くなる程度
4	エオジン	5秒程度	自家調製
5	水洗	軽く	余分な色素を落とす程度
6	脱水	5秒程度	95％エタノール 3槽，100％エタノール 3槽
7	透徹	5秒程度	キシレン 3槽
8	封入		マリノール

標本が作製でき，細胞や核の膨化もみられなかった（図13）．

5）固定および染色

凍結切片は短時間で固定する必要があるため，アルコール系の固定液が適している．当院では95％エタノールで1分固定後に染色を行っている．染色は迅速HE染色を行うが，術中迅速標本作製に用いるヘマトキシリンは，切片の剥がれを防止するために塩酸アルコールによる分別の必要のないマイヤー・ヘマトキシリンなどを用いるとよい．表2に当院での迅速HE染色の手順を示す．また，川本法を行う場合は染色操作が異なるので（図14），詳細は前述の文献3，4を参照されたい．

おわりに

骨軟部領域の術中迅速診断は，骨軟部腫瘍の希少性と相まって診断に難渋することが多い．一般病院では骨軟部領域の腫瘍に遭遇する頻度は必ずしも高くはないと思われるが，もし遭遇したときに限られた時間で正確な診断を行える，よりよい標本が作製できるよう，骨軟部領域の術中迅速診

第1部 総論

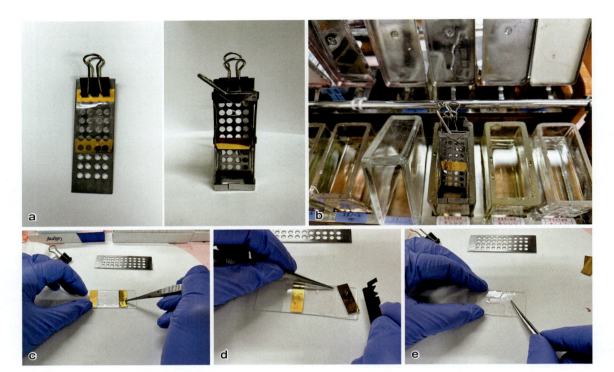

図14 川本法で作製した切片の染色
a：クライオフィルムの切片面（金色）を上に向け，フィルム支持板にクリップで留めたのち（左図）染色カゴに入れる（右図）．b：固定，染色，脱水・透徹を行う．c：フィルム支持板から外す．d：クライオフィルムの余分な部分（両端の金色部分）を切り取る．e：カバーグラスで封入．

断の実際，各工程での注意点，アーチファクトを最小限にするためのポイントについて解説した．本項が少しでも皆様の技術向上の一助となれば幸いである．

（浅見英一，黒川彩子，元井　亨）

文　献

1) WHO Classification of Tumours Editorial Board (ed)：WHO Classification of Tumours, Soft Tissue and Bone Tumours, 5th edition, IARC, 2020
2) 藤田尚男，藤田恒夫：標準組織学 総論 第6版，医学書院，2022
3) 川本忠文：粘着フィルム（川本法）を用いた凍結切片作製術中迅速診断用凍結切片作製への応用．検査と技術 46：1251-1259，2018
4) 川本忠文：非脱灰硬組織凍結切片標本作製技術（川本法2008）とその応用．病理技術 72：76-83，2009
5) 川島　徹，青木裕志：凍結切片作製法．病理技術研究会（編）：基礎病理技術学，病理技術研究会，2013, pp28-31
6) 宮原弥重子，石原　力，佐藤香織，他：乳腺術中迅速診断における凍結標本作製法の技術的検討～凍結ブロック作製装置「ヒストテック・ピノ」を使用して～．医学検査 60：482, 2011
7) 廣井禎之，冨永　香，中西邦昭，他：ハイフロイド凍結標本の特殊染色並びに免疫染色への適応．病理技術 73：54-57，2010
8) 青木裕志，浅見志帆，飯野瑞貴：術中迅速凍結標本作製のコツ 2. 乳腺・リンパ節領域．Medical Technology 46：638-646, 2018

COLUMN

ラマン組織学を用いた術中迅速診断の可能性

本項では，組織内の化学環境を細胞レベルで可視化でき，固定，薄切，染色などの標本作製過程が不要な新たな組織イメージング法であるラマン分光イメージング（ラマン分光法）について紹介し，ラマン組織学を用いた術中迅速診断の可能性を展望したい．

1 ラマン分光法とラマン顕微鏡

光を組織に照射すると散乱光が発生するが，その大部分は入射光と同じ振動数または波長をもつレイリー散乱光である．しかし，散乱光の中には，分子に一部のエネルギーが移動した結果としてわずかに振動数/波長が異なるラマン散乱光が存在する[1,2]（図1）[3]．ラマン散乱光は，組織内分子の振動に依存する波数差（波数＝1/波長）を有するため，ラマン散乱光の分光分析により分子の同定が可能である（ラマン分光法）．通常，ラマン分光法では光照射に対し自発的に発生する自発ラマン散乱光を検出対象とし，その波数差ごとの強度（ラマンスペクトル）を測定する．ラマンスペクトルは，波数差を横軸に，ラマン散乱光の強度を縦軸に描画したグラフで表される．

ラマン顕微鏡では，ラマンスペクトルの空間分布を取得する．そのためラマン顕微鏡により取得されるラマンイメージは，標本の (x, y) 座標，波数，スペクトル強度の四次元の情報をもつ（図2）[3]．観察したい目的の波数を決め，その波数におけるラマン散乱光の強度マッピングを行うことでラマンイメージを構築できる．例として還元型ヘム（Cyt c など），フェニルアラニン，脂質はそれぞれ 750 cm^{-1}，1,000 cm^{-1}，2,850 cm^{-1} に比較的高強度のラマン散乱光を与え，それらの波数を基にラマンイメージを構築すると各成分の空間分布が可視化される．

ラマン分光法を病理組織診断に応用する場合，いくつかの利点がある[2]．第一に，特別な前処理が不要で，固定，薄切，染色などの標本作製過程を省略可能である．第二に，測定によって標本が破壊されないため，例えば測定した微小な標本を遺伝子解析など他の解析に利用することもできる．さらに，測定対象とする分子そのものの情報を取得するため定量的な病理組織解析にも応用可能である．したがって，ラマン分光法は非染色，定量的な分子測定が可能な手法といえる．

自発ラマン散乱光は非常に微弱なため，医学・生物学の分野ではあまり用いられてこなかった．

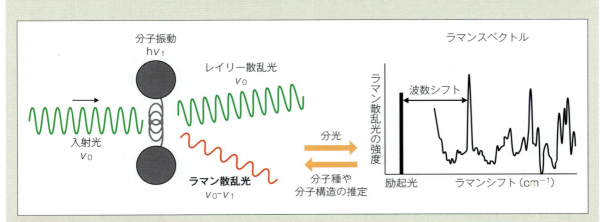

図1 ラマン分光法（文献3より作成）
光を分子に入射したとき，入射光とは異なる振動数で散乱される光がラマン散乱光である．ラマン散乱光のもつ振動数は分子固有の振動に依存し，ラマン散乱光を分光分析しシフトした波数（ラマンシフト）を解析することで，分子の同定が可能．

COLUMN

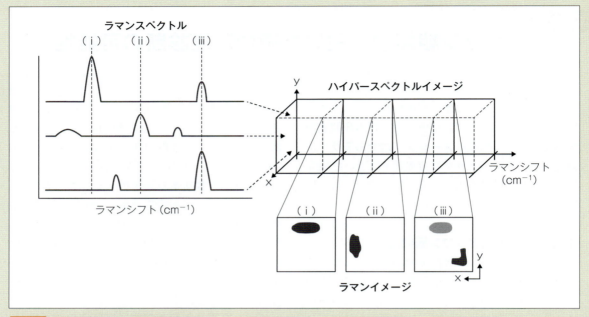

図2 ラマンイメージデータ（文献3より作成）
まずラマン顕微鏡で，観察対象物のx, y平面上のピクセルごとにラマンスペクトルを計測する．そこから観察したい波数（例えば，（i），（ii），（iii））におけるラマン散乱光の強度マッピングを行い，各々のラマンイメージを構築する．

しかし近年では同時に多点測定が可能なライン照射型のラマン顕微鏡が開発され，自発ラマン散乱光を検出する場合でも比較的高速なラマン分光イメージングが可能となり医学・生物学分野への応用も進みつつある[4]．一方で，検出対象とする波数を限定しながらもビデオレートでの高速イメージングを可能とする誘導ラマン散乱 stimulated Raman scattering (SRS) 顕微鏡も開発されており，独自の発展を遂げている[5]．SRS顕微鏡では，ポンプ光とストークス光という2つの異なる周波数をもつパルスレーザーを標本に照射し，その周波数差が検出対象とする分子振動のエネルギーと一致した場合にそのラマン散乱過程が誘導される．すなわち，検出対象とする分子振動（あるいは分子種）に合わせてポンプ光とストークス光の周波数差を調整することで，該当のラマン散乱光を選択的かつ高感度に検出可能である．近年ではSRS顕微鏡による摘出標本のベッドサイドでの迅速イメージングも達成されており，中枢神経系腫瘍などの術中迅速診断への応用例などが報告されている[6,7]．

2 術中迅速診断への応用

2017年，Orringerらは101人の脳神経外科患者に対するSRS顕微鏡の適用例を報告した[6]．また，Eichbergらは中枢神経系腫瘍切除を受ける82人の患者を対象に前向きコホート研究を実施し，SRS画像の診断時間と精度を凍結切片診断と比較した[7]．診断までの平均時間は凍結切片よりもSRS顕微鏡を用いた場合の方が約30分早く，同程度の診断能があった．

図3[8]に副鼻腔内反性乳頭腫，腺様嚢胞癌のSRS画像，凍結切片画像，ホルマリン固定パラフィン包埋（FFPE）組織画像の例を示す．副鼻腔内反性乳頭腫では，SRS画像（図3A）に扁平上皮細胞と好中球性微小膿瘍（矢印）がみられ，これは同じ患者の凍結切片およびFFPE（図3B, C）でみられるものと類似している．腺様嚢胞癌では，腺様嚢胞癌に特徴的な基底膜物質で満たされた篩状構造（矢印）がSRS画像（図3D），凍結切片およびFFPE（図3E, F）にみられる．なお，本SRS画像はCH_2対称伸縮振動（主に脂質），CH_3対称伸縮振動（主に蛋白質）の情報を元にHE染色像に類似するように作成されている．SRS画像では粘液部分の化学情報も可視化されて

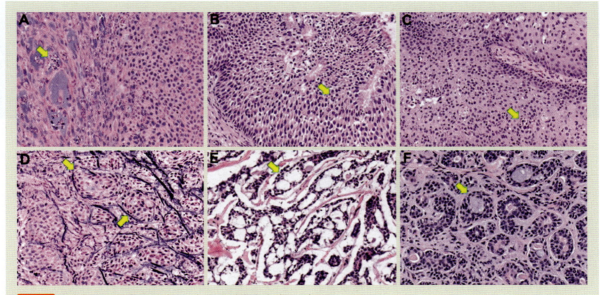

図3 副鼻腔内反性乳頭腫（A〜C）と腺様嚢胞癌（D〜F）（文献8より）
誘導ラマン散乱（SRS）顕微鏡（A, D），凍結切片（B, E），ホルマリン固定パラフィン包埋（FFPE）切片（C, F）の画像．A〜Cの矢印は好中球性微小膿瘍，D〜Fの矢印は腺様嚢胞癌に特徴的な基底膜物質で満たされた篩状構造を示す．

いるためHE染色画像とはやや異なる印象をもつものの，SRS顕微鏡を用いることで凍結切片画像と同等の情報をもつ診断用組織学的画像をベッドサイドで迅速に取得できる十分な可能性が報告された．

おわりに

ラマン組織学を用いた術中迅速診断の可能性について概説した．特に，SRS顕微鏡を用いた場合には薄切や染色をせずに手術室内で短時間に診断用組織学的画像を取得できることが示されつつある．装置の低コスト化，症例の積み重ねによるさらなる検証が必要だが，今後のさらなる技術開発によって，ラマン顕微鏡が病理学の研究・診断に活用されることを期待する．

謝辞：ラマン顕微鏡に関する研究は，京都府立医科大学 髙松哲郎名誉教授とともに行った．なお，本項は文献3を加筆，改訂し作成した．

（原田義規，望月健太郎，田中秀央）

文 献

1) Raman CV, Krishnan KS：A new type of secondary radiation. Nature 121：501-502, 1928
2) Kumamoto Y, Harada Y, Takamatsu T, et al：Label-free molecular imaging and analysis by Raman spectroscopy. Acta Histochem Cytochem 51：101-110, 2018
3) 原田義規，田中秀央，髙松哲郎：ラマン分光顕微鏡とその医学・病理学への応用．病理と臨床 33：1009-1016, 2015
4) Mochizuki K, Kumamoto Y, Maeda S, et al：High-throughput line-illumination Raman microscopy with multislit detection. Biomed Opt Express 14：1015-1026, 2023
5) Freudiger CW. Min W, Saar BG, et al：Label-free biomedical imaging with high sensitivity by stimulated Raman scattering microscopy. Science 322：1857-1861, 2008
6) Orringer D-A. Pandian B, Niknafs Y-S, et al：Rapid intraoperative histology of unprocessed surgical specimens via fibre-laser-based stimulated Raman scattering microscopy. Nat Biomed Eng 1, 27, 2017
7) Eichberg DG, Shah AH, Di L, et al：Stimulated Raman histology for rapid and accurate intraoperative diagnosis of CNS tumors：prospective blinded study. J Neurosurg 134：137-143, 2019
8) Fitzgerald CWR, Dogan S, Bou-Nassif R, et al：Stimulated Raman histology for rapid intra-operative diagnosis of sinonasal and skull base tumors. Laryngoscope 132：2142-2147, 2022

第1部 総論

III 遠隔術中迅速診断

1 遠隔術中迅速診断の診療報酬上の歴史

　術中迅速病理診断が初めて保険収載されたのは，1981（昭和56）年のことである．2023（令和5）年版の医科診療報酬における「第13部 病理診断」は，当時は「第2部 検査＊ 病理学的検査」に含まれていた．「病理学的検査」の診療報酬上の項目はわずか4項目であり，病理医の技術料である病理診断料もなく，「病理組織顕微鏡検査」（現在の「Ｎ０００病理組織標本作製」料にあたる項目）に包括されていた．その後，遠隔術中迅速診断が，2004（平成16）年に「テレパソロジー」という名称で「第3部 検査/第2節 病理学的検査料/第1款 病理学的検査実施料」に保険収載された．当時の「テレパソロジー」に関する診療報酬上の告示には「手術中に術中迅速病理診断を，送受信機を用いて他医療機関に依頼して行うこと」とされ，通知は「テレパソロジーによる病理組織迅速顕微鏡検査を行った場合については，別に厚生労働大臣が定める施設基準に適合しているものとして地方社会保険事務局長に届け出た保険医療機関で行った場合に限り当該患者について算定する」であった．厚生労働大臣が定める施設基準とは，送信側（遠隔術中迅速病理診断を委託する側）の医療機関に関しては「離島等に存在する保険医療機関その他の医療機関であって，病理組織標本の作製を行うにつき十分な体制が整備されていること」とされ，一方，受信側（術中迅速病理診断を受託する側）に関しては「病理検査を担当する常勤の医師が配置されており，病理診断を行うにつき十分な体制が整備された病院であること」とされていた．なお現在は，診療報酬上にはテレパソロジーという文言はなく「第13部 病理診断」の「Ｎ００３ 術中迅速病理組織標本作製」に遠隔術中迅速病理組織診断も含まれており，「保険医療機関間の連携におけるデジタル病理画像による術中迅速病理組織標本作製」として，「第13部 病理診断」の通則や告示，施設基準および施設基準通知に詳細が定められている（表1）．なお，遠隔術中迅速病理組織診断を受託できる医療機関は，施設基準通知に記載があるとおり「特定機能病院，臨床研修指定病院又はへき地医療拠点病院であること」であり，現在，漸増してきている病理診断科診療所では受託できなくなっており，今後の課題と考えられる＊＊．

2 遠隔術中迅速診断の際のバーチャルスライドスキャナーに関する留意点

　「第13部 病理診断」の通則9（通知）には「デジタル病理画像に基づく病理診断については，デジタル病理画像の作製，観察及び送受信を行うにつき十分な装置・機器を用いた上で観察及び診断を行った場合に算定できる．なおデジタル病理画像に基づく病理診断を行うに当たっては，関係学会による指針を参考とすること」とある．この「関係学会による指針」に関しては，厚生労働省が発出している疑義解釈資料に「関係学会による指針とは，一般社団法人日本病理学会による『デジタル病理画像を用いた病理診断のための手引き』『デジタルパソロジーガイドライン』および日本デジタルパソロジー研究会による『病理診断の

＊ 1988（昭和63）年に「第2部 在宅療養」（現在は「第2部 在宅医療」と名称が変更）が新設され，検査は「第3部 検査」となったが，それ以前は「第2部 検査」であった．

＊＊通常の病理診断をデジタル病理画像で行う「デジタル病理画像による病理診断」は病理診断科診療所でも保険医療機関間の連携による病理診断として受託可能である．

表1 2023（令和5）年　医科診療報酬「第13部 病理診断」の遠隔術中迅速病理組織診断に関する診療報酬上の記載事項

【通則7（告示）】
保険医療機関間のデジタル病理画像（病理標本に係るデジタル画像のことをいう．以下この表において同じ．）の送受信及び受信側の保険医療機関における当該デジタル病理画像の観察により，区分番号Ｎ００３に掲げる術中迅速病理組織標本作製又は区分番号Ｎ００３-2に掲げる迅速細胞診を行う場合には，別に厚生労働大臣が定める施設基準に適合しているものとして地方厚生局長等に届け出た保険医療機関間において行うときに限り算定する．

【通則7（通知）】
保険医療機関間のデジタル病理画像の送受信及び受信側の保険医療機関における当該デジタル病理画像の観察による術中迅速病理組織標本作製を行った場合は，送信側の保険医療機関において区分番号「Ｎ００３」術中迅速病理組織標本作製及び区分番号「Ｎ００６」病理診断料の「1」を算定できる．また，区分番号「Ｎ００６」の「注4」に規定する病理診断管理加算1又は2については，受信側の保険医療機関が，当該加算の施設基準に適合しているものとして地方厚生（支）局長に届け出た保険医療機関であり，病理診断を専ら担当する常勤の医師が病理診断を行い，送信側の保険医療機関にその結果を報告した場合に，当該基準に係る区分に従い，所定点数に加算する．受信側の保険医療機関における診断等に係る費用は，受信側，送信側の保険医療機関間における相互の合議に委ねるものとする．

【Ｎ００３　術中迅速病理組織標本作製（告示）】
術中迅速病理組織標本作製（1手術につき）　1,990点

【Ｎ００３　術中迅速病理組織標本作製（通知）】
術中迅速病理組織標本作製は，手術の途中において迅速凍結切片等による標本作製及び鏡検を完了した場合において，1手術につき1回算定する．なお，摘出した臓器について，術後に再確認のため精密な病理組織標本作製を行った場合は，区分番号「Ｎ０００」病理組織標本作製の所定点数を別に算定する．

【施設基準（告示）】
保険医療機関間の連携におけるデジタル病理画像による術中迅速病理組織標本作製及び迅速細胞診の施設基準
（1）　送信側
離島等に所在する保険医療機関その他の保険医療機関であって，病理標本の作製を行うにつき十分な体制が整備されていること．
（2）　受信側
当該保険医療機関内に病理診断を担当する常勤の医師又は歯科医師が配置されており，病理診断を行うにつき十分な体制が整備された病院であること．

【施設基準（通知第84の4）】
保険医療機関間の連携におけるデジタル病理画像による術中迅速病理組織標本作製に関する施設基準
（1）　送信側（検体採取が行われる保険医療機関）においては，病理診断業務の経験5年以上を有し，凍結切片を作製することが可能な常勤の検査技師（臨床検査技師又は衛生検査技師）が1名以上配置されていること．
（2）　受信側（病理診断が行われる保険医療機関）においては，病理診断を専ら担当する常勤の医師又は歯科医師が勤務する特定機能病院，臨床研修指定病院又はへき地医療拠点病院であること．
2　届出に関する事項
保険医療機関間の連携におけるデジタル病理画像による術中迅速病理組織標本作製の施設基準に係る届出は，別添2の様式80を用いること．

ためのデジタルパソロジーシステム技術基準』を指す．また「デジタル病理画像の作成，観察及び送受信を行うにつき十分な装置・機器とは，これらの指針に定められた，画像取り込み，画像の送受信，画像の表示等についての技術基準を満たす装置・機器を指す」とされている．これら「関係学会による指針」では，診断に用いるデジタル病理組織画像はバーチャルスライドスキャナー（以下，スキャナー）で作成された whole slide imaging（WSI）であることが推奨されており，顕微鏡下で撮影した静止画像のみでは不適切であるとされている．このスキャナーは医療機器としての薬事承認の観点から，①「薬事未承認機器」，②「クラスⅠ（届出医療機器，一般医療機器）薬事承認機器」，③「クラスⅡ（管理医療機器）薬事承認機器」の3つに大別される．②の薬事上の医療機

表2 医療機器のクラス分類

国際分類*	リスクによる医療機器の分類	分類	リスク	製造販売規制	審査
クラスI	不具合が生じた場合でも，人体へのリスクが極めて低いと考えられるもの（例）体外診断用機器，鋼製小物（メス・ピンセットなど），X線フィルム，歯科技工用品，水銀柱式血圧計など	一般医療機器	軽微	承認・認証不要	届出/自己認証
クラスII	不具合が生じた場合でも，人体へのリスクが比較的低いと考えられるもの（例）MRI装置，電子内視鏡，消化器用カテーテル，超音波診断装置，電子体温計，電子式血圧計など	管理医療機器	低	登録認証機関による認証（認証基準に適合するものに限る）	PMDAまたは第三者登録認証機関
クラスIII	不具合が生じた場合，人体へのリスクが比較的高いと考えられるもの（例）透析器，人工骨，人工呼吸器，放射線治療機器，血管用ステントなど	高度管理医療機器	中・高	登録認証機関による認証（認証基準に適合するものに限る）	PMDAまたは第三者登録認証機関
クラスIV	患者への侵襲性が高く，不具合が生じた場合，生命の危険に直結するおそれがあるもの（例）ペースメーカー，人工心臓弁，冠動脈ステントなど	高度管理医療機器	高	大臣による承認（総合機構による審査）	PMDA

*国際分類：日米欧豪加の5地域が参加する「医療機器規制国際整合化会議」において2003年に合意されたリスクに応じた医療機器の分類の考え方を「医薬品，医療機器等の品質，有効性及び安全性の確保等に関する法律（薬機法）」に取り入れている．
PMDA：独立行政法人医薬品医療機器総合機構．

器名称は「病理ホールスライド画像保存表示装置」であり，デジタル病理画像を保存し，それを表示させる装置である．最終病理診断には使用できない．③の薬事上の医療機器名称は「病理ホールスライド画像診断補助装置」であり，デジタル病理画像により最終的な病理診断が可能である．この医療機器のクラス分類（表2）に関しては，クラスIは一般医療機器に分類され「不具合が生じた場合でも，人体へのリスクが極めて低いと考えられるもの」であり，承認や認証は不要で，開発した企業などが医療機器として届出ないし自己認証することにより認められる医療機器である．それに対してクラスIIの医療機器は管理医療機器に分類され，「不具合が生じた場合でも，人体へのリスクが比較的低いと考えられるもの」とされてはいるものの，製造販売規制は登録認証機関による認証（認証基準に適合するものに限る）が必要で，独立行政法人医薬品医療機器総合機構（PMDA）または第三者登録認証機関による審査（安全性能試験など）が必須となり，医療機器としての薬事承認のハードルが急に高くなる．前述のスキャナーを実際の病理診断で使用する際には，この薬事承認分類に基づいて機器を選択する必要があるので注意を要する（表3）．表3に示すように，WSIで最終的な病理診断を完結できる機器は，クラスII薬事承認機器（病理ホールスライド画像診断補助装置）のみである．それ以外の薬事未承認機器およびクラスI薬事承認機器（病理ホールスライド画像保存表示装置）ではWSIのみでの最終病理診断はできない．一方，遠隔術中迅速病理診断に関しては，「薬事未承認機器」の場合でも手術中の一次的な診断に活用することは可能であるが，そのスキャナーにより作成されたWSIで「摘出した臓器について，術後に再確認するため精密な病理組織標本作製を行った場合」，いわゆる「戻し永久標本」による確認の場合には，当該スキャナーによるWSIでは診断を完結させることはできず，必ずスライドガラス標本で確認する必要がある．一方クラスII薬事承認機器の場合は，医療機器薬事承認上の名称にもあるように，病理ホールスライド画像診断補助装置であることから，戻し永久標本のWSIのみで

表3 バーチャルスライドスキャナーの薬事承認上の種別と機能

	薬事未承認	クラスI	クラスII
遠隔術中迅速病理診断時の一次的な診断	可	可	可
上記の保険請求	可	可	可
迅速後の戻し標本での診断確認	スライドガラス確認	スライドガラス確認	デジタル可能
デジタル病理画像による診療に関する諸記録としての保管[注1]	不可	不可	可
病理組織診断などの下書き	可	可	可
最終病理診断	可[注2]	可[注2]	可
上記の保険請求[注3]	不可	不可	可
スライドガラスの廃棄	不可	不可	可

注1：病理診断に用いたスライドガラスやデジタル病理画像（クラスIIのスキャナーで作成したものに限る）は「診療に関する諸記録」にあたり，診療の完結の日から3年間，保存しなければならない（保険医療機関及び保険医療養担当規則第九条）．なお，保管場所に縛りはない（自施設内やクラウドでも保管可能）．
注2：医師としての責任の下，病理診断は可能だが未承認機器の使用につき注意が必要（誤診の際の責任など，社会的水準のほかに機器使用に関する訴追が発生する可能性がある）．
注3：最終病理診断の保険請求に関しては，「原則として医療機器として薬事承認されたもの」であることが求められている．

最終病理診断が可能となる．すなわち遠隔術中迅速診断後の，確認のためのスライドガラス標本の送付は不要となる．さらに作成したWSIそのものが「病理診断を行った際の標本＝診療に関する諸記録」となりうることから，委託側医療機関などでのスライドガラス標本の廃棄が可能となる．逆に，薬事未承認機器およびクラスI薬事承認機器の場合には，WSIのみで最終病理診断を完結することができないため，WSIは診療に関する諸記録にはならず，スライドガラス標本が最終病理診断を行った診療に関する諸記録となり，廃棄することはできない点に注意する必要がある．なお，遠隔病理診断とデジタルパソロジーの諸規則などに関しては，拙論「遠隔病理診断に関わる諸規則と今後の方向性」[1]を参考にしていただければ幸甚である．

3　遠隔術中迅速診断などを行うための安全管理に関するガイドライン

遠隔病理診断などに関連するネットワークインフラや医療情報安全管理に関するガイドラインとして「3省2ガイドライン」がしばしば引き合いに出される．この3省2ガイドラインは電子的に医療情報を扱う際の情報セキュリティなどの観点から策定されたガイドラインで，厚生労働省・経済産業省・総務省の3省による2つのガイドラインを指す．1つは厚生労働省による「医療情報システムの安全管理に関するガイドライン 第6.0版」[2]であり，もう1つは経済産業省・総務省による「医療情報を取り扱う情報システム・サービスの提供事業者における安全管理ガイドライン 第1.1版」[3]である．このうち厚生労働省のガイドラインは，主として病院や診療所などの医療機関を対象としており，一方，経済産業省・総務省のガイドラインの対象者は主としてサービス事業者となる．医療機関を対象とした厚生労働省のガイドラインは特に「医療情報システムの安全管理」に重きを置いており，「医療情報システムは他の情報システムに求められる安全管理よりも高い水準が求められており，サイバー攻撃を含むリスク等に対応することが求められる」と記載されている．

遠隔術中迅速診断は，いわゆる「医師対医師（DtoD）」の広義のオンライン診療に該当するものであり，医療情報，患者個人情報などがネットワーク回線を通してやりとりされる．そのためネットワークインフラに関しては，ネットワーク機器への不正アクセス防止のため，管理者権限の設定や適切な認証，また通信の暗号化などを実施

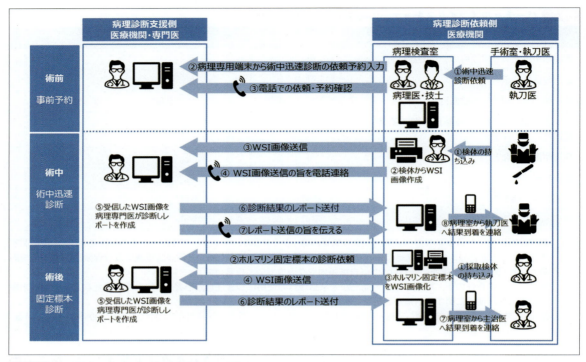

図1 遠隔術中迅速診断の運用に関する模式図（文献4より）

することなどが必要である．また不特定多数の者が利用可能な公衆の無線LANについては，やむを得ない場合を除き使用しないことが推奨されている．しかし一方で，万全の体制で臨んだとしても，不測の事態が起こる可能性をゼロにすることはできないため，遠隔術中迅速診断の際のリスクに関しては，委託側医療機関側がベネフィットとともにリスクに関しても患者に周知するなど，患者説明を十分に行う必要があると考える．画像転送あるいは医療情報を送付する際に匿名化することにより個人が特定できないような工夫をしている医療機関も少なくないと思われるが，患者取り違えなどに十分配慮しながら運用する必要があることはいうまでもない．また1つの回線ではなく，WSIを送る回線と診療情報を送る回線を別にして，時間差を設けて送付するなどの工夫も方法の1つであろう．なお総務省から「遠隔医療モデル参考書―医師対医師（DtoD）遠隔医療版―」[4]が発出されているが，その中で「医療機関は第三者への情報の提供のうち，患者の傷病の回復等を含めた患者への医療提供に必要であり，かつ個人情報の利用目的として院内掲示等により明示され

ている場合は，原則として黙示による同意が得られているものと考えられる」と記載され，患者誤認などを防ぐ観点からは患者情報そのものをやりとりすることが重要であると記載されているが，その一方で「遠隔医療は通信技術にて情報をやりとりすることが必須であるため，サイバーセキュリティの観点からは，個人情報の漏えいや盗聴リスクが回避できない限りは，なるべく不要な個人情報は取り扱わないよう，情報管理面での留意が必要である」とも記載されている．なお，このモデル参考書には遠隔術中迅速診断についてもふれられており，模式図が掲載されているので紹介する（図1）[4]．これによると，遠隔術中迅速診断の流れは，術前に①執刀医が当該医療機関内の病理部門に術中迅速診断を依頼→②病理専用端末から術中迅速診断の依頼予約入力→③受託側医療機関へ電話で依頼・予約確認，術中は①手術室から当該医療機関の病理部門への検体の持ち込み（提出）→②スライドガラス標本を作製後，スキャナーで取り込みWSIとする→③WSIを受託側医療機関に送信→④WSI画像送信の旨を電話連絡→⑤受信したWSIを病理専門医が診断し，レ

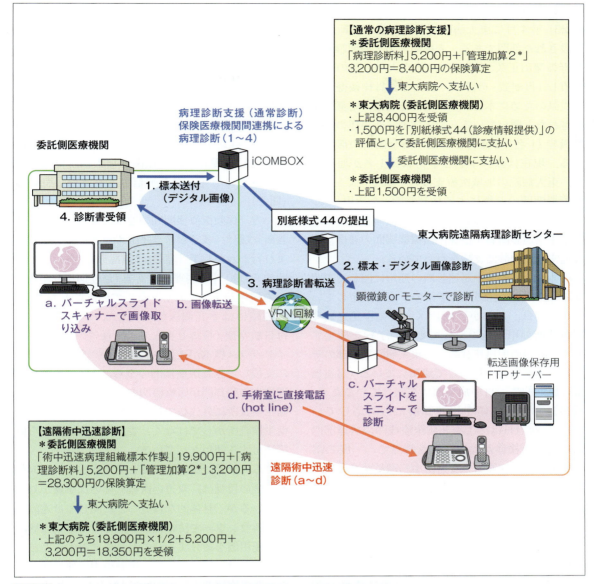

図2 東京大学医学部附属病院での遠隔術中迅速診断と遠隔病理診断支援
*管理加算2：病理診断管理加算2.

ポートを作成→⑥病理診断結果のレポート送付→⑦レポート送信の旨を委託側病理部門に伝える→⑧病理部門から執刀医へ結果到着を連絡，となっている．大方の流れに大きな齟齬はないが，術中の⑤に関してはレポートは作成せず，⑦，⑧に関しては遠隔術中迅速診断の結果を診断した病理医が執刀医に直接電話などで伝えるのが普通であろう．なお図1[4)]の「術後」では，手術で切除された検体の病理診断のことを説明しているが，「戻し永久標本」で迅速時の病理診断を確定し，術中迅速診断の病理診断報告を完成させるという過程が抜けている．

4 東京大学医学部附属病院 地域連携推進・遠隔病理診断センターでの実践（運用例）(図2)

東京大学医学部附属病院（以下，東大病院）地

域連携推進・遠隔病理診断センターは2013（平成25）年4月に東大病院病理部・病理診断科に新設された部門である．人体病理学・病理診断学分野の深山正久 前教授が，東京大学教員の配置見直し（再配置）の際に，新たな教員枠獲得と社会貢献のために本センター構想を発案，応募し採択されたと聞いている．遠隔病理診断専任の病理教員枠（1名）が確保された当時全国初の部門である．現在は教員1名と事務職員1名が雇用され，東大病院の地域医療支援の一環として「保険医療機関間の連携による病理診断」を活用して，病理医不在病院あるいは一人病理医病院などの遠隔術中迅速診断および保険医療機関間の連携による通常の病理診断支援を行っている．

初めに，遠隔術中迅速診断の運用に関して説明する（図2 赤色部分）．手術の予定が決定している場合には，あらかじめFAXにて術中迅速病理組織診断の申し込みをしてもらい予約を確定する．実際の術中迅速診断には東大病院病理部のその日の迅速当番が担当して運用している（迅速当番は原則的に一日中病理部に在室しているため，飛び込みの遠隔術中迅速診断にも対応している）．診断当日は，①委託側医療機関の病理部門に迅速用の検体が提出された時点で，一度FAXにて東大病院に連絡→②当院事務職員から迅速当番に迅速検体が提出された旨を連絡→③委託側医療機関が作製した術中迅速用スライドガラス標本をスキャナーを用いてWSIにし委託側医療機関のサーバーにアップロードする→④委託側医療機関から東大病院遠隔病理診断センター事務員に再度連絡がきたら，当日の迅速当番に連絡→⑤WSIを東大病院側で閲覧，診断した後，電話回線にて直接に術者に結果を伝えるという流れで運用している．東大病院では複数の医療機関の遠隔術中迅速診断を行っているが，委託側医療機関に設置されたスキャナーがいずれも薬事未承認機器であるため，遠隔術中迅速診断の戻し標本による確認は，スライドガラス標本を送付してもらい行っている．この「戻し永久標本」による確認は，術中迅速診断時と同一人物である必要はないため，例えば委託側医療機関に非常勤として病理医が勤務している場合には，その非常勤病理医が戻し永久標本を確認して，診断を確定することも可

能である．なお使用するネットワークなどに関しては，遠隔術中迅速診断の申し込み時のFAXは通常の電話回線を使用し，デジタル病理画像を閲覧する際のネットワークの物理回線種はダークファイバー（専用の光ファイバー回線）で，回線速度はベストエフォートでのインターネットを経由しない100 MbpsのIP-VPNを使用している（ソフトバンク）．これに加えて，iCOMBOX（医知悟社）*を委託側医療機関と東大病院側に設置し，さらにセキュアな通信環境を確保している（図2）．

一方，保険医療機関間の連携による通常の病理診断支援は，多くがスライドガラス標本の送付により行われている（図2 青色部分）．多い年で年間約5,000件の病理診断支援（急性期病院が多く手術検体が少なくない）をしていたこともあり，その際には委託側医療機関によっては週5日，毎日航空便（飛脚セキュリティ便**）によりスライドガラス標本が送付されてきた．またこれまでに支援してきた医療機関のうち，2医療機関は病理標本作製部門が医療機関内になく，標本作製は衛生検査所に外注して行われていたが，その際も衛生検査所からではなく，委託側医療機関から直接送付する運用としている．

さらに，委託側医療機関と東大病院との間の診療報酬の授受は，双方の医療機関の医事課が対応しているが，具体的な按分などに関しては遠隔病理診断センターで決めている．ここでは東大病院での運用例を紹介するが，あくまで参考にとどめていただければと考える．遠隔術中迅速診断での委託側医療機関の診療報酬は「Ｎ００３ 術中迅速病理組織標本作製」19,900円＋「Ｎ００６ 病理

---

*iCOMBOX：通信経路での盗聴・改ざんなどのサイバー攻撃を防ぐため，通信はすべてSSHで暗号化し個人が特定される情報は匿名化することができる端末（専用アプライアンス機）．委託側医療機関と受託側医療機関の双方に設置し，WSIデータや患者情報は受託側医療機関のiCOMBOX内までキャッシュ化するため，通常のインターネット回線でもセキュアな通信ができ，かつインターネットに依存せずにローカルアクセスのみでWSIの閲覧と病理診断報告書の作成ができる機器（複数のWSIに対応するビューワを内蔵しており，スキャナーのメーカーによらずWSIのモニター上での展開，閲覧が可能）．

**飛脚セキュリティ便（佐川急便）：個人情報などが含まれる検体などを移送するサービス．鍵付き，GPS付きの専用ジュラルミンケースにスライドガラス標本や病理診断依頼用紙が梱包され，東大病院病理部に直接搬送されるサービス．

診断料」5,200円（月1回）＋「病理診断管理加算2」3,200円（月1回）の合計28,300円となる．一方，東大病院側では上記のうち「術中迅速病理組織標本作製」19,900円の半分の9,950円と「病理診断料」5,200円と「病理診断管理加算2」3,200円の合計18,350円を委託側医療機関に請求している．

なお遠隔術中迅速診断以外の保険医療機関間の連携による病理診断支援（通常診断〔以下，連携病理診断〕）では，臨床医からの診療情報提供書にあたる「別紙様式44」（図3）の提出が義務化されているが，連携病理診断では「臨床医と病理医の協働」で初めて精度の高い病理診断を提供することが可能となることを鑑み，委託側医師の技術評価として，1,500円を別紙様式44による患者情報提供料として東大病院が委託側医療機関に支払っている（病理組織検査時の病理判断料は1,300円である）．なおiCOMBOX初期費用，回線敷設費用，毎月の回線使用料は，委託側医療機関と東大病院とで等価按分している．

別紙様式44

保険医療機関間の連携による病理診断に係る情報提供様式

標本の受取側

病理標本の受取側の医療機関名：	
担当医：　科　殿	依頼日：平成　年　月　日

標本の送付側

病理標本の送付側の医療機関名：	
所在地：	
電話番号：　医師氏名：　提出医サイン：	
標本作製の場所：院内・院外（施設名称：　標本番号：　）	
患者氏名：　（フリガナ）　性別：男・女	
患者住所	
生年月日：明・大・昭・平　年　月　日（　歳）	職業：（具体的に　）電話番号：
保険医療機関間の連携による病理診断についての患者の了解：有・無	
傷病名：	
臨床診断・臨床経過：	
肉眼所見・診断（略図等）：	
病理材料のマクロ写真と切り出し図（鉗子生検等は除く）：	
採取日又は手術日：　年　月　日	
提出臓器とそれぞれの標本枚数：1.　2.　3.　その他	
既往歴：	
家族歴：	
感染症の有無：有（　）・無	
治療情報・治療経過：	
現在の処方：	
病理診断に際しての要望：	
備考：	
病理診断科使用欄：病理診断科ID □病理診断管理加算1　□病理診断管理加算2　□標本作製料　□病理診断料　□免疫染色等（　）	

※1内視鏡生検等では、内視鏡伝票又は生検部位の写真を添付すること
※2手術材料等では病変部の写真等を含む画像診断報告書資料を添付すること

図3 別紙様式44

おわりに

遠隔術中迅速診断を中心に，実運用も含めて述べたが，解決すべき課題は山積している．例えば，遠隔術中迅速診断の受託側病院の病理部門，病理医にとってのメリットが明確にならないと，病理医の負担ばかりが増えて運用がうまくいかなかったり，受け入れ可能件数が頭打ちになったりするなどのケースも少なくない（病院全体の医業収益として扱われるだけでは部門別収支に反映されず，結果，増員などによる現場負担の軽減につながらない）．遠隔術中迅速診断による医業収益が，うまく病理部門などに還元されるような仕組みづくりも今後必要と考えられ，逆に現在うまく運用できている医療機関の情報などを共有，周知することが重要であると考える．また遠隔術中迅速診断の受け皿は現在，「特定機能病院，臨床研修指定病院又はへき地医療拠点病院」などの特殊な病院のみとなっているが，病理診断科診療所も加えることで，より多くの国民が，遠隔術中迅速診断による質の高い手術を享受できるようになることが期待され，規制緩和などの制度改革が喫緊の課題であるといえる．

（佐々木　毅）

文　献

1）佐々木 毅；遠隔病理診断に関わる諸規則と今後の方向性．病理と臨床 34：20-26，2016
2）厚生労働省：医療情報システムの安全管理に関するガイドライン 第6.0版 概説編．https://www.mhlw.go.jp/content/10808000/001102570.pdf（2024年9月5日閲覧）
3）経済産業省・総務省：医療情報を取り扱う情報システム・サービスの提供事業者における安全管理ガイドライン 第1.1版．https://www.meti.go.jp/policy/mono_info_service/healthcare/01gl_20230707.pdf（2024年9月5日閲覧）
4）総務省：遠隔医療モデル参考書―医師対医師（DtoD）の遠隔医療版―．https://www.soumu.go.jp/main_content/000812534.pdf（2024年9月5日閲覧）

第1部 総論

IV 術中迅速免疫染色

はじめに

がんの外科治療において，内視鏡手術，ナビゲーション手術，ロボット手術が普及し，進行度や悪性度に応じた手術，機能温存手術や低侵襲手術が標準治療となった．これらの手術の遂行において，術中に腫瘍の良悪性，組織型，切除断端，リンパ節転移や播種の有無などの評価が必要な場合，術中迅速診断が施行される．

術中迅速診断は凍結切片ヘマトキシリン-エオジン染色（以下，HE 染色）で行われる．正確な病理診断のために，術中所見を含めた臨床情報の把握，的確なサンプリング，高品質な凍結標本の作製技術，病理医の力量などが必要である．術中迅速診断の多くは HE 染色で十分に診断できるが，微小な検体，炎症や変性が加わった検体などで診断に苦慮する場面に少なからず遭遇する．これらは術中迅速診断の限界と考えられ，その旨を臨床医に伝え最善の対応を協議することが大切である．

当院（秋田大学医学部附属病院）では術中迅速診断に捺印細胞診を併用し，また必要と判断した場合に約 20 分で染色可能な電界攪拌法による迅速免疫組織化学（以下，迅速免疫染色：R-IHC）を活用している．その結果は概ね良好であり，本項では当院の迅速免疫染色の現状を述べる．

1 電界攪拌法による術中迅速免疫染色の原理

赤上らは，砥粒分散型機能性流体に対して，流体を構成する物質固有の誘電率に着目し，外部から電界を与えることで発生する吸引力を用い，流体の三次元的配置を制御する技術，「電界砥粒制御技術」を開発した[1,2]．この技術を核酸ハイブリダイゼーション反応や免疫染色に応用することで，抗原抗体反応時間が短縮されることを見出し，電界非接触攪拌法と名付け，本技術を用いた迅速免疫染色装置を開発した[3-5]（現在は電界攪拌法と称している）．

電界攪拌法による免疫染色は，電界によって生じるクーロン力による吸引力と重力を組み合わせることで，ブラウン運動を加速させて行われる．抗体を含む液滴を検体（抗原）のあるスライドガラス上に滴下し，その上に空気層を介して絶縁性を保った上部電極を配置する．液滴を載せたスライドガラスの下には下部電極が設置され，これらの上下部電極間は電気的に絶縁されている．この環境下に交流電界を上下部電極間に与えると，液滴に上部電極方向への吸引力が発生する．次に電界を切ると，吸引されていた液滴は重力に従ってスライドガラス方向に落下する．この液滴には上方向への反発力が生じるが，このときに電界を再度与えると，液滴は上部電極方向に吸引される．この繰り返しにより液滴が振動することとなり，この運動によって抗体とスライドガラス上の抗原の接触頻度が高まり，液滴は十分に攪拌され抗原抗体反応は加速する（図1）．

2 術中迅速免疫染色プロトコール

当院では 2005 年から乳癌センチネルリンパ節の術中迅速診断において，cytokeratin 迅速免疫細胞化学を併用してきた．電界攪拌法による迅速免疫染色を導入するにあたり，このプロトコールを基本とし，一次抗体と二次抗体の反応時間を各々 5 分とし，20 分程度で染色できるように設定した．一次抗体は通常の免疫染色で使用している抗体と同じ希釈抗体を使用した．

2012 年に R-IHC 法の研究を全国規模で進める目的で，本学および北海道大学，神戸大学，岩手医科大学，仙台厚生病院，弘前大学，千葉大

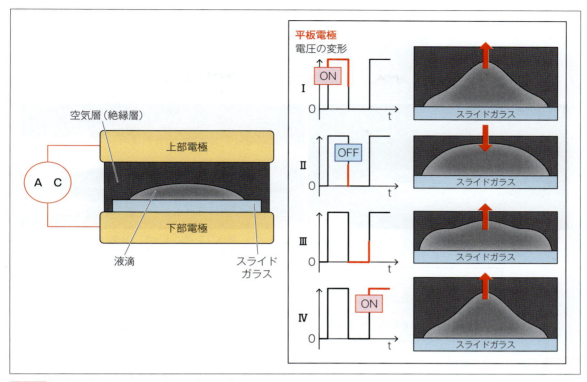

図1 電界撹拌法（三次元的撹拌法）の原理の模式図

学，三重大学の病理医と病理検査技師を中心とした迅速免疫染色研究会（R-IHC study group：RI-SG）を立ち上げ，共同研究を開始した．汎用性の高い迅速免疫染色プロトコールを開発し，確実な電界撹拌効果による安定した染色結果を得る目的で，スライドガラスに貼付する撥水リングを開発した（図2）．そして，2014年にヒスト・テック® R-IHC®（愛称ラピート，サクラファインテックジャパン㈱）として迅速免疫染色装置が上市された（第1部Ⅱ「4. 呼吸器」の図8参照）．表1に当院における現在の染色プロトコールを示す．

3 術中迅速診断への応用

これまでに術中迅速免疫染色の有用性については，北海道大学との共同研究にて行われたKi-67による脳神経膠腫の悪性度判定とCD20による中枢神経系悪性リンパ腫の診断[6]，cytokeratin（CK）による乳癌のセンチネルリンパ節転移診断[7]，肺癌縮小手術におけるリンパ節転移診断[8]，

神戸大学，岩手医科大学との共同研究による原発性肺癌と転移性癌の鑑別[9,10]などに関して報告している．

当院の術中迅速診断では，凍結切片HE染色と捺印細胞診により15分程度で病理診断を伝え，必要と判断した場合に迅速免疫染色を追加し，その結果を20〜30分程度で臨床医に伝えている．あくまでもHE染色による診断が基本であり，迅速免疫染色結果は補助的な情報として臨床医に伝えている．

4 脳腫瘍診断における術中迅速免疫染色

脳幹部腫瘍の3症例の迅速免疫染色像を図3に示す．EMA陽性所見により退形成性上衣腫を，CD20陽性所見により中枢神経系悪性リンパ腫を，CD99陽性により中枢神経系胎児性腫瘍を推定した．退形成性上衣腫では可及的腫瘍摘出＋化学療法，悪性リンパ腫では化学療法，中枢神経系胎児性腫瘍症例では摘出＋放射線治療が選択さ

第1部　総論

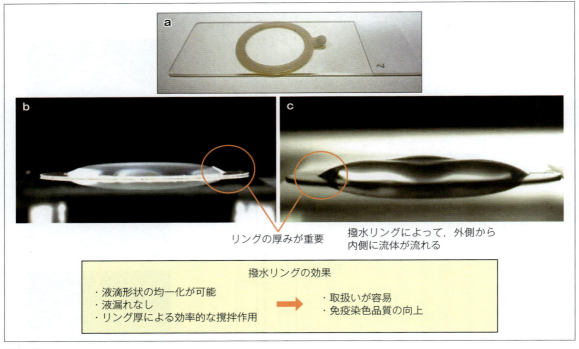

図2 撥水リングの説明図
スライドガラスに載せた凍結切片を囲むように，円状の縁取りを伴うシール（撥水リング）を貼る．この縁取りの厚みが堤防の役割を果たし，抗原抗体反応液の流出を防いでいる．

表1 迅速免疫染色プロトコール（秋田大学医学部附属病院例）

	操作	時間
1	凍結切片作製	30秒
2	アセトン固定	30秒
3	内因性POD除去	1分
4	洗浄（PBS）	30秒
5	一次抗体　※電界攪拌	5分
6	洗浄（PBS）	1分
7	二次抗体（simple stain）※電界攪拌	5分
8	洗浄（PBS）	1分
9	発色（DAB）	1分
10	水洗	30秒
11	核染	30秒
12	脱水→透徹→封入	

POD：ペルオキシダーゼ，PBS：リン酸緩衝液，DAB：3,3'-ジアミノベンチジン．

れ，迅速免疫染色の結果は機能温存を含めた最適な治療を進めるうえで脳外科医の術中判断に有用と考えられる．また，凍結切片HE染色では良悪性の判定，組織型推定が難しかったが，迅速免疫染色を加えることにより，びまん性正中膠腫，H3 K27変異を推定できた症例を図4に示す．病変の不均一性などにより術中迅速診断の限界はあるものの，Ki-67染色による悪性度推定を含めた迅速免疫染色が有用な症例は比較的多く存在する．また，ニトロソウレア系の抗腫瘍薬，BCNU waferの脳内留置薬使用などの術中判断や，切除断端の検索など，神経膠腫症例における迅速免疫染色を併用した術中迅速診断の果たす役割は大きい．

5　リンパ節転移診断における術中迅速免疫染色

当院の乳癌センチネルリンパ節の術中迅速診断におけるcytokeratin迅速免疫染色は，感度95.4％，特異度100％，精度99.4％と結果良好であり[7]，日常的に施行している．高精度な術中の転移診

Ⅳ．術中迅速免疫染色

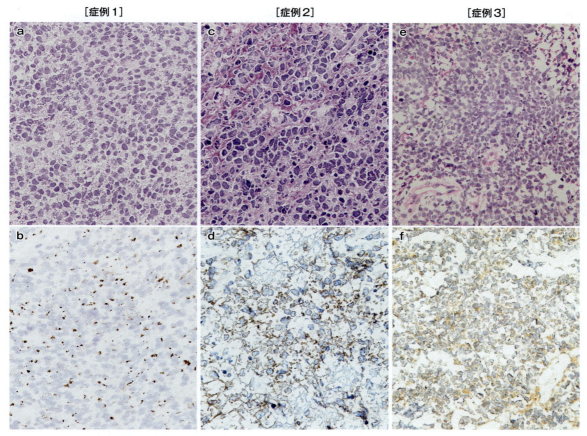

図3 脳幹部腫瘍3症例の術中迅速病理組織像
［症例1：退形成性上衣腫］　a：HE染色．b：EMA迅速免疫染色（陽性）．
［症例2：中枢神経系悪性リンパ腫］　c：HE染色．d：CD20迅速免疫染色（陽性）．
［症例3：中枢神経系胎児性腫瘍］　e：HE染色．f：CD99迅速免疫染色（陽性）．
a～f：対物×40．

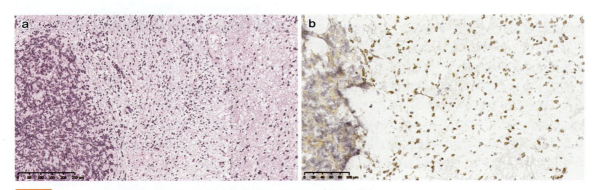

図4 びまん性正中膠腫，H3 K27変異を推定できた症例の病理組織像
a：HE染色．スケールバー＝250μm．b：H3 K27M迅速免疫染色（陽性）．スケールバー＝100μm．

77

第1部　総論

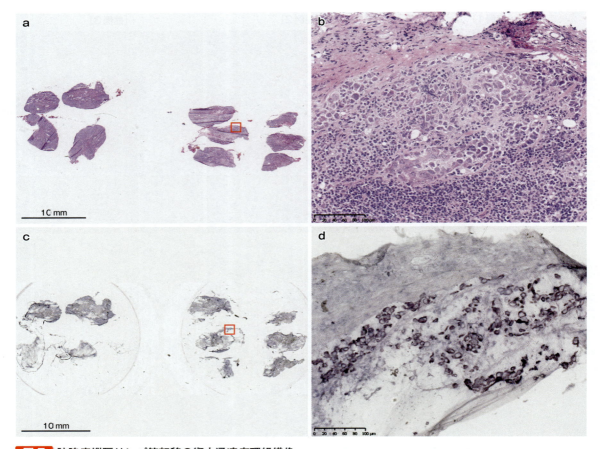

図5 肺腺癌縦隔リンパ節転移の術中迅速病理組織像
a：HE染色．b：aの囲み部分の拡大像．c：CK（AE1/AE3）迅速免疫染色（陽性）．d：cの囲み部分の拡大像．b, dのスケールバー＝いずれも100μm．

断，ステージングとともに，ホルマリン固定パラフィン包埋（FFPE）検体を保存することによる術後の転移病変の分子病理学的検索，薬物療法の選択，がんゲノム検査，臨床研究などに活用でき，本法は非常に有用と考えている．

　肺癌手術におけるリンパ節転移検索においても，ステージングに必要と判断した際にcytokeratin迅速免疫染色を施行している．肺癌では肺門リンパ節を経由せずに直接縦隔リンパ節転移をきたす症例も存在する．肺腺癌の縦隔リンパ節にcytokeratin迅速免疫染色を併用し，2群リンパ節への微小転移を術中に診断した症例を図5に示す．

6　肺腫瘍診断における術中迅速免疫染色

　診断未確定肺腫瘍の原発と転移の鑑別および組織型の術中迅速診断において，HE染色単独では76.92％である診断確定率が，迅速免疫染色の併用によって88.76％まで向上することを，多施設共同前向き研究で報告した[10]．小さな検体や低分化な腫瘍などHE染色で原発と転移の鑑別や組織型の確定が難しい場合にも迅速免疫染色を積極的に活用している．原発と転移とでは病期が大きく異なり，術式も異なる場合が多く，術中の免疫組織学的情報により，再手術や過大な手術を避けることにも役立つ．図6に，大腸癌術後1年で出現した肺腫瘍において，術中に提出された針生検組織に対し，TTF-1陽性所見から原発性肺癌

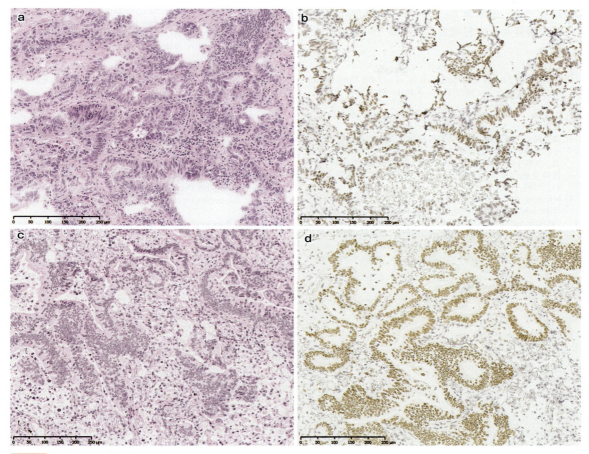

図6 肺腫瘍の術中迅速病理組織像
a：HE染色．b：TTF-1迅速免疫染色（陽性）．c：HE染色．d：CDX-2迅速免疫染色（陽性）．スケールバー＝すべて200μm．

と診断し，根治手術（上葉切除＋リンパ節郭清術）が選択された症例（図6a, b）と，大腸癌術後の原発性肺癌疑いの手術において，CDX-2陽性所見から大腸癌の肺転移と術中診断した症例（図6c, d）を示す．

7 術中迅速免疫染色の現状と将来性

　電界撹拌法による迅速免疫染色を導入している施設は極めて少なく，現時点では研究段階であり，確立された技術とまではいえない．しかしながら迅速免疫染色の併用によって，術中に確定診断に近い客観的情報が得られ，迅速診断の精度向上に寄与しうると考えている．迅速免疫染色は核内抗原に対する検出に優れており，現在，分子病理診断に対応可能な新規のサロゲートマーカーへの対応が進められている．また，術中迅速診断における病理医の精神的負担を軽減する効果も期待できる．

　さらに，これまで用手法で施行してきた迅速免疫染色に対し，主に病理検査技師の負担軽減や，染色の安定性を目的に進められてきた自動迅速免疫染色装置（Auto R-IHC）の開発に成功し，最近上市された．本装置では洗浄工程に電界洗浄法を採用し，質の高い染色性を実現している．本装置を用いるとFFPE検体からも約40分で免疫染色が可能となり，通常の免疫染色業務においても本装置の汎用性が期待される．

　今後も迅速免疫染色に携わる方々と共同研究を進め，迅速診断の可能性を広げ，質の高い病理診断を提供し，治療に貢献できる役割を担いたいと考えている．

（南篠　博，廣嶋優子，寺田かおり，今井一博，
小野隆裕，中村竜太，赤上陽一，南谷佳弘）

文献

1) Akagami Y, Asari K, Jeyadevan B, et al：ER fluid finishing using rotating electrode. J Intel Mat Syst Str 10：753-756, 1999
2) 赤上陽一：粒子分散型誘導流体を用いた加工法．（特許第359521号）
3) 赤上陽一，加賀谷昌美：非接触撹拌方法，非接触撹拌装置，それを用いた核酸ハイブリダイゼーション反応方法，反応装置，試料中の核酸を検出する方法，核酸検出装置，試料中の抗体を検出する方法，及び抗体検出装置．（特開2010-119388）
4) Minamiya Y, Toda H, Ogawa J, et al：Immunohistochemical staining method And Immunohistochemical staining apparatus. 13/151730（米国特許）
5) Toda H, Minamiya Y, Kagaya M et al：A novel immunohistochemical staining method allows ultrarapid detection of lymph node micrometastases while conserving antibody. Acta Histochem Cytochem 44：133-139, 2011
6) Tanino M, Sasajima T, Nanjo H, et al：Rapid immunohistochemistry based on alternating current electric field for intraoperative diagnosis of brain tumors. Brain Tumor Pathol 32：12-19, 2015
7) Terata K, Saito H, Nanjo H, et al：Novel rapid-immunohistochemistry using an alternating current electric field for intraoperative diagnosis of sentinel lymph nodes in breast cancer. Sci Rep 7：2810, 2017
8) Imai K, Nanjo H, Takashima S, et al：Intraoperative disgnosis of lymph node metastasis during segmentectomy for non-small cell lung cancer by rapid immunohistochemistry using noncontact alternating current electric field mixing. Thorac cancer 11：3547-3554, 2020
9) Konno H, Saito H, Nanjo H, et al：Rapid immunohistochemistry with thyroid transcription factor-1 for pulmonary adenocarcinoma. Ann Thorac Surg 104：471-476, 2017
10) Imai K, Nanjo H, Shigeeda W, et al：Intraoperative rapid immunohistochemistry with noncontact antibody mixing for undiagnosed pulmonary tumors. Cancer Sci 114：702-711, 2022

第1部 総論

V 術中迅速細胞診

はじめに

　術中迅速細胞診は，その名のとおり手術中に行う細胞診検査であり，限られた時間内での報告が求められる．その結果いかんによっては手術内容の変更を余儀なくされる場合や体腔内への抗癌薬投与という治療法の選択がなされるため，細胞診判定は極めて重要である．

　術中迅速細胞診の対象となる検体は，貯留胸水・腹水，胸腔内洗浄液，腹腔内洗浄液といった体腔液や囊瘍内容液などの液状検体，腫瘍本体への捺印および圧挫や穿刺吸引検体など多岐にわたる．

　本項では，手術中に提出される液状検体のうち体腔液を中心に，そのほかに腫瘍捺印と圧挫について，検体処理法，標本作製法，染色法，細胞診判定とその報告の実際について述べる．

1 術中迅速細胞診の目的

　術中迅速細胞診が施行される場合として，
①癌取扱い規約や診療ガイドラインに記載されている場合
②術中迅速組織診の補完的に行われる場合
③術式の変更の可能性がある場合
④臨床側が必要と認識した場合
が挙げられる．

　①は多くの病院で日常的に実施されているもので，例えば胃癌の腹腔内洗浄液がそれにあたり，これには診療報酬が発生する．それ以外の②～④は一般的には術中迅速細胞診の対象ではないことも多い．しかしながら，組織型・原発巣の推定，臨床病期の把握，術前化学療法後の治療効果の判定など，「術中迅速」として施行する細胞診の果たす役割は大きい．

2 術中迅速細胞診の適応

　全身の臓器において，腫瘍本体（捺印，圧挫，穿刺吸引，内容液），腫瘍断端捺印などの術中迅速細胞診を行うことが可能であるが，保険点数や費用対効果を念頭に置き，その施設ごとの状況を考慮したうえで，「術中迅速」として細胞診を行うのかを常に考える必要がある．

　一方で，貯留検体や洗浄液などの体腔液に関しては，癌取扱い規約上，術中迅速細胞診の対象となる場合は実施することが推奨されるが，それ以外は術中に判定・報告が必要な場合を除き，患者の不利益になる可能性がある場合，実施されるべきではない．

　当院（がん研究会有明病院）での術中迅速細胞診件数の推移を図1に示す．これは，体腔液とその他の検体の推移であるが，体腔液が圧倒的に多く，その他の検体では腫瘍本体の捺印や圧挫である．術中迅速での体腔液細胞診件数において，過去10年間では2,400～3,000件の間を推移し，15件/日程度の出検がある．その提出臨床科は呼吸器外科，上部・下部消化管外科，肝胆膵外科，婦人科となっている．ほとんどが胸腔内および腹腔内洗浄液であるが，貯留した胸水・腹水も迅速細胞診として25～30％程度提出されているのが現状である（表1）．

　よって当院では，体腔液のみならず，常に術中迅速細胞診に対応できる体制を整えている．

3 術中迅速細胞診の実際

　検体受付から最終報告までを順を追って解説する．図2は，当院の術中迅速細胞診の一連の流れと各工程でのポイントを表したものである．

　なお，当院の術中迅速細胞診における業務体制は，細胞検査士6人，専任の細胞診専門医1人

81

第1部 総論

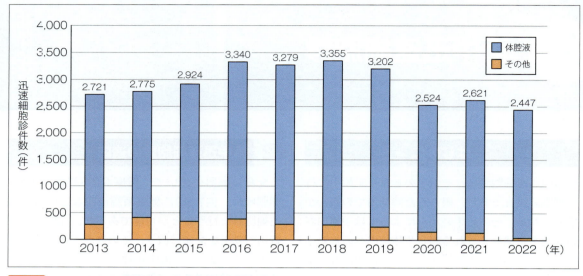

図1 がん研究会有明病院での迅速細胞診件数の推移

表1 がん研究会有明病院での貯留胸水・腹水の迅速細胞診件数とその割合

年	胸水	腹水	迅速貯留体腔液細胞診/迅速体腔液細胞診 (%)
2020	46	645	691/2,371 (29.1)
2021	38	589	627/2,484 (25.2)
2022	58	591	649/2,404 (27.0)

で臨んでいる．規模として一般的な施設には当てはまらないかもしれないが，各工程で細心の注意を払うべきところに違いはなく，検鏡はもちろんのこと，それ以外で重要と考えているところを赤字で示す．

最も気をつけているのは検体の取り間違いである．手術開始後，時間を追って複数箇所の手術室から検体が一斉に提出されるため，受付時（検体と依頼情報）と検体処理時の患者確認は怠ってはならない．特に，検体処理時の検体取り間違いをなくすために，検体ラベルと検体処理用スライドガラスとを必ず照合する．

検体の取り間違い防止策を講じるにあたり，どうしても病理技師一人の力量では限界がある．検体処理班と迅速染色班，検鏡班など作業分担がなされていて，さらに検体処理の際にはダブルチェック体制となっているのがベストである．そ

のためには十分なマンパワーが必要であるが，現実的には多くの施設では病理技師が一人体制で検体処理を行っているものと思われるので，自身の声出し確認あるいは指差し確認を心がけたい．

また，1手術1部位の検体提出がほとんどであるが，胃癌手術のように2部位（Douglas窩と左横隔膜下）が提出された場合や，腹腔内洗浄液と腫瘍内容液などの別部位が同時に提出された場合にも，自身の声出し確認あるいは指差し確認は必須である．

検体受付から報告までを，複数の病理技師で担うプロセスが理想であるが，既述のように一人病理技師体制の施設が多いのが現状である．各工程での確認方法が課題であるが，少なくとも報告に関しては細胞検査士単独よりも細胞診専門医あるいは病理医との二人体制による報告を行うことが理想である．

当院では，受付から検体処理，染色工程までは一人体制であるが，検鏡時からは必ずダブルチェック体制で行っている．これは，偽陰性，誤陽性を防止するのが目的であるが，臨床診断や臨床所見，画像診断，既往歴などの情報と細胞診の良悪性判定が必ずしも一致しない場合に，検体の取り間違いがないかのチェック機能としても使うことができ，2人以上の目で確認する方法で迅速細胞診に臨んでいる．

Ⅴ．術中迅速細胞診

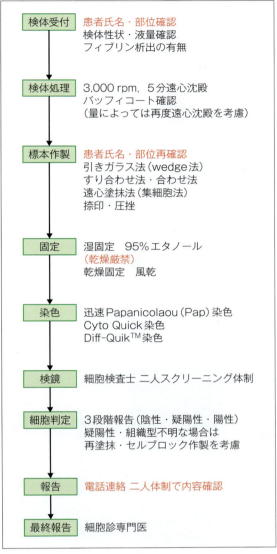

図2 当院での術中迅速細胞診：全体の流れとポイント

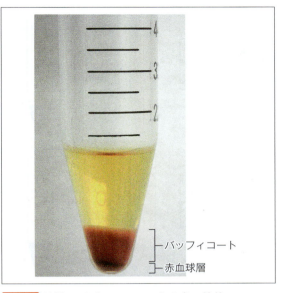

図3 沈渣にてバッフィコートの多い検体
赤血球層より上のバッフィコートを採取し，塗抹標本をつくる．

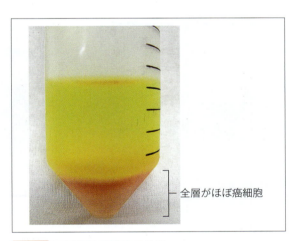

図4 癌性漿液性検体の沈渣
上清以外はほとんど癌細胞である．

1）検体処理法

　液状検体では，基本的に遠心分離機で3,000 rpm，5分遠心沈殿した後，標本作製を行う．
　まずは提出された検体の種類と性状を確認する．血性検体，粘稠性検体，混濁性の検体，洗浄検体などがある．血性検体の場合フィブリンが析出していないかを確認する．析出を認めた場合は，フィブリンに有核細胞が絡んでしまうので，スピッツの壁にフィブリンを押し当て，液を絞り出すようにして取り除くとよい．遠心分離後，再びフィブリンが析出することがあるが，同様の操作を繰り返して取り除く．このフィブリン析出を防ぐ目的としてEDTA，ヘパリン，3.8％クエン酸ナトリウムなど抗凝固剤の使用が推奨される[1]．
　次に液量である．6 mL前後の微量な液量であれば，遠心分離機で処理せずにそのまま遠心塗抹法（集細胞法）を行うことが可能である．
　遠心沈殿後は沈渣の量を確認する．沈渣に有核細胞が多く含まれれば，細胞種別に層別された沈渣が形成される（図3，4）．

83

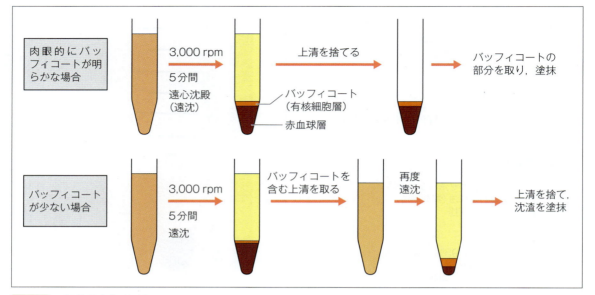

図5 液状検体の処理法

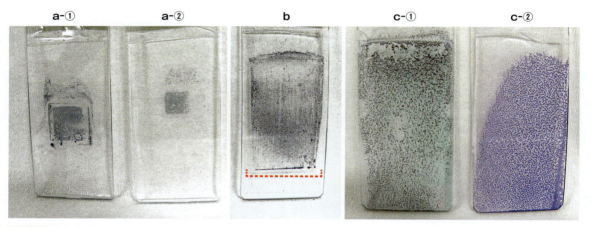

図6 標本作製法
a:遠心塗抹法(①液量6 mL,②液量1 mL). b:引きガラス法(Pap染色). 本法では引き終わりをつくる(赤点線). c:すり合わせ法(① Pap染色,② Giemsa染色).

血性検体の場合,肉眼的に有核細胞層(バッフィコート)が明瞭であれば,上清を捨てバッフィコートの部分を採取し塗抹する.バッフィコート部分に癌細胞が多く含まれるので,ピペットやスポイトなどで適宜採取する.バッフィコートが少ないまたは不明瞭な場合,バッフィコートを含む上清を採取し再度遠心分離すると,沈渣の赤血球が少なくなり処理しやすくなる(図5).溶血剤を加えて処理する方法もある[1,2].

迅速細胞診という限られた時間の中でいかに有核細胞を集められるかが重要である.

2) 標本作製法

引きガラス法(wedge法),すり合わせ法や合わせ法,遠心塗抹法(集細胞法)などがある(図6).

貯留検体と体腔洗浄液検体では,標本作製法が異なる場合が多い.すなわち,貯留検体では遠心分離後の沈渣が多く有核細胞が多く含まれるため,引きガラス法,すり合わせ法が適している.

一方，体腔洗浄液検体では沈渣が少なく細胞量が少ないため，遠心塗抹法が適している．

引きガラス法では，スライドガラスのフロスト側一端に適量を滴下し，そこから引きガラスを用いて，一定の速度で引き始める．このときスピードは比較的ゆっくりと，沈渣の性状と量によりスライドガラスと引きガラスの角度，スピードを調整する．そして最も重要なのが「引き終わり部分をつくる」ことである（図 6b）．この引き終わり部分に癌細胞，特に大型細胞集塊が集まりやすく，検鏡し始める場所として最適である．

すり合わせ法や合わせ法では，合わせたスライドガラスどうしの圧を強くしすぎないことで細胞の挫滅を軽減できる．

遠心塗抹法は，沈渣量が少ない検体に対して行う．遠心力を用いて，チャンバーにセットされたスライドガラスに細胞を塗抹する．市販機としてはサイト・テック®オートスメア®2500（サクラファインテックジャパン㈱）やサイトスピン（サーモフィッシャーサイエンティフィック㈱）がある．

標本作製工程が，迅速細胞診の判定を左右しかねないといっても過言ではない．いかにきれいで見やすい標本を作製するかが鍵であり，検体の性状に合わせた即時の判断が必要不可欠であり，経験を踏まえた技術が必要となる．厚く塗抹された標本であれば，検鏡にも時間を要し，かつ癌細胞が埋もれるなどして偽陰性となる可能性があるかもしれない．適切に塗抹された検鏡しやすい標本作製を心がける．

また体腔液以外の検体における腫瘍捺印と圧挫の標本作製については，その腫瘍の特性を考慮した作製法が重要となる．捺印標本では，例えばリンパ節での転移の有無の検索であれば，リンパ節辺縁から癌細胞が侵入してくることを知っておき，辺縁が含まれるように捺印しなければならない．また，壊死が多い腫瘍であれば，肉眼的に壊死の部分は避けて作製する必要がある．腫瘍割面において出血が多い場合は，軽くガーゼを腫瘍部分にあてて血液を吸着させた後，素速く捺印あるいは擦過すると血液の混入が抑えられる．

圧挫標本作製では，基本的に組織小片をスライドガラス2枚の間に挟み込み，上下から押さえ込むようにして作製する．臨床的に線維性腫瘍が疑われている硬性の組織片であれば，押さえ込みがしづらいので強く圧をかけてスライドガラスに擦り付けるようにする．また，癌腫・肉腫など細胞成分が多い比較的軟性の組織片であれば，強く圧をかけて圧挫すると細胞が挫滅することが危惧されるため，強く押さえ込まないように注意する．

3）固定法

固定においては，95％エタノールによる湿固定，風乾による乾燥固定がある．

湿固定である Papanicolaou（Pap）染色においては「乾燥は厳禁」である．塗抹後直ちに（3秒以内で）固定処理を施す必要がある．乾燥した細胞では，核・細胞質ともに膨化変性し，染色性も悪く，的確な診断が下せない．

迅速細胞診では，通常標本の固定時間よりも短時間であることから，塗抹された細胞が剥離しやすい状態である．固定後から染色工程の中で，塗抹面から細胞が極端に剥離する場合もある．それを補う目的で，コーティングされたスライドガラスを使用することも考慮する[2]．また，迅速固定液を併用することも一つの方法である．迅速固定液には市販されているラピッド・フィックス（武藤化学㈱）などがあるが，当院ではイソプロピルアルコールとポリエチレングリコール，メタノールを混合して自家作製している．

多量の癌細胞を認める場合，湿固定標本における染色工程での細胞剥離が多くコンタミネーションを起こしやすい．よって，その都度，ヘマトキシリン液の濾過が必須である．このため，これを回避する目的で，湿固定標本を未染色状態で顕微鏡下でのぞくと，癌細胞と思われる集塊や細胞を確認することができコンタミネーション防止に役立つ（図 7）．細胞剥離がほとんどない乾燥固定による迅速染色のみを用いて，細胞判定・報告までを行う方法もある．また，短時間の固定である迅速用標本とは別に，1枚は通常固定（10分以上〜半日程度）を行った後，通常の Pap 染色を行うことで細胞の剥離を軽減した標本を作製し，永久標本の判定も兼ねた最終報告としている施設もある．

第1部 総論

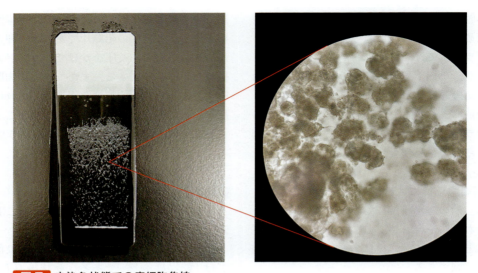

図7 未染色状態での癌細胞集塊
標本塗抹後の未染色状態にて癌細胞集塊であることを推測できる．

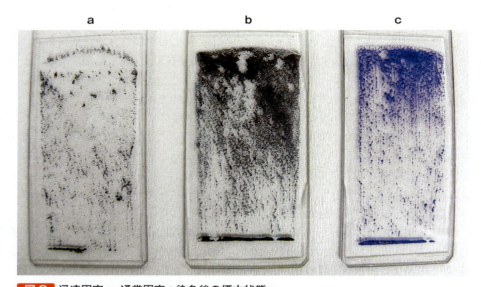

図8 迅速固定 vs 通常固定：染色後の標本状態
a：迅速固定におけるPap染色．細胞の剝離が多い．b：通常固定におけるPap染色．細胞の剝離は少ない．c：Giemsa染色．乾燥固定により細胞の剝離はほとんどない．

図8に迅速固定と通常固定を比較した染色後の標本状態を示す．

▶乾燥標本の活用

乾燥固定では細胞の剝離が最小限に抑えられることから作製する意義は十分ある．遠心後，バッフィコートに多量の癌細胞を含むと推測されるときには，Pap染色の塗抹に加えて，乾燥標本の迅速染色用も同時に作製する．乾燥固定では，Pap染色よりも塗抹を少し薄く，引き終わりをつくらない状態で作製し，十分な乾燥固定が可能な標本を作製する．

4）染色法

細胞診の染色にはPap染色，Giemsa染色およびMay-Giemsa染色，粘液染色ではPAS反応お

86

表2 当院での迅速 Papanicolaou（Pap）染色工程*

	操作		時間	液交換の頻度
1	95%エタノール湿固定直後，迅速固定液滴下		10秒程度	
2	水洗		適宜	
3	ギル・ヘマトキシリンV（2倍希釈）		2分	毎日濾過，適宜交換
4	水洗		適宜	
5	0.2%塩酸アルコール		1分	毎日交換
6	水洗		なじむまで適宜	
7	70%エタノール		なじむまで適宜	毎日交換
8	1.5%アンモニアアルコール		20秒	毎日交換
9	70%エタノール		なじむまで適宜	毎日交換
10	95%エタノール		なじむまで適宜	毎日交換
11	OG-6		20秒	月・木新品
12	95%エタノール	2槽	なじむまで適宜	落第方式，毎日1槽交換
13	EA-50		2分	月・木新品
14	99.5%エタノール	5槽	なじむまで適宜	落第方式，毎日2槽交換
15	キシレン	3槽	なじむまで適宜	落第方式，毎日1槽交換
16	封入			

*すべての工程において，スライドガラス全体をゆっくりと上下浸漬させる．

よび Alcian blue 染色などがあるが，術中迅速という限られた時間の中では，染色過程も通常より短縮することが求められる．実際，様々な迅速染色法が考案されているが，ここでは，湿固定による当院の手染め迅速 Pap 染色と，乾燥固定による Cyto Quick 染色の工程について記載する（**表2，3**）．迅速細胞診件数が多い施設でマンパワーが必要なため，成書に記載されているような一般的な「迅速 Pap 染色」[2]ではないかもしれないが，臨床からの要望に応え，時間を有効に使いつつ件数をこなす意味では妥当な染色法と自負している．**図9**に Pap 染色における迅速用標本と通常用標本の染色態度の比較を示した．

Pap 染色は，言わずと知れた細胞診の基本的染色法で，核をヘマトキシリンで，細胞質を分子量の異なる染色液で染め分ける．その迅速染色法といえども，しっかりと核染色を行うことが重要であり，次いで脱水系列での水分の混入に注意する必要がある．また，染色液以外の液量はスライドガラス全体が十分に浸漬可能な液量が望ましい．

迅速 Pap 染色工程において最も注意すべきこ

表3 Cyto Quick 染色工程（文献13より）

塗抹後，乾燥
Cyto Quick A 液で固定，染色　5秒
Cyto Quick B 液で染色　15秒
水洗
乾燥
封入

とは，脱水系列の際の「水分の混入」である．水分が混入した状態では，その部分の染色性が劣化し褪色する（**図10**）．そうならないためにも，脱水系列は多少長めにし，スライドガラス全面を液面にしっかり浸漬させ，細胞剥離を極力抑えるためにもゆっくり上下させることを心がける．

染色系列の液交換の頻度については**表2**のとおりである．染色液以外は落第方式（古い槽液から順に廃棄して新液の槽を追加）を採用している．ヘマトキシリン液は，水洗過程からの水分の持ち込み，染色枚数に応じた劣化を見込んで，古

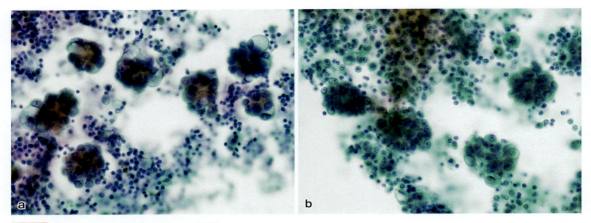

図9 迅速染色 vs 通常染色（Pap染色）
a：迅速染色．集塊中心部分での染色性はやや劣るが，細胞判定は十分可能．b：通常染色．透明感のある集塊が確認できる．

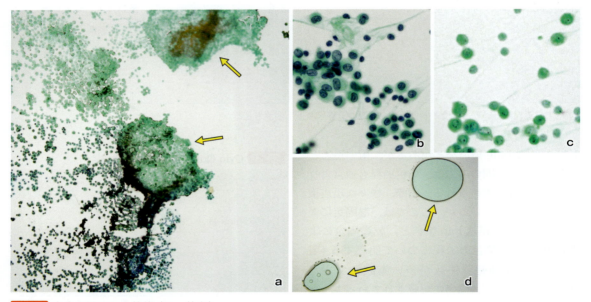

図10 水分の混入した状態（Pap染色）
a：検鏡時には既に褪色が起きた状態である（矢印）．b：褪色していない細胞．c：褪色した細胞．細胞判定が困難になる．
d：水滴（矢印）．

いヘマトキシリン液を半分廃棄し，新しいものを半分注ぎ足している．また，濾過時に濾紙に染み込むヘマトキシリン液の色合いを目視し，常に一定の濃度を保つことも重要である（図11）．

乾燥固定の迅速染色はCyto Quick染色やDiff-Quik™染色などがある．約1分で染色が完了し，Giemsa染色に類似した染色性が得られる．この染色法でも癌細胞の有無の判定やある程度の組織型推定を報告するには十分である．

5）検鏡から細胞診判定

作製した塗抹標本上において異型細胞の有無をスクリーニングする．臨床診断や臨床所見，画像診断，既往歴などの情報を入手し，相応の細胞を認めるか否かを入念に検鏡する．

当院では，基本的に細胞検査士によるダブルスクリーニング体制で検鏡を行っている．これは，検鏡時の見落としを防ぐとともに，同一標本をみて同一の細胞診判定であることを確認することで

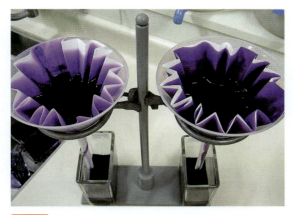

図11 濾過時のヘマトキシリン液濃度の変化
染色工程での水分の持ち込みによってヘマトキシリン液濃度が変化する．濾過時に濾紙のヘマトキシリン液の色合いで確認する．左：1日使用後，右：新調時．

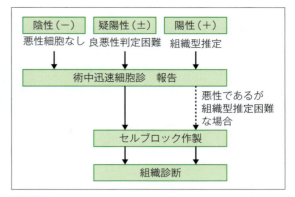

図12 当院での術中迅速細胞診：判定（3段階報告）

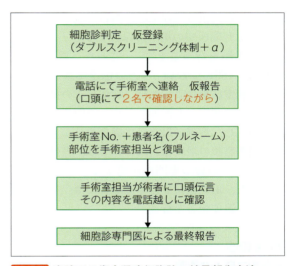

図13 当院での術中迅速細胞診：結果報告方法

偽陰性，誤陽性を防止する目的である．ある意味では内部精度管理といえる方法かもしれない．ただし2人の意見が異なった場合，または異型細胞を認めた場合は，第三者にスクリーニングを依頼し，その意見も考慮したうえで，総合的に判定を行う．第三者とは，経験年数豊富な細胞検査士あるいは細胞診専門医である．以下に判定結果の例を示す．
①異型細胞が認められない場合：「陰性」あるいは「悪性細胞なし」として報告する．
②異型細胞を認めた場合，または細胞形態学的に悪性と判定した場合：判定は「陽性」とし，細胞所見から組織型を推定する．
③異型細胞を認めるが良性か悪性か判定困難な場合：「疑陽性」として報告する．これは良性を疑うが良性と断定できない細胞，悪性を疑うが悪性と断定できない細胞，由来不明な異型細胞，また異型細胞が少数の場合などである．

境界悪性腫瘍由来の細胞においては，偽陽性以上で報告している．術中迅速標本では確定困難な異型細胞については，残検体で追加塗抹標本やセルブロックの作製を行い，特殊染色や免疫染色で可能な限り良悪性および組織型推定について検討することが望ましい（図12）．良悪判定や組織型推定を確実に行うことにより臨床側へフィードバックすることができ，進行度や術中あるいは術後の治療方針にも寄与できるものと考えられる．

6）結果報告

細胞判定後から結果の連絡，そして最終診断までの過程を述べる．
　一般的な病理検査室では，判定結果を病理診断支援システムに入力後，手術室へインターホンまたは電話連絡を一人体制で行っているものと推測される．当院では電話連絡の際の伝達間違い，聞き間違い，伝え忘れを防ぐ医療安全上の目的で，いくつかの手順を設けている．それを下記に示す．
　結果を手術室に連絡するときには必ず二人体制で行う（図13）．
①第1検者が手術室に電話し，以下のように報

告する．
　　第1検者：「手術室No.＋患者名（フルネーム）の細胞診結果報告です」
　　手術室担当：「手術室No.＋患者名（フルネーム）」を復唱，「報告お願いします」
　　第1検者：「提出材料名，判定結果は"−，±，＋"です」（−，±，＋はそれぞれ陰性，疑陽性，陽性を示す）
②第2検者は電話報告に立ち合い，正しく結果が報告されたことを確認する．その際，病理診断支援システムの診断報告画面を印刷した用紙に電話報告者の名前，報告時刻，報告した判定結果（−，±，＋），第2検者の名前を記入する．
③印刷した用紙は迅速細胞診断報告電話記録として1ヵ月間所定の場所に保管する．
　この手順を行うことで，「言った，言わない」「聞いた，聞いてない」などの伝達ミスを防止できる．判定結果によっては，検体はその後の追加検索に使用することがあるため，原則的にすべて冷蔵保管し，翌週の最終日に廃棄する．
　迅速細胞診の最終報告については，当日または翌日までに細胞診専門医が電子カルテに送信する．また，追加検索を行った場合には，その結果をもとに追加報告を行う．

7）その他
▶セルブロック作製
　沈渣の残余検体がある場合，セルブロックを作製する方法がある．セルブロック作製は臓器あるいは症例によって適応が異なるため，臨床側とのコミュニケーションが重要である．一方，我々病理細胞診側からも，疑陽性など細胞診判定困難だった場合，悪性細胞を認め陽性と判定したものの組織型推定に至らなかった場合などには，細胞診の未染色標本やセルブロックを作製し，積極的に特殊染色や免疫組織（細胞）化学による情報を追加し総合的に診断を行う．そうすることで，臨床に対する的確な治療方針決定の一助となる．
　セルブロック作製の方法については成書を参照されたい．

▶感染対策
　すべての検体は感染性廃棄物として取扱い，手袋，マスク，ガウン・エプロン，ゴーグル・フェイスシールドを個人防護具として着用し，自らが曝露しないように注意して作業を行う．また，検体処理の際は可能な限り安全キャビネット内で行うことを推奨する（感染性廃棄物：感染の有無にかかわらず血液，体液，分泌物，排泄物などが付着しているもの，または付着しているおそれのあるものをいう）．

4 腹膜偽粘液腫（PMP）

　術中迅速細胞診において，稀に粘稠度の極めて高い多量の腹水が提出されることがある．この場合，最も考えられる病態が「腹膜偽粘液腫 pseudomyxoma peritonei（PMP）」である．この PMP の病態としては，粘液産生の旺盛な腫瘍細胞の腹膜播種によって，腹腔内にゼリー状粘液が貯留ないしびまん性に散布されている状態が挙げられる．
　PMP の原発巣はほとんどが虫垂に存在し，少数例で卵巣などに原発巣が認められる．原発巣の主たる組織型は，粘液産生の多い胞体を有する低異型度の虫垂粘液性腫瘍であるとされ[3]，ゼリー状粘液内に腫瘍細胞が出現した場合でも細胞異型は軽度なものが多いと考えられる．粘液産生の目立つ異型度の高い腺癌は大腸腫瘍の分類に基づき粘液癌に分類されている[4]．また，PMP は 2020 年の WHO 分類第 5 版で grade 分類されており，粘液のみで細胞成分を認めない場合と区別したうえで，細胞の異型度や浸潤形態によって grade 1〜3 に分けられている[5]．
　腫瘍細胞（異型細胞，腺癌細胞）の有無を細胞診にて検索することを目的として，ゼリー状粘液が術中迅速細胞診として提出されることがある．しかしながら，多いときは数リットルに及ぶこともある多量の粘液性の腹水中の癌細胞を細胞診で見つけ出すことは困難なことも少なくない．
　多量の粘液を伴う背景における腹水の細胞診判定については以下のとおりである．
①粘液性背景であっても，明らかに腺癌細胞を認めた場合には「腺癌」と判定する．
②癌細胞かどうか判定に迷う細胞，あるいは癌細胞を認めない場合で，粘液性背景の場合には

表4 主な臓器別取扱い規約における細胞診判定と進行度

各臓器取扱い規約	材料	細胞診判定 陰性	細胞診判定 疑陽性	細胞診判定 陽性	細胞診判定 未施行	Stage規定因子
肺癌	貯留胸水	E(−)	E(±)	E(+)	E(未検)	陽性の場合, pM1a相当
	胸腔内洗浄液(PLC)(開胸・閉胸)	PLC(−)	PLC(±)	PLC(+)	PLC(未検)	陽性の場合もpM1aとはしない
胃癌	貯留腹水または腹腔洗浄細胞診(CY)	CY0	CY0	CY1	CYX	M1
大腸癌		Cy0	Cy0	Cy1		M1には加えない
膵癌		CY0	CY0	CY1	CYX	M1には加えない
胆道癌				CY1		M1には加えない
虫垂癌*			M1a	M1b		
卵巣腫瘍 卵管癌 腹膜癌						悪性細胞があればT1c3（原発性腹膜癌以外）

細胞診疑陽性においてCY(Cy)が明確な規定のない規約もある.
*粘液および腫瘍細胞の有無によって区別される. M1a：腹腔内の腫瘍細胞を伴わない粘液のみ, M1b：腹膜転移のみ（腫瘍細胞を伴う粘液を含む）.

「腹膜偽粘液腫」と判定する.

5 貯留体腔液および洗浄体腔液細胞診と進行度

術中の貯留胸水および胸腔内洗浄液 pleural lavage cytology (PLC), 貯留腹水および腹腔洗浄細胞診 intraoperative peritoneal lavage cytology (CY) について, 進行度との関係が各臓器の取扱い規約に記載されている. 必ずしも術中迅速細胞診として施行するものではないが, それらをまとめたものを表4に示す. 細胞診の実施方法については取扱い規約を参照されたい.

肺癌取扱い規約[6]では, 貯留胸水と胸腔内洗浄液, さらに開胸時と閉胸時において分けて記載されているが, 胸腔内洗浄液の施行方法（タイミング, 洗浄液の量など）についてのコンセンサスはない. 貯留胸水では, 細胞診陽性 E(+) の場合「pM1aに相当する」, つまり悪性胸水となり, 多くは腫瘍の進展によるものと考えられている. しかしながら, 胸腔内洗浄液で細胞診陽性 PLC(+) の場合は「pM1a」とせず悪性胸水とは見なさない.

胃癌取扱い規約[7]では, 癌の局在が粘膜または粘膜下組織にとどまる cT1 以外の癌手術の場合, 開腹直後に腹水がある場合は腹水を, ない場合は生理食塩水を腹腔内に注入し, Douglas窩より洗浄液を回収して細胞診に提出することが推奨されている. この腹腔洗浄細胞診は, 壁深達度(T)と領域リンパ節転移(N)の程度, その他の転移の有無(M)である進行度分類(TNM分類)において重要な因子であり, その結果によって, 腹膜結節で癌が認められる pM1 と同等の予後因子として認められている.

また, 膵癌取扱い規約[8]や大腸癌取扱い規約[9], 胆道癌取扱い規約[10]においては, 普及が十分ではない状況であることから今後の検討課題とし, 現規約では進行度を規定する因子(M1)には加えないとある.

虫垂癌の場合, 腹腔内に粘液を伴うことが多い. したがって, 大腸癌取扱い規約中の虫垂癌のTNM分類[4]では, 粘液および腫瘍細胞の有無によって遠隔転移を区別している. すなわち「腹腔内の腫瘍細胞を伴わない粘液のみ；M1a」「腹膜転移のみ（腫瘍細胞を伴う粘液を含む）；M1b」である. 細胞診ではM1aは腹膜偽粘液腫(PMP)に相当する.

子宮体癌取扱い規約[11]では, 腹腔細胞診陽性

の予後因子としての重要性については一貫した報告がなく進行度分類から除外されたが，すべての症例でその結果は必要とある．また，卵巣腫瘍・卵管癌・腹膜癌取扱い規約[12]では，卵巣（一側もしくは両側）または卵管に限局する腫瘍において，腹水または腹腔洗浄細胞診にて悪性細胞が認められればT1c3と規定される．

臓器によっては細胞診の疑陽性判定の明確な規定がない取扱い規約もある．その場合の対応について施設ごとに決めておくことが必要である．当院においては，婦人科の子宮体癌と卵巣腫瘍（卵巣癌）で疑陽性と判定した場合には，残検体があれば積極的にセルブロックを作製し，病理組織学的診断にて最終結果として報告している．

（池畑浩一）

文　献

1) 細胞検査士会（編）：細胞診標本作製マニュアル（体腔液），2008
http://www.intercyto.com/lecture/manual/fluid_manual.pdf（2024年9月5日閲覧）
2) 日本臨床細胞学会（編）：細胞診ガイドライン4 呼吸器・胸腺・体腔液・リンパ節 2015年版，金原出版，2015，pp132-137
3) 日本腹膜播種研究会（編）：腹膜播種診療ガイドライン2021年版，金原出版，2021，pp139-147
4) 大腸癌研究会（編）：附1-2 虫垂のTNM分類．大腸癌取扱い規約 第9版，金原出版，2018，pp98-99
5) Misdraji J, Carr NJ, Pai RK：Pseudomyxoma peritonei. WHO Classification of Tumours Editorial Board (ed)：WHO Classification of Tumours, Female Genital Tumours, 5th edition, IARC, 2020, pp211-213
6) 日本肺癌学会（編）：臨床・病理 肺癌取扱い規約 第8版，金原出版，2017，pp 55-57，pp119-121
7) 日本胃癌学会（編）：胃癌取扱い規約 第15版，2017年10月，金原出版，2017，pp17-25
8) 日本膵臓学会（編）：膵癌取扱い規約 第7版増補版，金原出版，2020，p44，p109
9) 大腸癌研究会（編）：大腸癌取扱い規約 第9版，金原出版，2018，p17
10) 日本肝胆膵外科学会（編）：胆道癌取扱い規約 第7版，金原出版，2021，p71
11) 日本産科婦人科学会，日本病理学会（編）：子宮体癌取扱い規約 病理編 第5版，金原出版，2022，p17
12) 日本産科婦人科学会，日本病理学会（編）：卵巣腫瘍・卵管癌・腹膜癌取扱い規約 病理編 第2版，金原出版，2022，pp12-16
13) 武藤化学株式会社：サイトクイックA液．
https://www.mutokagaku.com/products_search/cyto_quick/item_1170（2024年9月5日閲覧）

第1部 総論

VI 術中迅速診断の報告の仕方

はじめに

術中迅速診断は，検体を凍結し標本を短時間で作製するために，通常のホルマリン固定パラフィン包埋による永久標本よりもどうしても標本の量や質は制限され，またヘマトキシリン-エオジン(HE)染色を中心とした診断になる．そうした標本を用いる診断で，その結果により手術の術式が決定するということ，また可及的速やかに対処し報告を求められることから，重要であるが病理医にとっては難しく，非常に精神的負担の高い業務である．ただ裏を返せば，臨床医との共同作業を積極的にしうる，病理業務としての「やりがい」「醍醐味」があるという側面もある．術中迅速診断には長年の経験（多くの危機一髪，少数のエラー）が必要とされ，また病理学の他の分野と比較して本や講義などを使って教えるのが難しいといわれており[1]，病理医は十分な経験や臨床的知識とともに術中迅速診断の目的や適応，限界を理解したうえで，臨床医と十分な意思疎通・情報の共有をしながら迅速に決断し診断報告する姿勢が求められる[2]．またエラーが起きてしまった場合にも，エラーから学び，いかに情報共有し今後に生かしていくかということが重要になる．

術中迅速診断の報告については，迅速かつわかりやすく明確であることが求められる．通常の永久標本における一般的な病理診断と比較すると大きな違いがあるという認識が必要である．本項では，術中迅速診断の報告についての基本的事項および留意すべき点を述べる．

1 術中迅速診断の目的・適応

術中迅速診断の目的・適応は主に **表1** に示すとおりであるが，特に，①診断結果により術式が変わる場合，②目的とする病変，診断可能な病変

表1 術中迅速診断の目的・適応

1. 診断
1) 診断可能な病変が採取されているか
2) 良性・悪性の判定
3) 暫定的な組織型の判定
2. 病変の広がりの確認
1) リンパ節転移の有無
2) 深達度
3. 切除断端の確認（切除断端における腫瘍細胞の有無）
4. 偶発的な病変の確認（播種性病変の有無など）
5. 移植における臓器の評価
6. 神経節細胞の有無・数（Hirschsprung 病および類縁疾患）

が採取されているかどうかをみる場合，③切除断端を確認する場合に重要となる[1,3,4]．ただし術中迅速診断の適応については，臨床医および病理医の意見を反映したり，除外規定を明確に記載したりしたガイドラインは存在しないため，各施設の臨床科や執刀医により依頼される検体・臓器や頻度は異なる[5]．実際の各臓器・疾患の術中迅速診断における目的や適応，報告書に求められる事項，実際の報告事項，診断の限界などの詳細は後述する各節を参照していただきたい．術中迅速診断は肉眼診断から始まり，迅速組織診断，迅速細胞診断，スタンプ（捺印）標本作製など，より適切なものを選択すべきである．また報告の内容については，各施設や臨床科，各執刀医により要求される事項が異なる可能性があるため，事前に情報を共有しておく必要がある．

2 報告の仕方の実際（図1）

1) 手術室，患者の確認

口頭での報告の場合，手術室への直接の電話連

93

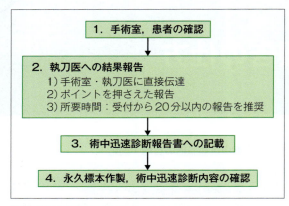

図1 術中迅速診断報告の流れ

絡やインターホン，または執刀医へのPHSでの連絡が多い．機械の調子に不具合がないかどうか，双方の意思疎通が図れているかどうかをまず確認すべきである．はっきりとわかりやすく伝えるように尽力し，聞き取りにくいときにはその旨を伝えることも重要である．また報告相手としてすぐに医師が出る場合と看護師が代理として出る場合がある．手術室変更の場合や同姓同名の患者の可能性も考え，最初に連絡をした時点で別の患者の報告をしないように，手術室番号の確認をし，続いて臨床科（執刀医），患者氏名，年齢・性別の確認をする．必要に応じて患者IDを一緒に伝える．

2）術中迅速診断の結果報告[6]

a．執刀医への伝達方法

伝言ゲーム（伝言の間に結果内容が変わっていく）を避けるため，手術室内の看護師に伝達するのではなく医師に直接に報告するのが望ましい．看護師から執刀医に電話を取り継がれた際には，もう一度，臨床科や氏名，年齢・性別などの患者情報を確認する．また内容を聞く医師の名前も確認すべきである．当院（昭和大学病院）では図2のような例を病理検査室に掲示し伝達方法を共有している．

b．報告内容

①臓器名および採取部位，標本の個数を述べる（臓器から切り出した場合にどの部位からいくつ採取したのか．例：サンプリングなのか，隆

病理検査申込書に記載された，連絡先（医師名およびPHS番号）に電話

手術室看護師「○○先生のPHSです．代わりに出ています」
病理医「病理の××です．オペ室□番，△△科，昭和華子さん，58歳女性で間違いないですね」（1回目確認）
手術室看護師「はい，そうです」
病理医「迅速診断結果を伝えます．ドクターと代わってください」（必ず医師に直接伝達するため）

　　　　　＊　　　＊　　　＊

臨床医「△△科の○○です」
病理医「病理の××です．△△科，昭和華子さん，58歳女性の迅速診断結果をお伝えします」（2回目確認）
臨床医「お願いします」
病理医「（報告）」

■陰性・陽性の伝え方
聞き間違いを防ぐため，必ず複数の表現で伝える．
例）「リンパ節は0/3で陰性です．ネガティブです」
　　「断端に癌細胞がみられます．陽性です．ポジティブです」

図2 当院（昭和大学病院）での術中迅速診断報告時の伝達方法（例）
当院ではこのように手術室・臨床医に伝達を行っている．

起や陥凹部から採取したのか，断端部なのか，など）．
②病理所見は冗長にならないようなるべく単純明快・簡潔に述べる．略語は避けるべきである．
③複雑な説明を要する場合や提出検体の位置関係など，直接説明をした方がよい場合は，執刀医に病理検査室に来てもらい，実際の臓器や病変，切り出し部位を病理医と執刀医双方で肉眼的に確認したり，病理所見を一緒に鏡検し情報を共有することも考慮する．逆に病理医が手術室に入り執刀医とディスカッションを行う施設もある．
④術中迅速診断で必要とされているのは多くの場合，例えば良性か悪性かの判断，腫瘍が採取されているかどうか，リンパ腫かそうでないかの判断のみで，詳細な確定診断は必要ない場合がある．術中迅速診断においては患者にとって何の情報が一番必要か，執刀医がどこまで要求しているのかを情報共有するべきである．
⑤報告する場合，聞き間違いや勘違いを防ぐため，同じ意味の内容を複数での表現を用いて報

告するとともに，執刀医に復唱を義務づける[5,7]．
　［例1］「切除断端に癌細胞がみられ，陽性です．ポジティブです」
　［例2］「リンパ節は0/2で癌細胞の転移はありません．陰性です」
　もしどうしても執刀医が対応できず，看護師に報告する場合は特に伝達に注意すべきであり，より簡潔に結果を伝え，復唱を求めるべきである．

c. 所要時間

　迅速標本受付から診断して報告までにかかる所要時間（turn around time：TAT）については，米国病理協会College of American Pathologists（CAP）では20分以内が望ましいとしており，実際，90%の術中迅速診断はこの時間内で行われているとしている．よって，他のすべての病理業務より優先されることになる．また特定の所要時間というよりも，施設ごとに状況や効率に応じて独自の所要時間を決定する必要がある[3]．

3）術中迅速診断報告書への記載

　迅速診断終了後，報告内容および病理診断を報告書に記載する．このときに口頭でやりとりした執刀医からの質問や要望された事項，議論した内容，病理側からの質問・確認事項があれば必ず記載する．また当院では術中迅速診断報告書に報告内容とともに，診断を報告した時間および執刀医名，報告方法を記載している．
　［例1］　13：45　○○科××先生へPHS報告
　［例2］　11：22　△△科＊＊先生へ直接説明

4）永久標本作製

　最終的な迅速病理診断報告終了後，再度確認のため，迅速凍結検体を室温に戻しホルマリン固定パラフィン包埋による永久標本作製を行う．この場合の作製は，通常の病理組織標本の作製手順にのっとる．術中迅速診断報告書に追加報告の形にするか，別に組織診断として報告を行うかは各施設の流儀によるが，すべての術中迅速診断は永久標本で確認すべきである．稀に迅速病理診断内容と最終報告で診断内容が異なる場合が生じる．この場合，最終報告書にその旨を記載し提出するとともに，直接担当医に説明することが望ましい．

3　報告時に留意すべき点

　できるだけ迅速で的確な術中迅速診断を行うため，病理医は術中迅速診断の適応や限界を理解し，その報告内容について術前・術中にかかわらず活発に執刀医と情報共有をした方がよい．

1）依頼時の情報が不十分な場合

　依頼医によっては申込書に十分な患者情報を記載していない場合がある．術中迅速診断に必要な臨床事項としては，年齢や性別，既往歴，治療歴，術前診断や画像所見，提出予定臓器，採取部位とともに，術中迅速診断の目的や明確にしたい内容，どの部位を確認したいのか，など病理医が診断するために必要な事項が記載されているかどうかが重要になる．執刀医により特定の場所の検索が希望される場合があり（特定の病変や切除断端の裏表など），事前にマーキングなどの目じるしがないと結果によって再作製を求められる場合がある．情報が不十分な場合は術前・術中に関係なく積極的に執刀医に確認した方がよい．

2）検体の取り違え，報告先の間違い

　ある程度規模の大きい施設では稼働する手術室も多く，複数の臨床科，もしくは同一診療科で並行して行われている手術症例の術中迅速診断が同時に提出される場合もある．また1症例でも時間差で追加の標本が提出されることがある（例：膵頭部切除術時の膵管断端と胆管断端など）．複数の術中迅速検体が同時に提出された場合には，検体の取り違えのリスクが生じる．これを防ぐため，日本病理学会の病理検体取扱いマニュアルでは，複数の術中迅速検体が同時に提出された場合には1症例が完了してから次の症例に移行すべきであり，同時進行で対処するのは避けるべき，としている．症例の「渋滞」により，依頼書と検体の取り違えが起こり，報告先を別の手術室と間違える，もしくは違う検体の報告をしてしまうことがありうるため，取り違えを避けるために検査室内で十分に手順を決めておく必要がある．当院では上記の同時進行を避けるのはもちろんのこと，標本作製の段階から迅速診断報告終了まで依頼書と標本マッペを統一した色のバインダー／ク

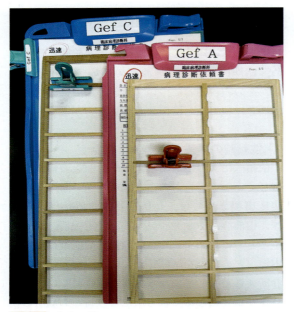

図3 バインダー
病理依頼書ごとに色の異なるバインダーやクリップを用いることにより，患者や検体の取り違えを防ぐ試みを行っている．

リップで管理し，取り違えを注意喚起する取り組みをしている（図3）．

3）報告が遅くなる場合

施設により複数のクリオスタットを利用できるところもあろうが，すべての施設が複数を所有できるとは限らない．同時に複数の症例が提出された場合や，1症例でも切除断端やセンチネルリンパ節などで個数が多い場合は標本作製に時間がかかる．このような場合で報告が遅くなることが予想されるときは，事前に検体を提出した執刀医にその旨を伝え，さらにはおおよその予想報告時刻がわかれば併せて伝えるのが望ましい．

4）診断に迷う場合・難しい場合

術中迅速診断の標本は永久標本に比べ，凍結標本で診断する分，どうしても標本のクオリティや精度は落ちるため，診断に苦慮する場合が少なくない．例えば，標本作製時のアーチファクトや上皮の離脱・変性，組織の壊死，標本の歪みやねじれ，必要とする部分が描出されているか否か，脂肪組織が多い場合など，枚挙にいとまがない．場合により，検査室側では深切り標本を作製，執刀医側には追加標本採取の依頼をする．それでも迷う場合は鑑別診断を挙げて，執刀医に判断を委ね，永久標本でさらに検討する旨を伝えている．たいていの場合は，迷っている旨を伝えても執刀医は臨床的判断を行ってくれることがほとんどであるが，十分な情報共有は必要である．

なお，こちらが迷う理由を一生懸命説明したつもりでも，表現があいまいな場合（「疑いがあるが断定できない」「可能性があるけれど○○を除外できない」など）は，とらえ方の違いが生じやすい．例えば電話担当の医師が執刀医に一言で「病理は悪性です」などと伝えてしまっている場合も見受けられる．診断が確定できない場合は，理由をより明確に伝えるべきである．

5）診断がわからない場合

他に相談できない一人病理医や経験が浅い病理医，また専門分野ではない場合，希少な腫瘍が疑われる場合など，限られた時間の中で，経験したことがない症例やどうしても診断が導き出せない症例もあろう．この場合は正直に「わからない」とする．ただ，何がどうしてわからないのかを執刀医と共有したほうがよい．例えば採取された病変が小さいためなのか，腫瘍ではあるが組織型がわからないのか，良悪性がわからないのか，など，「どこまでわかるのか」「どこからわからないのか」を伝えたほうがよい．えいやっと無理して（根拠もなく勢いで）診断して患者に不利益が生じないように，病理医は保守的であるべきで[1]決して過剰診断にならないようにすることが必要である．

6）標本作製ができない場合

術中迅速診断ができない場合は，なぜできないのかを執刀医にできるだけ早く，明確に伝達する．また以下の場合は，特別な対応が必要である．
① 明らかに結核が疑われる場合：標本作製により感染する危険性を執刀医に伝え，迅速診断は避けるべきである．事前にカンファレンスなどで執刀医と結核の可能性についてよく話し合っておくことが必要である[8]．できれば肺の腫瘤性病変を扱う場合，担当するスタッフはガウン，

ゴーグル，N95マスクおよびフェイスシールド，帽子，手袋を着用し，安全キャビネット内で処理することが望ましい[8]．第1部「Ⅶ．術中迅速診断における感染対策」を参照．
②硬標本・骨標本の場合：一般的にクリオスタットで標本作製は難しい（これを執刀医が理解していない場合がある）．執刀医との情報共有が必要である．第1部「Ⅱ．術中迅速検体の取扱いと美麗な凍結標本の作製 5. 頭頸部」を参照．

7) 依頼が不適切・不必要な場合

事前に依頼された術中迅速診断では病理医側から断りにくい事情はあるものの，明らかに執刀医の単なる興味や好奇心のみによる場合や，術中迅速診断を行っても行わなくても術式の変更がない場合，患者や患者家族に早く知らせたいという理由だけで依頼される場合は，術中迅速診断そのものが不適切・不必要である．貴重な検体の無駄な消費となり，無駄な医療費の使用，適切な病理診断の妨げとなったり本来するべき病理業務の遅延につながったりしうる．どうしても患者や患者家族に早く結果を知らせたいという場合は，あくまでも術中迅速診断は永久標本での診断よりも精度が低く，診断の変更が生じうる旨を執刀医に理解してもらうべきである[3,4]．場合により，事前に術中迅速診断における依頼の臨床的意図を執刀医に尋ねておくのも一法であろう[5]．

迅速診断時の標本作製は，通常の永久標本作製時よりも組織の損失が多い．微小な病変など，迅速診断による標本作製で組織が損失し病変そのものが不明になり最終診断ができなくなる可能性がある場合は，迅速診断を避け，速やかに永久標本での診断に変更することを推奨し，臨床医と協議する[1]．

4 術中迅速診断の精度（限界）

前述のように，ホルマリン固定パラフィン包埋を経て数日をかけて作製される永久標本に比べ，術中迅速診断は検体を凍結しクリオスタットで薄切して標本を作製，診断し報告するということを20分前後で行わなくてはならない以上，どうしても診断精度は下がると考えておいた方がよく，

事前に臨床医の理解が必要である．

精度管理についての詳細は，第1部「Ⅷ．術中迅速診断の精度管理」をご参照いただきたいが，迅速凍結切片と永久標本による最終診断の不一致率は3.25〜4.6％と報告されており，また診断保留も1〜3％との報告がある[9-12]．診断不一致はどうしても一定の割合で起こりうることも認識しておくべきである．不一致や診断保留が多い臓器としては軟部腫瘍，神経系，甲状腺を含む頭頸部などが挙げられている[10-12]．診断不一致の理由としては診断の間違い（病変の見逃し，良性と悪性の違い，組織型違いを含む），サンプリングのエラー（作製部位の選択ミスなど），迅速標本作製時のエラー（薄切不良や染色不良など標本の品質が適切でない），臨床医との連絡不足などがある[10,11]．また偽陰性false-negativeが偽陽性false-positiveより多いとする報告もある[12]．

通常より術中迅速診断標本とその永久標本を見比べることは必要であるが，さらに診断不一致や保留した標本を，他の病理医間や標本作製を行う臨床検査技師，臨床医とも共有し，なぜその判断をしたのかを解析することも大事である．こうした解析から学ぶことが経験値を上げるために必要なことである．

5 画像転送を利用した術中迅速診断の報告

施設によっては画像を手術室に転送し，実際の病理画像を執刀医と共有する方法をとっている．ハード面としては病理検査室と手術室を結ぶ双方向性の通信システムと画像供覧用のモニター装置が必要となる[7]．リンパ節転移の有無など，比較的単純なものは口頭での報告だけで終了し，執刀医と情報を共有したいものだけ画面共有を行うというのも一法である[13]．画像転送による術中迅速診断では，リアルタイムで執刀医に対し病理像を直接モニターで提示することにより，特に診断に難渋する症例では「百聞は一見にしかず」の言葉どおり，その問題点について情報共有・情報交換し検討することができ，術中迅速診断の精度向上につながる．またともに検討することにより，臨床医側のみならず病理医側の不安感軽減にもな

る．ただし，執刀医が病理画像に興味がない・病理学的知識が乏しい，また業務に忙殺され時間がない，などの理由で「結果のみ教えてくれればそれでよい」というスタンスの場合は，画像を転送する効果は半減してしまう．臨床医側と病理医側の対話の重要性を認識することが大切であり，また学生や研修医の病理学的教育のためにも手術材料の肉眼像と病理組織像の対比を直接行うことができる場は非常に効果的であると思う[13]．

おわりに

実際の術中迅速診断業務を医学生に見学・体験させると，「病理医の仕事がこんなに忙しくて大変だと思いませんでした」との答えが返ってくる．年々増えていく通常の病理診断業務とともに術中迅速診断も年々増加しており，当院でも術中迅速診断数は10年前に比べ約1.5倍になっている．通常の病理診断業務を行いつつ術中迅速診断は確かにストレスフルな業務であり，怖い，不安，と思う病理医も少なくないとは思うが，迅速診断の結果を伝えた電話の向こうの執刀医の反応を感じるのも醍醐味の一つである．診断がつかないときでも執刀医と会話をしていると，共通の方向性に到達したり，なにげない臨床医の「助かりました，ありがとう」という言葉に安堵したり，またこちらの「リンパ節の転移あります」の言葉に執刀医はなんとなく沈んだり……臨床医とのそんなリアルタイムの双方向性のやりとりが病理医のモチベーションにつながっているのではないだろうか．ともあれ，術中迅速診断の確実な遂行には臨床医と病理医双方向の積極的な情報共有やコミュニケーションが必要であり，常日頃から意思の疎通がなされていることが重要である．

（矢持淑子）

文献

1) Lester SC, Harrison BT (ed)：Diagnostic Pathology；Intraoperative Consultation, 3rd edition, Elsevier, 2023, pp4-8
2) 眞鍋俊明（監），三上芳喜（編）：外科病理診断学 原理とプラクティス，金芳堂，2018，pp215-220
3) Cipriani NA, et al (eds)：Biopsy Interpretation；The Frozen Section, 3rd edition, Wolters Kluwer, 2023, pp8-15
4) Rosai J：Rosai and Ackermans's Surgical Pathology, 10th edition, Elsevier, 2011, pp11-13
5) 南口早智子：術中迅速診断の適応と限界．病理と臨床 39：19-24，2021
6) 熊木伸枝，梅村しのぶ：術中迅速診断の方法．病理と臨床 26（臨時増刊号〔特集：外科病理マニュアル〕）：68-73，2008
7) 三上芳喜：術中迅速診断の基本的考え方・品質管理・婦人科病理医の視点．病理と臨床 39：59-61，2021
8) 杉山朋子，田尻拓磨：肺術中迅速診断における病理従事者のバイオセーフティー—肉芽腫病変の成因，鑑別に注目して—．診断病理 38：350-364，2021
9) Sams SB, Wissell JA：Discordance between intraoperative consultation by frozen section and final diagnosis：a classification model to guide quality improvement. Int J Surg Pathol 25：41-50, 2017
10) Mahe E, Ara S, Bishara M, et al：Intraoperative pathology consultation：error, cause and impact. Can J Surg 56：E13-E18, 2013
11) White VA, Trotter MJ：Intraoperative consultation/final diagnosis correlation：relation to tissue type and pathologic process. Arch Pathol Lab Med 132：29-36, 2008
12) Winther C, Graem N：Accuracy of frozen section diagnosis：a retrospective analysis of 4785 cases. APMIS 119：259-262, 2011
13) 岡田 聡：テレビを利用した術中迅速診断の報告．病理と臨床 9：436-437，1991

COLUMN
迅速診断当番のある一日

　がん研究会有明病院病理部の迅速診断当番病理医の一日を紹介する．
　まず，背景情報として知っておいてほしいことは以下である．

① 一日の担当臨床検査技師は1人，当番病理医は2人．2人でどのように分担するかは組み合わせにより異なる（多くは午前/午後とか週替わり，など）が，2人の間に明らかな階級差や実力差がある場合は，下の医師が丸一日対応し，残る1人は報告前後にチェックを行うのみということもある．筆者は部長とペアを組んでいる．どのように分担しているかは読者の想像にお任せしたい．
② 迅速診断は切り出し室，標本整理室に隣接し，結核対応などが必要ない場合は，基本的に1台のクリオスタットで行っている．
③ 基本的に迅速診断の事前受付は行っていない．事前に相談のあるケースもあるが，当日どのような検体がどのくらいの数出てくるかは始まってみないとわからない．事前に相談のある症例では迅速診断の必要性などを議論することもあるが，基本的に当日業務時間開始からその日の迅速診断終了を確認するまで（下記の一日の流れを参照）に提出された検体はすべて迅速診断を行う．
④ 一日の迅速診断は10〜20症例程度であることが多い．1症例につき，1個のブロックで終わることもあるが，同一症例で10個以上の検体が提出される場合もある．迅速診断を行う科に制限はなく，乳腺外科，消化器外科，肝胆膵外科，婦人科，呼吸器外科など多岐にわたる．内容は腫瘍の確認やリンパ節，断端など一般的なものだが，例は下記を参照してほしい．
⑤ 嵐のように検体が届くことから，すべての検体はそのまま標本化すればよいように臨床側で処理をしてから提出される．すなわち，病理医が必要部位を切り出すことは基本的にはしていない．

　迅速診断当番は週に1回．当番日は朝から迅速担当技師からの電話連絡を待ちながら業務を始める．

9：50　1件目の検体到着．凍結標本が作製されると担当技師からPHSに電話連絡がある．1件目は大腸癌の腹膜結節の検体．腺癌の播種があり，陽性と報告する．

10：30　乳癌手術におけるセンチネルリンパ節が到着．3個のリンパ節がそれぞれ半割されて提出される．すべてのリンパ節が陰性であることを確認して報告．

11：00　甲状腺切除術の手術室から検体が5個送られてきた．組織型確認目的の検体1個と副甲状腺の確認目的の検体4個．腫瘍は乳頭癌と伝え，残り4個はそれぞれ副甲状腺組織の有無を報告．

11：15　卵巣腫瘍の検体が到着．別々の部分から採取された検体が3個．3個すべてを腺癌と診断．組織型を問われ，おそらく高異型度漿液性癌であると伝える．

11：30　2例目の乳癌手術のセンチネルリンパ節，頭頸部腫瘍切除術の切除断端，そしてさらに別の乳癌手術におけるセンチネルリンパ節が到着．午前中の手術が佳境に差しかかる頃，複数個の検体が立て続けに到着して，迅速検体の渋滞が起こる．検体の取り違えがないように順序正しく，正確に，迅速に診断を行う．

13：05　肺の検体が提出される．画像上は炎症と鑑別を要する症例で，慎重に判断する．高分化型の原発性肺癌の像であることを確認し，報告．

13：40 眼瞼の脂腺癌症例の検体が到着．4ヵ所の切除断端が提出される．いずれも陰性と報告．

13：55 卵巣腫瘍が到着．1ヵ所のみが提出された．非常に細胞密度の高い腫瘍で，癌を考えたが，成人型顆粒膜細胞腫も鑑別となり判断ができない．その旨伝えると，もう少し検体を提出するとの返答．肉眼像の確認のため，腫瘍そのものを持ってきてもらうこととする．

14：00 婦人科医が検体を持ってくる．肉眼的には黄色の充実性腫瘍であった．追加で標本化したところ，癌よりも成人型顆粒膜細胞腫がより疑わしい所見であった．肉眼所見も加味してそのように返答した．癌であればリンパ節郭清を行う予定であったと聞かされ冷汗が出る．

14：30 軟部腫瘍が到着．腫瘍としてよいのか，反応性病変か，診断困難例や迅速でどこまで答えるか迷う症例は，臓器担当者へ相談する．病理診断を臓器担当制で行っている当院では，各臓器担当の責任者がいるため，迅速診断でも随時相談することができて心強い．腫瘍性病変を考えると報告．組織型までは確定できないが，積極的に悪性を考える所見はないと説明する．

15：00 午後の乳癌手術のセンチネルリンパ節が到着．術前診断が小葉癌の症例．癌細胞か組織球か迷う細胞があり，担当技師に頼んでもう1枚標本を作製してもらう．すると転移巣が明らかになり，陽性と報告．

15：15 膀胱癌の両側尿管断端が提出される．両側ともに陰性と報告．

15：30 再び別の乳癌手術のセンチネルリンパ節が到着．この症例でも気になる細胞が認められた．陰性を疑いながらも，標本をもう1枚作ってもらう．すると今度は気になっていた細胞が消えてしまった．頼りになる部長に相談する．やはり陰性だろうと結論し，陰性と報告する．

16：15 子宮頸癌症例の左右の鼠径部リンパ節が提出される．それぞれ陰性と報告．

17：00 担当技師から手術室の看護師リーダーへ連絡．手術が終わっていない症例で迅速診断が必要な症例の有無を確認する．この日の残りの症例は3例．

17：05 この日最後の乳癌手術におけるセンチネルリンパ節が到着．陰性と報告．

18：00 胃癌の口側，肛門側断端が到着．口側断端に低分化な腺癌細胞が少数認められた．口側断端は陽性，肛門側断端は陰性と報告．

18：30 膵頭十二指腸切除術の膵断端と胆管断端が同時に到着．どちらも陰性．

18：45 先ほどの胃癌の追加切除分の口側断端が到着．断端陰性と報告し，この症例の迅速診断は終了であることを確認．

これでこの日の迅速診断はすべて終了した．
担当技師に本日の迅速診断が終了したことを伝える．担当技師がその日の迅速診断の受付をすべて終了し，依頼書と標本をまとめてくれるのを待つ．

19：50 この日の迅速診断の報告をすべて入力して送信．戻し永久標本を作製するために担当技師のもとに標本と依頼書をまとめて提出．

この日の迅速診断はこうして終了．しかし，迅速診断当番としての義務は後日戻し永久標本を確認して最終病理診断書を作成するまで終わらない．

（伊藤　藍，外岡暁子）

第1部 総論

VII 術中迅速診断における感染対策
―肺病変を主体として―

はじめに

　病理検査室は多種多様の未固定の病理検体を取扱うため，感染曝露の危険が高い環境にある．臨床検体の感染対策ではバイオセーフティレベル（BSL）に準拠し，病原体に準じて対応する必要がある（例 結核菌：BSL 3，非結核性抗酸菌：BSL 2，ヒストプラズマ：BSL 3）[1,2]．また，臨床検体を扱う検査室は，病原体等取扱実験室の安全設備および運営基準において生物学的安全キャビネットの設置が必須である．生物学的安全キャビネット内は陰圧に保たれており，内部の空気が外部に漏れ出ない仕様となっている．一方，細胞培養などに用いるクリーンベンチは，コンタミネーション防止のための内部の空気が作業者に流れる陽圧となっているため，感染防止目的の使用には適さない[3]．こうした感染対策の設備は施設間で統一されておらず，対応の遅れている施設も少なくない．

　昨今，感染曝露が問題となるのは術中迅速診断（特に肺腫瘤性病変）であり，凍結標本上で壊死，肉芽腫性病変に遭遇することも稀ならずある．術前に結核感染の危険性が完全には否定できない場合，悪性の可能性を完全に否定してほしい臨床医側と，結核感染の可能性が否定できないならば迅速診断を中止してほしい病理医側との間で，お互い相譲ることのできないやりとりが生じる場合がある．

　結核菌に起因する肉芽腫性病変ならば，クリオスタットを使用する迅速凍結標本作製時に菌体が空中を浮遊・拡散するため，迅速標本作製者は結核菌の曝露の危険性が高い[4]．

　以前我々は肺病変の薄切標本作製前に，術中迅速捺印細胞診を併用するアルゴリズムを提唱，報告したが（図1）[5]，迅速凍結組織診，捺印細胞診の悪性の陽性的中率はともに100％と高い一方

で，陰性的中率は組織診96％に対し細胞診50％であった．また，組織診の正診率99％に対して細胞診の正診率は92％であり，やや劣るという問題点も明るみに出た[6]．また，このアルゴリズムに従って迅速組織標本作製前に迅速細胞診標本を作製し，組織標本作製を回避できた症例は年に1～2例あった．

　しかしながら，術中捺印細胞診は迅速性，簡便性のほか，組織診に比べ安全性に優れているため，感染症の可能性が否定できない症例のオプショナルツールとしての役割も期待される．

　本項では，術中迅速診断における感染対策として，はじめに術中迅速診断におけるバイオセーフティの実際について述べ，次に術中迅速診断で遭遇する可能性のある肉芽腫病変の鑑別をいくつか提示する．そして最後に，今後の術中迅速診断のバイオセーフティの展望について述べる．

1 術中迅速診断におけるバイオセーフティの実際

　はじめに検体取扱い者は，すべてのヒトの検体は感染源となる危険性があるというユニバーサル・プレコーションを念頭に置いた心構えが必要である．

　また迅速診断室の設備および体制としては以下のようなものが望ましい．

1）迅速診断室に必要な設備

①迅速診断は汚染管理区域としてゾーニングされた部屋で行うことが望ましい．例えば当院（東海大学医学部付属八王子病院）の迅速診断室は陰圧状態が保たれ，換気率の高い構造に設計されており，抗菌作用を有する光触媒を用いた環境浄化装置を設置している[3]．

②検体のやりとりが円滑に行われるために術中迅

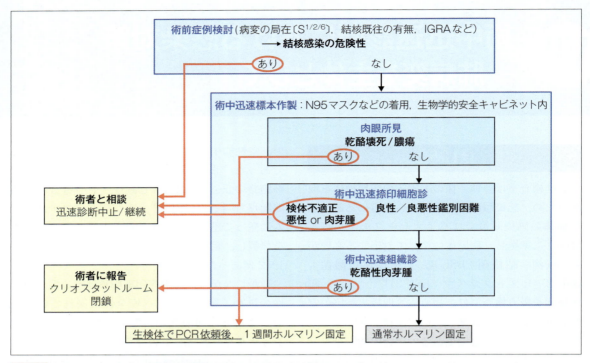

図1 バイオセーフティ（結核感染）に配慮した肺迅速診断のアルゴリズム（文献5より作成）
肺病変の迅速診断前には臨床医と十分な情報共有をし，結核感染の疑いがあれば術中迅速組織診を行う前に捺印細胞診を用い，肉芽腫病変に対応する．
IGRA：interferon-gamma release assay，PCR：polymerase chain reaction.

速組織標本作製室と手術室が隣接しているのが理想的だが，不可能な場合，検体は生理食塩水に浸したガーゼなどで包み，乾燥を防いだ状態でポリ袋に密閉したうえクーラーボックスなどに入れ，輸送を行う必要がある[7]．
③検体の処理は生物学的安全キャビネット内で行う．キャビネット内にはピンセットやディスポーザブルスカルペルなどの刃物，感染性廃棄物入れ，コンパウンド液，70％アルコールやステリハイドアルコールなどの消毒剤，プラスチック包埋皿を配備しておく[3]（図2a）．
④迅速診断専用の染色系列器具，水洗用流し，顕微鏡を準備する[8]．
⑤薄切検体は紫外線照射などによる消毒機能を搭載したクリオスタットによる標本作製が望まれる（図2b）．薄切操作で生じる粉塵に対応するため，クリオスタットの上部や側面に空気吸引機をあらかじめ置く（図2b 黄矢印）．

2）バイオセーフティに配慮した迅速診断

バイオセーフティに配慮した肺を主体とした迅速診断は，以下のアルゴリズムに準じて行うことを推奨する[9]．
①術前カンファレンスなどで，あらかじめ迅速診断に出される予定の症例について感染症疾患（特に結核）の可能性があるか確認が必要である．特に肺病変では病変の局在，結核症の既往，interferon-gamma release assay（IGRA）の値などについて術前カンファレンスなどで事前に情報収集を行い，結核菌感染の可能性がある症例では二期的手術が困難な状況もあるため，術者と事前に入念な打ち合わせを行い，迅速診断時肉眼的に膿瘍や乾酪壊死がみられた場合，または捺印細胞診で肉芽腫を混じた壊死がみられる場合には，迅速診断を継続するか否か，術者との話し合いにより決定する．
②術中迅速診断用の検体が提出された際にも迅速標本作製室の部屋は閉め切り，スタッフはN95マスク，防護服，フェイスシールド，

Ⅶ．術中迅速診断における感染対策―肺病変を主体として―

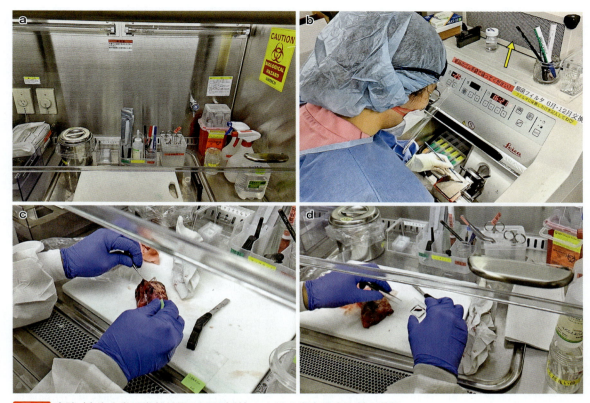

図2 当院（東海大学医学部付属八王子病院）における術中迅速診断の過程
a：迅速診断時に使用する生物学的安全キャビネット内の写真．内部には切り出し，包埋を行えるよう，メスやピンセット，迅速標本の容器，クリオモルト，廃棄容器などがあらかじめ装備されている．b：紫外線照射による消毒機能を搭載したクリオスタットによる薄切標本作製．薄切操作で生じる粉塵に対応するため，クリオスタットの上部に空気吸引機を置いている（黄矢印）．c：迅速細胞診標本作製の際は病変部をスライドガラスの角でscratch（擦過）したのち，捺印することで診断精度上昇が期待できる．d：生物学的安全キャビネット内で，検体のサンプリング，包埋を行う．

キャップ，手袋を装着する．

　検体は生物学的安全キャビネット内に搬入し，検体のサンプリング，包埋はこの中で行う（図2c, d）．

　割面にて乾酪壊死を疑うような凝固壊死，膿瘍がある場合は術者と相談し，迅速診断の中止あるいは継続を検討する．

　臨床情報や肉眼所見から肉芽腫性病変の可能性があるなら，あらかじめ組織標本作製前に捺印細胞診を作製し，鏡検するのも一法である．ただし，陳旧性の肉芽腫は硬く細胞成分が乏しいために「検体不十分/判定不能」となる可能性もあり，注意が必要である．判定不能を未然に防ぐポイントとしては，肉芽腫の局在やviableな癌細胞は病変辺縁部に局在する傾向のあることを念頭に置いて，病変の辺縁部を中心にまんべんなく細胞採取することが肝要である．細胞採取量を増やすために，病変部をスライドガラスの角でscratch（擦過）したのち，捺印することで診断精度上昇が期待できる[6]（図2c）．

③クリオスタットで作製した薄切標本にて迅速診断を行った結果，肉芽腫性病変であった場合は速やかに術者に連絡し，同時にPCRや培養検査を依頼する．またクリオスタットルームの閉鎖や換気，クリオスタットの消毒，検体に触れた器具の消毒をする．

④肉芽腫性病変であった場合は，十分なホルマリン固定をしたのちに切り出しを行う（概ね1週間固定し，感染力を完全に失った状態とする）．

103

表1 肺の肉芽腫性病変の分類

感染性		非感染性
抗酸菌	・結核 ・非結核性抗酸菌症	・サルコイドーシス ・過敏性肺炎 ・サルコイド様反応 ・血管炎（ANCA関連血管炎など） ・リウマチ結節 ・無機物粒子による肉芽腫（珪肺やベリリウム肺） ・異物肉芽腫（タルク，縫合糸や誤嚥性肺炎による）
真菌	・クリプトコッカス症 ・アスペルギルス症 ・ヒストプラズマ症 　　　　　　　など	
寄生虫	・イヌ糸状虫症　など	

2 術中迅速診断で遭遇することの多い肉芽腫性病変の要因・鑑別

肉芽腫を形成する病変は感染性のみならず，非感染性でもみられる．肺で遭遇することの多い肉芽腫性病変を表1に供覧する．感染性では結核，非結核性抗酸菌症のほか，クリプトコッカスやヒストプラズマなどによる真菌症，イヌ糸状虫などによる寄生虫感染症などが挙げられる．非感染性ではサルコイドーシスやANCA関連血管炎（多発血管炎性肉芽腫症）や，珪肺やベリリウム肺などの無機物粒子による肉芽腫，タルクや縫合糸，誤嚥による異物に伴う肉芽腫，癌に伴うサルコイド様反応など多彩である[10]．

肉芽腫性病変をみた場合，これらの疾患を鑑別においた検鏡が望まれる．ピットフォールとしては肉芽腫に隣接，混在する癌の潜在が挙げられる（図3）．

1）結核（図4）[5]

結核菌 *Mycobacterium tuberculosis* は結核菌群に属する抗酸菌で，芽胞，鞭毛，莢膜をもたず酸素がないと増殖できない好気性菌であり，ヒトや一部の動物の体内にのみ生息する細胞内寄生菌でもある．結核菌の細胞壁は厚い脂質層を含むため，その菌体は乾燥や寒さなど環境変化への耐性，酸やアルカリに対する抵抗性も有する．Gram染色では染まりにくく，抗酸性染色（Ziehl-Neelsen染色や蛍光染色など）が施行される．本邦における罹患率は2021年に10万人あたり9.2，2022年に8.2となり，ようやく欧米同様低まん延国の仲間入りを果たした[11]．しかしながら，昨今では結核流行地域からの海外労働者の移動に伴う結核感染の増加が深刻な問題となっている．

結核は高いヒト-ヒト感染性や疾患の重篤性から，二類感染症（感染症の予防及び感染症の患者に対する医療に関する法律：感染症法）に指定されている．

感染様式は飛沫核（空気）感染で，排菌者が咳やくしゃみをした際，結核菌を含んだ飛沫が空気中に放出され，その水分が一部蒸発し，菌が裸核状となり空中に浮遊する．吸入された結核菌のうち70％の菌は気道線毛などの非特異的防御機構で排除されるが，残り30％は末梢の肺胞に達し異物として肺胞マクロファージに貪食される[12]．細胞内寄生菌である結核菌は，マクロファージ内で消化されず増殖を開始し，逆に貪食細胞（マクロファージ）を死滅せしめることで感染が成立する．肺の初期病巣形成過程では，この死滅した貪食細胞をまた別のマクロファージが貪食する過程を繰り返す間に，一部は肺門リンパ節に到達し新たな病変を形成する．その初感染巣と肺門リンパ節巣の両者を初期変化群と呼ぶ[13]．初期変化群で封じ込められなかった数％は一次結核としてそのまま発病するが，残り95％は2年以内に被包化，石灰化され，休眠結核菌の潜伏感染状態，いわゆる潜在性結核感染の状態が宿主体内で長期間持続する（世界で約20億人，日本で約2,000万人）[12]．免疫の正常な感染者の大半は発病することなく一生を過ごす．しかし，潜伏感染者の2～3％がヒト免疫不全ウイルス（HIV）感染（後天性免疫不全症候群を含む）のほか，加齢や肝腎疾患，自己免疫関連疾患，担がん患者など宿主免疫低下の状況で内因性再燃が生じ二次結核を発病する．再燃病巣は酸素分圧の高い肺胸膜直下の上葉

Ⅶ．術中迅速診断における感染対策―肺病変を主体として―

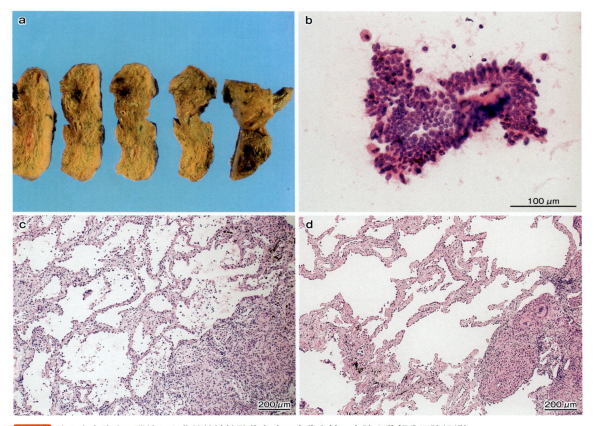

図3 肺上皮内腺癌に隣接した非結核性抗酸菌症（80歳代女性，左肺上葉部分切除組織）
a：肉眼像（ホルマリン固定後）．肺内に16 mm大の灰白色調の腫瘤が認められる．b：迅速細胞診では，少数の軽度異型上皮の小集塊が認められるのみで"atypical cell"と診断した．c：凍結標本では，中心部に小型の肉芽腫（右下）とそれに隣接して肺胞置換型のN/C比の上昇した異型細胞の増殖（左上）がみられ，上皮内腺癌に相当する所見がみられた．d：ホルマリン固定後の組織標本では，凍結標本同様に上皮内腺癌に隣接して肉芽腫の像が認められた．Ziehl-Neelsen染色では抗酸菌は明らかでなかったが，PCRや培養でMycobacterium (M.) aviumが検出された．

や下葉上方に好発する．

　病理学所見は菌体を囲い込むための生体反応が生じる過程を反映し，病期により滲出性反応，繁殖性反応，増殖性反応，硬化性反応に分けられる[13,14]．滲出性反応は結核菌感染に対する非特異的炎症反応により炎症性滲出反応，白血球やマクロファージなどの炎症細胞浸潤，乾酪壊死（脂質の豊富な壊死）より構成される．乾酪壊死が軟化融解し，気管支と交通し内容物が排出されると空洞が形成される．繁殖性反応では滲出性反応に続いて，類上皮細胞やLanghans巨細胞が集簇し，類上皮細胞性肉芽腫が形成される．続いて増殖性反応では線維化により病巣を被包化し，次第に瘢痕化，石灰化を伴った硬化性反応へと続く．しかし，結核菌に対する囲い込み（被包化）は可能であるが，菌体自体は完全には死滅せず，非活動性の潜伏感染の状態となる．

2）非結核性抗酸菌症（図5）

　非結核性（非定型）抗酸菌とは結核菌群とらい菌を除くマイコバクテリウムの総称であり，100を超える菌種が報告されている[15]．本邦で感染症が報告されている病原性非結核性抗酸菌は20種を超えるが，非結核性抗酸菌症の原因菌の90％近くがMycobacterium (M.) aviumとM. intracellulareで占められる[15]．これら2菌種を原因菌とする感染症は細菌学的性状が類似していることから，包括してMAC (M. avium complex)症とも呼称されている．そのほかM. kansasiiやM. abscessusが数％を占める．近年，結核罹患率

第1部 総論

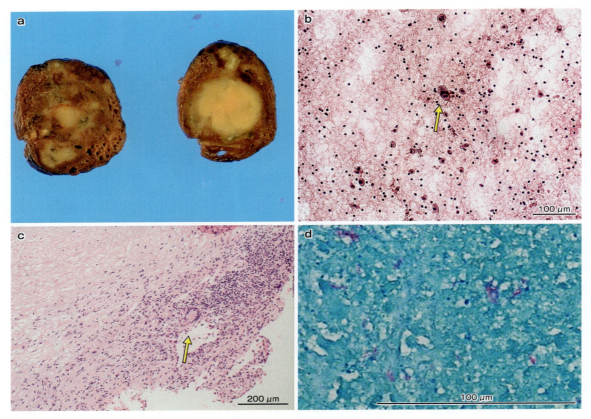

図4 肺結核（60歳代男性，左肺上葉部分切除組織）
a：肉眼像（ホルマリン固定後）．肺内に10mm大の結節状腫瘤がみられ，周囲にも小型の結節を伴っている．内部はクリーム状で乾酪壊死をうかがわせる所見であった．b：迅速細胞診では凝固壊死物質や組織球が少量で，わずかに多核巨細胞（矢印）を認めるのみであった．乾酪性肉芽腫も否定できないが，ごく少量であり検体不十分と評価した．c：凍結標本では中心部に乾酪（凝固）壊死巣がみられ，周囲に組織球や多核巨細胞（矢印）が囲む像がみられ，乾酪性肉芽腫の像を示している．d：ホルマリン固定後の組織診標本では，凍結標本同様に乾酪性肉芽腫の像が認められた．Ziehl-Neelsen染色では好酸性の細長い桿菌の集積が確認された．PCRや培養でも結核菌が証明された．

の減少とは逆に，非結核性抗酸菌症の罹患率が増加してきている（14.7/10万人，2014年）[16]．検診の普及や画像診断の発達により腫瘤が発見される機会が増加したことが原因と想定される．一般的には病原性は弱く日和見感染症の一つである．非結核性抗酸菌は土壌や水中（海洋水や水道水）など環境中に広く生息しており，ヒト-ヒト感染の危険性はなく隔離は不要，したがって感染症法対象外疾患であり，行政的に報告・届出義務はない．病理学的には結核と同様，乾酪性肉芽腫を形成するため，迅速診断の段階では両者の鑑別は困難で，術後のPCR，培養検査に委ねられることになる．

3）クリプトコッカス症（図6）

酵母様真菌である *Cryptococcus neoformans* による人獣共通感染症である．菌はハトなどの鳥類の糞で汚染された土壌に局在し乾燥に対しても強く，乾燥下で2年以上生存すると報告されている．クリプトコッカスが吸入によって肺に侵入すると肺胞マクロファージに貪食され，菌体は排除されるか莢膜多糖を産生しながら増殖して逆にマクロファージを死滅せしめ，それをさらに別のマクロファージが取り込むことで増殖する．次に細胞性免疫応答が誘導され，CD4陽性ヘルパーT細胞が感染局所へ遊走し，サイトカインの一種であるIFN-γが産生された結果，時に抗酸菌症類似の被包化された乾酪あるいは凝固壊死性の肉

VII．術中迅速診断における感染対策—肺病変を主体として—

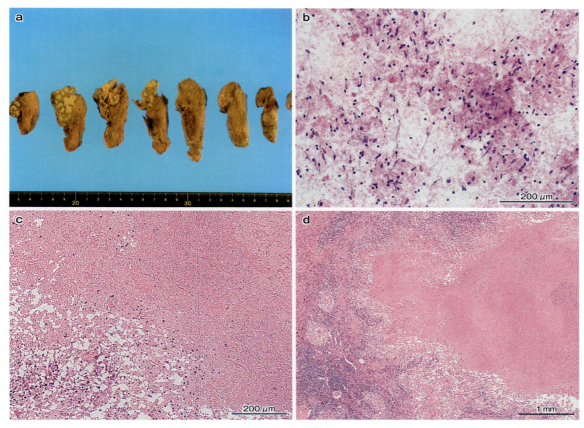

図5 非結核性抗酸菌症（70歳代男性，左肺上葉部分切除組織）
a：肉眼像（ホルマリン固定後）．肺内に乾酪壊死様物質（黄色調クリーム状物）を含む小結節が集簇してみられる．b：迅速細胞診では壊死物とともに組織球が散見されるが，多核巨細胞ははっきりしない．c：凍結標本では中心部に乾酪（凝固）壊死巣がみられ，周囲に組織球や多核巨細胞が囲む像がみられ，乾酪性肉芽腫の像を示している．d：ホルマリン固定後の組織診標本でも凍結標本同様に地図状の乾酪性肉芽腫の像が認められた．Ziehl-Neelsen染色では抗酸菌は明らかでなかったが，PCRや培養で *M. avium* が証明された．

芽腫性反応が生じる[17]．健常者では無症状であり，X線上肺の結節として偶然発見され，肺癌を疑われて外科的に切除されることがある．HE染色では菌体は空隙を伴う無構造領域内に泡沫状の構造物がわずかに染色される程度で，見過ごされてしまう危険性がある．クリプトコッカスは細胞壁の外側に多糖体で構成される厚い莢膜を有するのが特徴であり，実臨床では術中迅速診断の際に乾酪性肉芽腫が確認され，その原因精査のため結核菌や非定型抗酸菌を念頭に置き生検体からPCRを提出しても結果が出ず，Grocott, mucicarmine染色で明瞭な莢膜が確認され，上記診断となることがしばしば経験される[13]．一方，AIDS患者のようなCD4を主体とした免疫能の

低下した宿主では，肺における菌体増殖が制御不能となり血行性に全身に散布され髄膜脳炎を主体とした播種性クリプトコッカス症となりうる重要な日和見病原体の一つである[18]．

4）イヌ糸状虫症（フィラリア症）（図7）[5]

イヌ糸状虫症は，人獣共通感染症であり[19]，野犬のみならずペット犬での感染率も高かったが[19]，近年日本では減少傾向にある[20]．中間宿主である蚊がイヌ糸状虫 *Dirofilaria immitis* に感染した犬から吸血した際，幼虫が蚊の体内に入り生育し，さらにその蚊がヒトを刺した場合に幼虫が人体内に侵入する．多くの幼虫は人体内では生存できないが，一部は血流を介し肺の末梢動脈で

第1部　総論

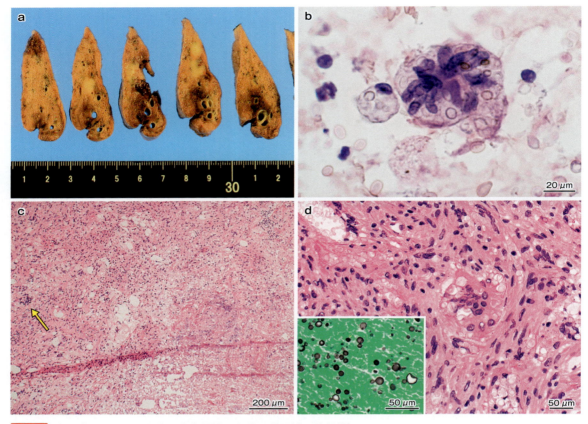

図6 クリプトコッカス症（60歳代男性，右肺下葉区域切除組織）
a：肉眼像．黄白色調結節（12×7 mm）が認められる．b：迅速細胞診では透明な球状構造物が多核巨細胞内に認められる．c：凍結標本では小型の凝固壊死を伴う肉芽腫がみられ，周囲に泡沫状の球状物を含む多核巨細胞が多数認められ（矢印），クリプトコッカスが示唆される．d：ホルマリン固定後の組織診標本でGrocott染色（inset）を施行したところ，莢膜が黒色優位に染まる球状構造物が確認され，クリプトコッカス症と診断された．

塞栓を起こし結節腫瘤を形成するため，臨床的には肺癌疑いで外科的に摘出されることがある．多くは胸膜直下の単発病変として出現し，病理組織学的には凝固壊死巣内の肺動脈内に死滅虫体組織が確認される．死滅虫体に対する生体反応として凝固壊死周囲は，多核巨細胞を含む肉芽腫と形質細胞や好酸球，その外側に軽度のリンパ球浸潤が軽度の線維化を伴って確認され，通常好酸球浸潤を多数伴う．肺梗塞による楔状形態と異なり，凝固壊死巣の周囲に肉芽腫性反応を伴うため円形の結節を形成する[21]．

5) サルコイドーシス

全身の各諸臓器に非乾酪性類上皮肉芽腫ができる原因不明の肉芽腫性疾患で肉芽腫周囲に線維化を伴い，臨床的には両側肺門リンパ節腫脹が特徴的である[22]．サルコイドーシスの肉芽腫の特徴は比較的小型で癒合傾向があり，多核巨細胞内にはしばしばカルシウムを含む層状構造のSchaumann小体やアステロイド小体が認められる[23]．一般的ではないが，時に凝固壊死巣を伴うことがあり，結核感染症と治療法が相反するため鑑別には注意が必要である．

6) 肉芽腫を混在した癌／サルコイド様反応

悪性腫瘍の近傍または所属リンパ節に，サルコイドーシスに類似する非乾酪性類上皮細胞肉芽腫の形成を認める反応をサルコイド様反応と呼ぶ．サルコイド様反応の原因としては，腫瘍細胞より産生された可溶性抗原因子によるという説や，角

Ⅶ．術中迅速診断における感染対策―肺病変を主体として―

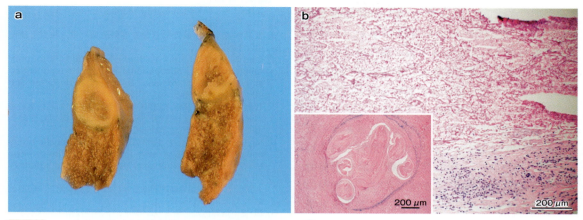

図7　イヌ糸状虫症（60歳代男性，左肺下葉部分切除組織）
a：肉眼像．末梢肺領域に黄白色調の円形の結節（8 mm大）が認められ，内部は凝固壊死を伴っている．b：凍結標本では線維組織で被包化された凝固壊死巣がみられ，少数の多核巨細胞を伴っている．inset：固定後標本内では凝固壊死とともにVictorian blue陽性の弾性線維で囲まれた血管腔内に虫体が確認された．

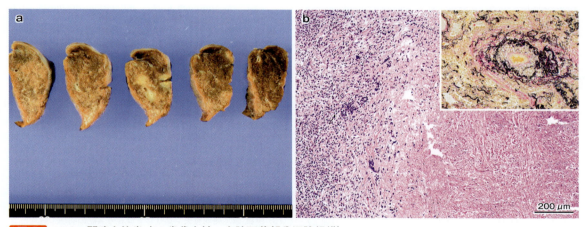

図8　ANCA関連血管炎（80歳代女性，右肺下葉部分切除組織）
a：肉眼像．割面にて黄白色調結節が数個認められる．b：凍結標本では組織学的に，中心部の壊死と多核巨細胞を伴う肉芽腫（複数，最大20 mm）が認められた．inset：固定後標本ではelastica van Gieson（EVG）染色で弾性線維の断裂を伴う血管炎の所見が確認された．

化成分を伴う扁平上皮癌，化学療法により高度な壊死を伴う癌に対する生体（異物）反応として貪食による多核巨細胞を含む肉芽腫が形成されることによるという説が考えられている[24]．サルコイドーシスによる肉芽腫と比較すると小型であり，多核巨細胞は少なく，同心円状の線維化は乏しいとされる．扁平上皮癌では角化物に対する炎症反応に異物型巨細胞を伴うことがある．また迅速診断時に乾酪壊死性肉芽腫が隣接あるいは混在する場合，癌が目立たず潜在するため，非腫瘍性肉芽腫性疾患（良性）と偽解釈する危険性もあり，診断のピットフォールとして注意すべきである[25]．

7）血管炎（図8）

多発血管炎性肉芽腫症granulomatosis with polyangiitis（GPA）や顕微鏡的多発血管炎，好酸球性多発血管炎性肉芽腫症（Churg-Strauss syndrome）などのANCA関連血管炎は，全身性の血管炎で肺などの諸臓器に肉芽腫性病変を形成することがある．GPAは1939年，ドイツの病理学者Friedrich Wegenerによって報告された疾患で，中～小血管の壊死性血管炎であり，しばしば肉芽腫を形成する[26]．全身性の炎症性疾患であり，上気道病変（鼻，副鼻腔，中耳，眼窩），下気道病変（気管支，肺），腎病変（壊死性糸球体腎

109

炎）が典型的で，以前は Wegener 肉芽腫症と呼称されていた．GPA の肺病変は画像上，空洞形成を伴う結節としてとらえられ，結核のほか，悪性腫瘍との鑑別を要するために肺切除が行われることもある．また，肺以外に血管炎病変のない孤立性結節として切除されることもあり，注意を要する．組織学的には壊死した好中球を多数含むために好塩基性の"dirty necrosis"と形容される地図状の壊死が認められる[10]．診断上最も重要である所見は壊死性血管炎の像であり，血管壁のフィブリノイド壊死がみられ，周囲に類上皮細胞が柵状に配列する肉芽腫が特徴である．好酸球性多発血管炎性肉芽腫症では壊死性血管炎とともに好酸球性肺炎の像がみられる．

おわりに

迅速診断のバイオセーフティの現状および肉芽腫病変症例の提示をした．

肉芽腫性病変の要因は，感染症以外にも存在し多彩であることに留意するべきである．一方，迅速診断時は常に結核菌曝露の可能性を想定すると同時に PCR や培養で検索する冷静な対処もすべきである．

病理検査室におけるバイオセーフティは業務従事者を守る労働環境の整備，安全性の担保の点から重要で，術中迅速診断を施行するすべての施設に生物学的安全キャビネットの設置ならびに陰圧室の装備が強く望まれる．

迅速診断時の感染および感染疑い症例の対応については，検体を提出する臨床医，検体に割を入れ適切な部位を選択して標本とし鏡検する病理医，標本を作製する立場から臨床検査技師の三者いずれもが納得できるガイダンス指針が早期に作成され，その指針案に基づいて実行されることを期待する．

（杉山朋子，田尻琢磨）

文献

1) 国立感染症研究所：病原体等安全管理規程（改訂第三版）．https://www.niid.go.jp/niid/ja/byougen-kanri.html （2024年9月5日閲覧）
2) 日本結核病学会・日本臨床微生物学会・日本臨床衛生検査技師会：結核菌検査に関するバイオセーフティマニュアル―2005年―第2版．https://www.kekkaku.gr.jp/manual/manual.html（2024年9月5日閲覧）
3) 渡具知克：病理検査における感染防御対策．検査と技術 43：1192-1197, 2015
4) Sugita M, Tsutsumi Y, Suchi M, et al：Pulmonary tuberculosis. An occupational hazard for pathologists and pathology technicians in Japan. Acta Pathol Jpn 40：116-127, 1990
5) 杉山朋子，田尻琢磨：肺術中迅速診断における病理従事者のバイオセーフティ――肉芽腫病変の成因，鑑別に注目して――．診断病理 38：350-364, 2021
6) Sugiyama T, Tajiri T, Fujita H, et al：Diagnostic utility and pitfalls of intraoperative pulmonary imprint cytology based on final pathological diagnoses. Cytopathology 30：74-81, 2019
7) 若狹朋子：術中迅速病理組織診断における感染対策．病理と臨床 41：335-338, 2023
8) 堤 寛：病理医に必要なワンポイント病理技術 17 バイオハザード対策．病理と臨床 23：889-898, 2005
9) Sugiyama T, Tajiri T, Fujita H, et al：A biosafety algorithm for the protection of pathology staff during intraoperative examinations of pulmonary lesions. Pathol Int 69：211-218, 2019
10) Mukhopadhyay S, Gal AA：Granulomatous lung disease：an approach to the differential diagnosis. Arch Pathol Lab Med 134：667-690, 2010
11) 厚生労働省：2022年 結核登録者情報調査年報集計結果．https://www.mhlw.go.jp/stf/seisakunitsuite/bunya/0000175095_00010.html（2024年9月5日閲覧）
12) 小林和夫：マイコバクテリウム属（抗酸菌）．神谷 茂・錫谷達夫（編）：標準微生物学 第13版（第2刷），医学書院，2019, pp232-244
13) 清水重嘉：感染性肉芽腫疾患．病理と臨床 32：1134-1140, 2014
14) 河端美則：肺結核症の病理．結核 92：647-660, 2017
15) 菊地利明：II 非結核性抗酸菌症．森下宗彦，他（編）：結核ハンドブック，アトムス，2014, pp 213-223
16) Namkoong H, Kurashima A, Morimoto K, et al：Epidemiology of pulmollary nontuberculosis mycobacterial disease, Japan. Emerg Infect Dis 22：1116-1117, 2016
17) Shibuya K, Hirata A, Omuta J, et al：Granuloma and cryptococcosis. J Infect Chemother 11：115-122, 2005
18) 伊藤 誠，発地雅夫：クリプトコッカス症の病理．病理と臨床 9：1288-1295, 1991
19) 吉村裕之：日本におけるフィラリア（糸状虫）症の現状とヒトイヌ糸状虫症の増加．最新医学 44：815-826, 1989
20) Oshima K：Clinical characteristics of human pulmonary dirofilariasis in Japan：an uncommon differential diagnosis of a solitary pulmonary nodule. Jpn J Infect Dis 76：310-313：2023
21) Araya J, Kawabata Y, Tomichi N, et al：Allergic inflammatory reaction is involved in necrosis of human pulmonary dirofilariasis. Histopathology 51：484-490, 2007
22) 日本サルコイドーシス/肉芽腫性疾患学会，日本呼吸器学会，日本心臓病学会，他：サルコイドーシスの診断基準と診断の手引き―2006．日呼吸会誌 46：768-780, 2008
23) Rossi G, Cavazza A, Colby TV：Pathology of sarcoidosis. Clinic Rev Allergy Immunol 49：36-44, 2015
24) Brincker H：Sarcoid reactions in malignant tumours. Cancer Treat Rev 13：147-156, 1986
25) Sugiyama T, Tajiri T, Fujita H, et al：The approach of scratch-imprint cytology：Is it an alternative to frozen section for intraoperative assessment of pulmonary lesions? Pathol Int 70：31-39, 2020
26) Blennerhassett JB, Borrie J, Lichter I, et al：Localized pulmonary Wegener's granuloma simulating lung cancer：report of four cases. Thorax 31：576-584, 1976

第1部 総論

VIII 術中迅速診断の精度管理

はじめに

　術中迅速診断には組織診断と細胞診断（細胞診）があるが，本項では術中迅速組織診断の精度管理を中心に述べ，術中迅速細胞診に関しては概略のみにとどめる．術中迅速組織診断では，申し込みから検体受付までの工程，検体処理から標本作製や染色までの工程，最後に診断から報告までの工程すべてで精度管理が必要になる[1～6]（図1）．各工程での詳細は他項で述べられているので，本項では総論的に工程ごとの精度管理の基本的事項に関してチェックポイントを挙げながら説明していきたい．なお，本項の「1. 術中迅速組織診断の予約」〜「6. 凍結標本作製」については第1部「II. 術中迅速検体の取扱いと美麗な凍結標本の作製 1. 総論」を，「7. 診断・報告（病理医）」については同部「VI. 術中迅速診断の報告の仕方」を，「9. 術中迅速細胞診断の精度管理（概略）」については同部「V. 術中迅速細胞診」を，「10. 感染対策」については同部「VII. 術中迅速診断における感染対策—肺病変を主体として—」を参照されたい．

1　術中迅速組織診断の予約（表1）

　術中迅速組織診断は，手術中に切除範囲や悪性の有無などを決定するために行われる．迅速病理診断を依頼する臨床医（術者）は，電子カルテでの依頼あるいは術中迅速診断の依頼用紙提出にて，原則，前日までに病理部門への申し込みが必要である．このとき，口頭申し込みのみは伝達ミスの可能性があるため不可である．依頼時に共有されるべき内容として，診断の際に必要な患者情報であるID番号，患者氏名，年齢・性別，臨床所見，既往歴，迅速診断の目的，検体採取部位や提出予定臓器，提出個数，感染症の有無，提出予定時刻などが挙げられる．また，診断結果や内容について問い合わせができるように，術者（提出者）や診療科名の記載も必要である．緊急入院や

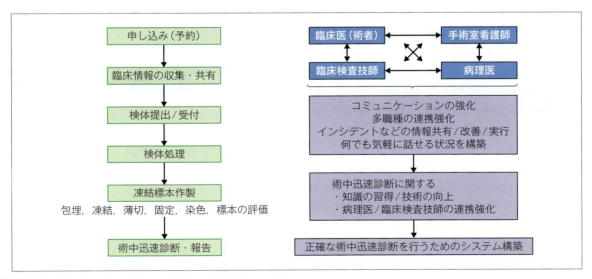

図1　術中迅速診断の流れ（全体像）と精度管理のポイント

111

表1 申し込み・臨床情報の収集・共有（臨床医〔術者〕，手術室看護師，病理医，臨床検査技師）時のチェックポイント

- 申し込み（予約）：原則前日までに申し込み
- 依頼法：電子カルテ/依頼用紙など（口頭申し込みのみは回避）
- 迅速診断予定の確認：当日の業務開始時に依頼用紙/手術予定表をチェック→紙などにプリントアウト→掲示板へ貼り出し→病理部門スタッフ全員へ周知
- 依頼用紙内容と臨床情報を電子カルテでチェック（問題点があれば問い合わせ）
- チェック項目：ID番号，患者氏名，年齢・性別，臨床診断/所見，既往歴，迅速診断の目的，検体の種類，提出臓器，提出個数，感染症の有無，提出予定時刻など
- 病理診断履歴：必要あれば過去の病理組織標本の準備
- 迅速診断終了の確認：夕方に確認，手術中の患者は手術室に確認
- 時間外/緊急手術時：電話＋電子カルテでの依頼必須
- 時間外の対応：検体提出予定時刻，依頼内容，待機スタッフの確認

表2 検体提出・受け取り・受付（臨床医〔術者〕，手術室看護師，臨床検査技師）時のチェックポイント

- 提出法の確認（手術室看護師との検討/カンファレンス）
- 電話（PHS），インターホンでの連絡
- 手術室前での対面/ダムウェーターやエアーシューターでの受け取り*（看護師/臨床検査技師）→検体と迅速検体情報用紙
- 検体＋迅速検体情報用紙の照合（患者氏名，検体〔臓器〕名，提出個数など）
- 特に薄切面，断端の方向，注意点なども確認
- 疑問のある場合は術者に直接確認
- 病理部門で最終的な受付→迅速診断依頼用紙，検体，迅速検体情報用紙の照合
- 迅速診断依頼用紙の発番→受付番号，枝番号の付与
- 受付台帳の作成，病理診断システムへの登録

*感染症などの可能性のある検体には，こうした搬送機は可能な限り使用しない．

患者の容態悪化による緊急手術の場合などは，電子カルテでの依頼あるいは依頼用紙での申し込みと同時に，病理部門側が事前の作業準備を円滑に行えるよう電話での連絡も必要である．このとき，依頼用紙の記載内容は通常の迅速診断と同様である．業務時間外の迅速診断に対応するためには，病理医や臨床検査技師の待機や人数の確保が必要になる．また，その際には臨床医と病理部門側で依頼内容や提出予定時刻を事前によく確認し，対応することが望まれる．

2 臨床情報の収集や共有（表1）

手術および迅速診断の詳細な予定は，手術前日の夕方あるいは当日の朝には，概ね把握することができるため，迅速診断を担当する臨床検査技師や病理医は，前もってそれらを確認しておかなければならない．多くの施設では迅速診断専従の担当者が常駐していないと思われる．把握した情報（手術予定表や依頼書などの情報）は掲示板など決められた場所に掲示し，病理部門内のすべてのスタッフが共有し，迅速診断を担当できるように準備しておくことが必要である．次に，当日迅速診断を担当する病理医あるいは臨床検査技師は，患者情報を電子カルテなどで改めて把握しておきたい．特に感染症の有無は重要であり，結核が疑われる場合では，作業手順の確認や対応についても，事前に打ち合わせをすることが必要である．病理診断の履歴や既往歴がある場合は，その標本を事前に用意しておくなどの準備や心がまえも大切である．また，臨床検査技師は，症例の内容や提出予定臓器を確認しながら，機器や器具の準備，脂肪用包埋剤やクライオフィルムなどの検体処理の事前準備も行っておくことが望まれる．

3 検体提出（表2）

検体提出の連絡は，迅速診断専用のPHSなどの電話やインターホンなどにより行われる．業務中でも確実に病理部門内スタッフへ連絡がつくようにしておかなければならない．迅速診断担当者は連絡を受けた後，対面あるいはダムウェーターやエアーシューターなど搬送機の設備を使用して検体の受け取りを行う（感染症などの可能性のある検体には，こうした搬送機は可能な限り使用しない）．検体提出時には，検体と同時に患者情報や個数などの情報が記載された迅速検体情報用紙

が提出されることが望まれる．実際には，提出者（臨床医〔術者〕・手術室看護師）と受け取り者（臨床検査技師）は，この検体情報用紙と検体を照合しながら，ID 番号，患者氏名，検体（臓器）名，提出個数，断端や薄切面の指示，手術室の番号，必要であれば問題点などに関する記載内容の確認作業を行う．もし，このときに不明な点があれば直接，術者に確認するぐらいの慎重さが望まれる．検体を提出する手術室側と受け取る病理部門側で，連絡体制や提出方法，確認する内容や方法をあらかじめ取り決めておくことが大切である．

4 病理部門での受付（表2）

手術室から検体を受け取った後，病理部門内では，事前に提出されている迅速診断依頼用紙，検体情報用紙および検体の照合を再度行い，受付台帳の作成や病理診断システムへの登録を行う．すでに検体受け取りの際に提出者との照合作業を済ませているが，受付登録作業を確実にするためID 番号，患者氏名，検体（臓器）名，検体個数などの再照合を行う必要がある．この後に，受付台帳の作成または病理システムへの登録を行う．複数の患者からの検体が同時に提出された場合は，1 症例（1 患者）の照合が完了してから次の症例に移行することを厳守し，同時進行で対処することは必ず避ける．また，1 人の患者で複数の検体が提出された場合にも，1 検体ごとに照合作業が完了してから次の検体を照合する作業に移行する．その際，複数検体が提出されていること，結果報告に遅延が生じうることを，前もって術者へ連絡するなどの対応も考慮する．術中迅速診断時は迅速性を求められるが，受付確認作業を徹底し，検体管理番号の重複や患者誤認などのエラーが発生しないように努める．また，受付作業手順や確認すべき点などがまとめられた作業手順書やマニュアルが作成されていることが望まれる．

5 検体処理（表3）

検体処理時には臨床検査技師あるいは病理医が，肉眼的性状（大きさ，色，硬さなど）を確認して，文章やスケッチ，写真などで記録に残す必

表3 検体処理（臨床検査技師）時のチェックポイント

- 検体処理に関わるスタッフの顔ぶれ（臨床医・病理医・臨床検査技師など）
- 検体の肉眼的性状の把握・記録（スケッチ・写真撮影）
- 病変/腫瘍（切り出し，面出し）
- リンパ節（脂肪の処理，面出し）
- 断端（真の断端面/方向の確認，脂肪の処理，面出し）
- 薄切できない金属，人工物，骨，石灰化物質の除去
- 腫瘍割面の捺印細胞診，圧挫細胞診，すり合わせ細胞診併用の必要性
- 特殊染色/免疫組織化学の必要性
- 遺伝子発現解析（OSNA™ 法など），フローサイトメトリーの必要性

要がある．次に，正確な術中迅速診断を行うためには，適切な染色法や検体処理法の選択が大切になる．一般的に迅速診断では，HE 染色標本を作製し診断を行うが，HE 染色以外に特殊染色や免疫組織化学が必要になる場合もある．また，腫瘍割面の細胞診標本を同時に作製する場合は，捺印，圧挫，すり合わせなど，腫瘍の発生部位や性状を確認しながら選択する．乳癌のセンチネルリンパ節では one-step nucleic acid amplification（OSNA™）法を，リンパ腫ではフローサイトメトリーなどへの対応が必要な場合もある．病変の切り出しは，依頼用紙や検体情報用紙に記載されている薄切面や断端の方向を確認しながら行う．術者から指摘された部分を明確にするため，点墨で目印をつけることも有用である．乳腺組織やリンパ節など脂肪組織が多く含まれる場合は，脂肪の除去が必要である．また，術中迅速診断では薄切不可能な金属や人工物，骨，石灰化物質の除去が必要になる場合もある．さらにホルマリン固定検体とは異なり，標本にできない（しにくい）組織が含まれている場合は，標本を作製できず診断できないことがある．適切な検体処理を行える技術の習得が求められる．また，ホルマリン固定検体を取扱うときと同様に，コンタミネーションを起こさないよう，器具の取扱いにも十分な注意が必要である．すでに何度も述べているが，検体を取扱う際には，複数の検体や複数の患者検体を同時

表4 凍結標本作製（臨床検査技師）時のチェックポイント

包埋	包埋剤，薄切面，方向，検体取り違え対策
凍結	・超低温冷凍装置，ドライアイス・有機溶剤，液体窒素，クライオスプレーなど ・冷却温度，冷却時間
薄切	・庫内の温度，ブロックの温度，切片の厚さ ・刃の交換 ・クライオフィルムの選択 ・スライドガラスへの貼り付け，患者情報の記載
固定	固定液（ホルマリン主体，アルコール主体）
染色	・HE染色，迅速免疫組織化学 ・染色標本の確認：患者氏名/標本番号，検体（臓器），薄切面，染色性など ・液の作製手順，作製記録，交換記録

に扱わず，1検体や1患者が完了してから，次の検体に移行することを厳守しなければならない．

6 凍結標本作製（表4）

1）包埋

　包埋剤を入れた包埋皿に薄切面が下になるよう検体を置いて包埋する．このとき再度，薄切面や薄切方向などを意識する必要がある．必要に応じて包埋剤を追加し，台座に載せて検体を急速凍結させる．このとき検体に余分な水分が含まれている場合は，凍結標本の出来ばえに影響があるため，可能な限り水分を除去する．また，臨床側が検索部位を指定している場合は，依頼内容に応じて包埋する．特に，消化管や皮膚組織などは表層から深層まで全層が観察できる方向で包埋することが求められる．包埋する際は，検体を識別するため患者氏名や検体番号などのラベルを付け，検体取り違え防止対策を行うことが望まれる．ここでも複数の検体や複数の患者を同時に扱うことは厳禁で，1症例が完了してから，次の症例に移行することを厳守する．

2）凍結

　包埋した検体を台座に載せて急速凍結を行う．凍結方法の種類には，超低温冷凍装置による凍結法（-75℃ぐらいまでの温度調整可能），ドライアイス＋有機溶剤法（アセトンやイソペンタンなどの有機溶剤で，-80℃まで冷却し，換気を十分に行うことが必要），液体窒素法（安価であるが，冷却温度が-196℃のため，過冷却によるブロックのひび割れが起こる可能性があるので注意），クライオスプレー法（凍結不良の場合に追加の凍結に使用するが，感染対策の観点から積極的には勧められない）などが挙げられる．凍結時間は凍結方法，検体の大きさ，包埋剤の体積などで異なるため，各施設で適切な凍結時間を検討する必要がある．また，凍結時には-1～-5℃までの温度帯（最大氷晶生成帯）が重要で，この温度帯を通過する時間が長いと水分の結晶化が生じ，アーチファクト（空胞形成）が生じやすいことに注意する．

3）薄切

　クリオスタットを用いて薄切を行うが，まずは，庫内の温度や試料台の温度が薄切可能な温度になるよう事前に準備をする．一般的に，庫内の温度は-20℃前後にセットし，薄切する切片の厚さは4～10μm程度とする．また，薄切するブロックの温度は検体種別により異なることも考えておかなければならない．すなわち，ブロックの温度が薄切至適温度より高い場合は切片にしわが生じ，低すぎる場合はメスに平行なすだれ状の傷が形成されるなど，個々の検体に応じた温度調整が必要であることを知っておく必要がある．替刃は凍結切片専用替刃だけでなく，パラフィン包埋用替刃でも薄切が可能である．切片のしわや変形の原因となるため，劣化した替刃は適宜交換が必要である．粗削りと本削りでメスの薄切位置を使い分けることも大切である．また，メスの温度にも細心の注意を払いたい．薄切した切片はアンチロール板や筆などを使用ししわを伸ばして広げ，スライドガラスに貼り付け，固定する．スライドガラスには患者氏名やブロックの枝番号を記載し，検体確認ができるようにしておく．バーコード管理システムで運用している施設では，依頼用紙とスライドガラスのバーコードの一致確認を行う．薄切の際に，脂肪組織が多いために標本作製困難な場合は，温度の調節やクライオフィルムなどの利用も検討する．薄切枚数は施設により異なるかもしれないが，既定の枚数にとらわれず，必

要に応じて枚数を増やすことも考慮する．迅速担当技師は，深切り標本の再作製が病理医から要望されることがあるため，診断報告が完了するまで，検体を試料台または台座から取り外さないようにしておく．

4）固定

固定時間は，固定液の種類によっても異なるが，数秒〜1分程度である．術中迅速標本作製では，ホルマリン液を基本としてエタノールやメタノールなどのアルコール系を加えた混合液が主体である．ホルマリン主体の液では，組織の変性が強く，全体的に収縮傾向を示し，核も変性，濃縮する傾向があるので注意が必要である．一方，アルコール主体の液では，スライドガラスから剥離しにくい，切片を乾燥させる必要がない，ヘマトキシリンによる核内の染色性が良いといった利点がある．また，ホルマリン主体の液と比較して組織の変性が少なく，細胞質なども収縮しにくい．さらに軽い脱脂作用があるため，脂肪組織を多く含む組織でも染色液との馴染みがよく，短時間で染色しやすいというメリットもあるため，迅速診断に適している．固定液は適宜交換し，各施設で使用している固定液の特徴をよく理解しておく必要がある．固定液を自施設で調製している場合は，固定液作製のための作業手順書の作成および調製や交換などの記録を残す．

5）染色

一般的に迅速診断はHE染色標本で行う．使用するヘマトキシリンは，パラフィン切片を染色する際のヘマトキシリン液を使用する施設もあるが，一般的には短時間でしっかりと核を染めることができる2倍Mayer（マイヤー）やCarazzi（カラッチ）などが適している．HE標本の出来ばえが診断に影響するため，使用する染色液は適宜交換し，良好なHE標本ができるように努めなければならない．自施設で調製している場合は，染色液作製のための作業手順書の作成および染色液の調製や交換などの記録を残すことが必要である．

6）標本の評価/確認

染色標本は，目的の病変や薄切面が標本になっ

表5 診断・報告（病理医・臨床検査技師）時のチェックポイント

- 病理医と標本作製者（臨床検査技師）で検鏡
- 診断上の問題点を議論（病理医/臨床検査技師）
- 標本の評価（染色性，面出し，厚さなど）
- 病理医同士のダブルチェック
- 追加検索の指示（追加検討部位，深切り，枚数）
- 報告法（電話，紙面，モニターでの説明，病理診断システムへの登録など）
- 術者（臨床医）との議論（臨床像との不一致，サンプリングエラー）
- 残余検体の確認
- 凍結迅速後の永久標本の作製
- 最終報告書の作成/報告

ているか，顕微鏡で薄切面の確認をする必要がある．特に消化管の断端では，壁全層が出ているか意識しておかなければならない．また，染色性が良好かの確認も必要である．十分な面出しができていない場合や，目的の病変が出ていない場合は，再薄切を行う必要もある．そのため標本作製者（臨床検査技師）は，迅速診断の目的を達成する標本が作製できているか，染色性は良好かを必ず確認しなければならない．次に，依頼用紙と検体情報用紙，スライドガラスに記載した患者情報の照合を十分に行う．スライドガラスには，病理管理番号が記載されたラベルを貼る施設もあるかと思うが，ラベルを貼付する際も，依頼用紙，検体情報用紙，スライドガラスに記載した患者情報，ラベルの内容を照合する．照合ができたら，依頼用紙と検体情報用紙，作製したHE標本を病理医へ提出する．

7　診断・報告（病理医）（表5）

病理医はHE標本と依頼用紙，検体情報用紙の照合を行う．依頼内容を確認後，顕微鏡でHE標本をみる．2人以上の病理医が勤務する施設では，同一標本を2人で別々に検鏡してダブルチェックを行う（図2）．この際，各診断者は検鏡後の標本にサインをしておけばダブルチェック

第1部　総論

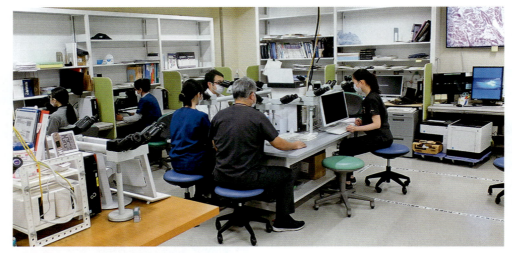

図2　術中迅速診断中の病理医と臨床検査技師

のし忘れを防止できる．病理医がみて何か疑問がある場合は，さらに深切り標本を2～3枚追加作製して慎重な対応をとることも大切である．良悪性の判断に迷うような症例は，上級医などをまじえて議論をすることも必要である．診断担当病理医は，電話あるいは紙面上で迅速診断の報告を行う．電話であれば直接術者に，患者氏名や提出検体名を伝え確認を行い，依頼内容に対する診断結果を報告する．このとき同じ内容を2回，別々な言葉で伝える，受け手に復唱してもらうなど，お互いに聞き間違いのないよう正しく伝達することを意識しなければならない．また，臨床診断と術中の病理組織所見が不一致の場合，予想もできないような結果である場合，断端組織で全層が薄切できていない場合，採取時の挫滅が強いため正確な判断ができない場合などは，病理医と術者で話し合いを行い，次の解決策や方法（迅速検体の追加提出など）をとることが必要になる．電話で報告した内容は，病理診断システムに診断内容と診断者名とともに記載しておく．

8　凍結後の永久標本作製と診断 (表5)

迅速診断が終了した凍結検体は，室温に戻し，ホルマリンで固定をする．後は通常どおり病理組織標本を作製し，再診断後に迅速診断した内容と併せて最終病理診断を報告する．迅速診断後にHE標本を作製する長所としては，迅速診断標本では確認されなかった新たな病変が出てくることがあるという点である．この原因は，単に面が変わったため，あるいは面出しが不十分だったため，脂肪組織が多いことから標本作製されていなかったためなど，様々な原因が考えられ，その都度，原因を分析する必要がある．迅速後のHE標本を作製せず，ホルマリン固定パラフィン包埋（FFPE）ブロックのみ作製し保存するという施設もあると思うが，術中迅速診断の精度管理を行うという点では，この確認作業を実施したい．

9　術中迅速細胞診の精度管理（概略）(表6)

卵巣癌，肺癌，胃癌，膵癌などの腹腔/胸腔洗浄細胞診あるいは腹水/胸水などの細胞診に関しては，それぞれの癌取扱い規約を参考にして検体処理，標本作製，診断，報告を行う．細胞診の対象としては，ほかに囊胞内容液，石灰化や骨化病変，感染症が推定される病変，組織が採取困難な病変などがある．術中迅速細胞診の結果により術式の変更がないこともあるため，迅速細胞診の必要性に関しては，術前に臨床医との打ち合わせが必須な場合がある．また，迅速組織診の補助診断として行われる腫瘍の捺印や圧挫細胞診の詳細に関しては，各論を参考にしていただきたい．施設によっては，肺癌や乳癌の断端を細胞診で判断している場合もある．術前に臨床側とカンファレン

116

VIII. 術中迅速診断の精度管理

表6 術中迅速細胞診の精度管理を行ううえでのチェックポイント（重要ポイントのみ）

- 迅速診断の目的（術中迅速細胞診前のカンファレンス）
- 感染対策（すべての検体が感染の危険性あり，と考える）
- 胸水，腹水，洗浄液の細胞診（提出方法，検体量）
- 腫瘍などの病変（腫瘍割面の圧挫，すり合わせ，捺印，穿刺吸引）
- 検体処理（オートスメア，固定液，固定時間）
- 迅速染色法（迅速Papanicolaou染色，Giemsa染色，Diff-Quik™染色など）
- 特殊染色や免疫細胞化学の必要性を検討
- 細胞検査士のスクリーニング/ダブルチェック
- 細胞検査士/細胞診専門医のダブルチェック
- 診断結果の術者への報告

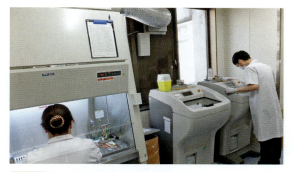

図3 術中迅速診断標本作製室
完全に密閉された当院の迅速標本作製室には，安全キャビネット（左）とクリオスタット2台が並んでいる．

スなどで情報を共有し，迅速細胞診の目的を明らかにしておくことも大切である．感染症対策は迅速組織検体を取扱う際と同様である．検体の提出法や検体処理法は非常に重要であるため各論を参考にしていただきたい．特に検体提出法は臨床各科と日頃から議論しておく必要がある．検体に応じて的確な検体処理，固定，染色を行うことが大切で，これらの作業は臨床検査技師に委ねられている．迅速細胞診の染色法は，迅速Papanicolaou (Pap) 染色，Giemsa染色，Diff-Quik™染色，ultra-fast Pap染色など各施設で異なる．特殊染色や免疫細胞化学を同時に行っている施設もある．固定時間や染色時間に関して，通常の細胞診検体の処理時より短縮したプログラムでPap染色をしている施設もあると思う．染色時間の短縮は，通常のPap標本と染色性が若干異なるため，慣れが必要である．また固定時間の短縮は，染色中の細胞剥離が著しくなることも認識しておく必要がある．当院（香川大学病院）では，迅速検体から作製した標本のうち1枚の固定および染色を，通常の細胞診検体処理法と同じプログラムで行い，この結果と迅速標本時の結果を併せて最終報告している．結果が乖離することもありうるが，事前に臨床医と打ち合わせのうえ，この方法を採用している．細胞診判定に関しては，迅速組織診断と同様で細胞検査士によるダブルチェックが有効である．また，陰性症例においても可能な限り細胞診専門医とのダブルチェックが望まれる．結果報告は細胞診専門医あるいは細胞検査士が行う．このときも迅速組織診断の際と同様に，患者氏名や提出検体名を伝え確認を行った後，依頼内容に対する診断結果を報告する．術者に結果が正しく伝わるよう工夫することが重要である．報告した内容は，病理診断システムなどに記録し報告する．当院のように，すべての細胞診標本の結果を併せて最終報告する施設は，術中迅速時の結果と乖離があった場合の対応についても事前に臨床医と検討しておく必要がある．

10 感染対策

未固定の新鮮材料を取扱うため，すべての検体は感染性があるとして対応が必要である．手袋，マスク，N95マスク，エプロン，フェイスシールド，ゴーグルなどの準備と着用が望まれる．また，器具の取扱い，消毒，滅菌の手順なども定めておくことが大切である．検体処理を行う場所は，安全キャビネット（BSL2相当）内が望まれる（図3）．感染源の飛沫や拡散防止のため，クリオスタット内での冷却スプレーの使用は注意が必要である．また，結核が疑われる症例の迅速診断は原則行わないなど，臨床医と事前に取り決めておくことが望まれる．また，感染対策室への連絡が必要な症例では，速やかに連絡や対応がとれるよう，日頃から連絡体制の確認をしておくことも大切である．

117

表7 術中迅速診断全般における精度管理のポイント

- マニュアル，標準作業手順書（SOP）の作成/見直し/実行/記録
- 感染症対策の検討
- 術中迅速診断と最終報告との乖離の検討
- 迅速診断の適応と限界について臨床側への説明
- 迅速診断必要性の再考
- TATの検討
- インシデント発生時の話し合い，改善，周知徹底（部門内/病院内）
- 病理医，臨床検査技師，臨床医，手術室看護師の良好なコミュニケーション
- 多職種での知識の習得，インシデント・ヒヤリハット事例からの習得
- 臨床検査技師の標本作製技術の向上
- 病理医の診断能力の向上

TAT：turn around time.

11 インシデントへの対応と標準作業手順書（SOP）の作成（表7）

　精度管理のためには，術中迅速診断に関する作業の標準化が重要である．そのためには病理部門内のすべての作業者が，同じ工程で標本作製や試薬の調製を行うことのできる手順書の作成が必要である．これまで述べてきた内容に関して，自施設内の作業工程をすべて文章化しておく必要がある．また，「いつ，誰が，何をした」と実施した記録を残すことも必要である．標本作製技術に関しては作製者の力量評価が必要で，施設ごとに求められた力量評価後に実務を行うのがよい．また，標本作製者は診断標本を必ず病理医と一緒に検鏡して，標本の質（厚さ，染色性，面出し，アーチファクトなど）を確認することが重要である．病理医と検鏡することで，問題点をその場で確認することができる．問題点の解決のため，他の臨床検査技師や病理医と相談し，良好な標本作製技術の習得および改善に努めることも大切である．ISO15189取得施設では，術中迅速組織診断に関する標準作業手順書 standard operating procedure（SOP）を作成している．このSOPにのっとれば，誰でも同じ手順で術中迅速診断に適

した良好な標本作製ができるはずである．しかし，実際にはインシデントや様々な問題が生じる．

　ここで実際の事例とトラブル事前防止のための対策を挙げる．

- 同性同名患者が同日手術になっている事例：患者受付時の情報を病理部門内で共有し，注意喚起を行う．
- 結核患者の事例：臨床側と事前の話し合いを行い，術中迅速診断が必要かどうか，あるいは細胞診で検索をするかなど決定しておく．
- 複数の患者検体が同時に提出されたときの事例：複数人で迅速標本の作製を分担し，1作製者が1患者を担当する．クリオスタットが複数台ある施設では，1患者1クリオスタットで対応する（図3）．また，環境整備では臨床検査技師の増員とクリオスタットの増設を要望する．
- 術中迅速診断時の切り出しを病理部門で行う施設での事例：事前に，臨床医の立会いやマーキングなど，臨床側と取り決めを行う．
- 凍結迅速標本作製できないときの事例：骨や金属などを含む組織は標本できない旨を臨床側に伝え，迅速診断が必要な場合は提出組織の捺印（スタンプ）や圧挫で対応する．また，その場合の迅速診断の限界について説明し理解を求める．

　実際に経験したインシデントや問題点は，記録しておく必要がある．また，インシデントに対しては病院側の安全管理部門への報告を行い，必要に応じて病院全体で今後の改善を行っていくことが望まれる．さらに病理部門側は，インシデントなどの発生事例に関してスタッフで内容を確認し，問題を解決するための話し合いを行い，PDCA（Plan〔計画〕，Do〔実行〕，Check〔評価〕，Action〔改善〕）サイクルを回しながら，適宜SOPを変更していく必要がある．変更点はスタッフに周知徹底し，改善案を実行していく必要がある．

12 臨床と病理の連携（表7）

　検体の取扱いに関する問題点については，日頃

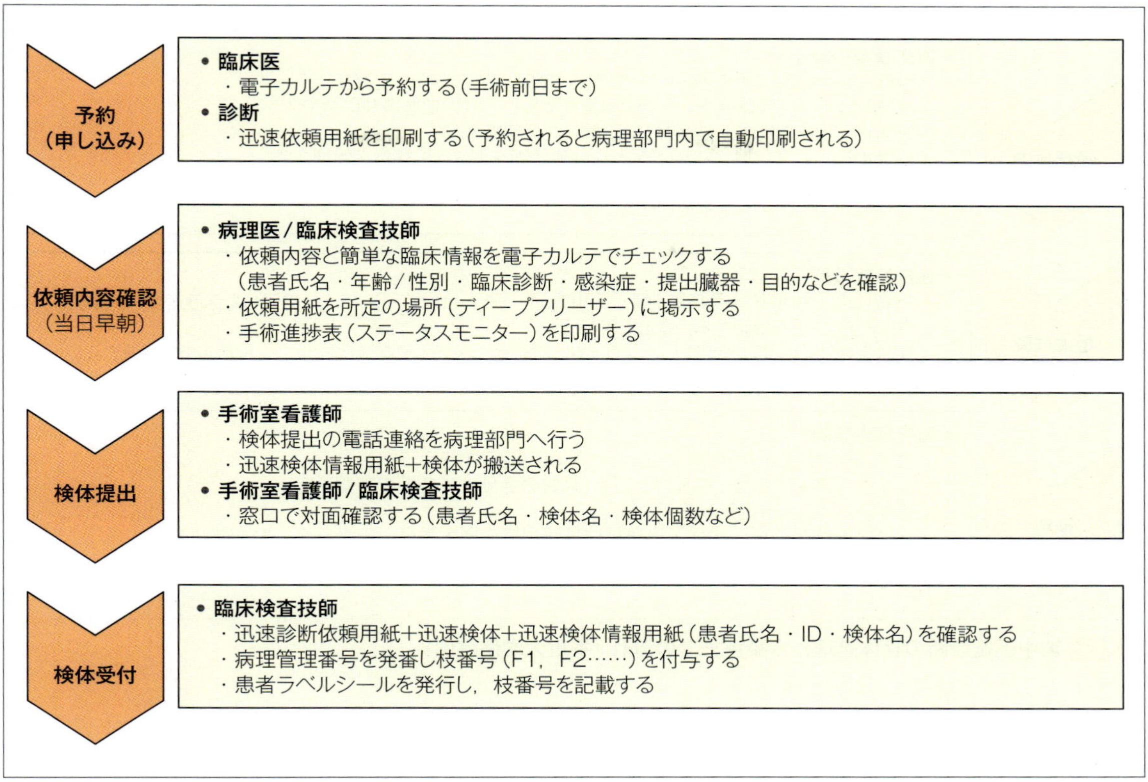

```
予約          ● 臨床医
（申し込み）      ・電子カルテから予約する（手術前日まで）
             ● 診断
             ・迅速依頼用紙を印刷する（予約されると病理部門内で自動印刷される）

依頼内容確認   ● 病理医／臨床検査技師
（当日早朝）     ・依頼内容と簡単な臨床情報を電子カルテでチェックする
               （患者氏名・年齢／性別・臨床診断・感染症・提出臓器・目的などを確認）
             ・依頼用紙を所定の場所（ディープフリーザー）に掲示する
             ・手術進捗表（ステータスモニター）を印刷する

検体提出     ● 手術室看護師
             ・検体提出の電話連絡を病理部門へ行う
             ・迅速検体情報用紙＋検体が搬送される
             ● 手術室看護師／臨床検査技師
             ・窓口で対面確認する（患者氏名・検体名・検体個数など）

検体受付     ● 臨床検査技師
             ・迅速診断依頼用紙＋迅速検体＋迅速検体情報用紙（患者氏名・ID・検体名）を確認する
             ・病理管理番号を発番し枝番号（F1，F2……）を付与する
             ・患者ラベルシールを発行し，枝番号を記載する
```

図4 術中迅速診断の予約（申し込み）から検体受付までの流れ（香川大学病院例）

から外科医などの臨床医や手術室看護師などと議論することが重要である．特に検体を取扱う際のトラブルなどは，情報を共有しておく必要がある．日常的に発生する可能性がある事例として，
・検体が生理食塩水に浸漬した状態で提出されたため，良好な標本作製ができない．
・提出検体が微小組織のため乾燥し，良好な標本作製ができない．
・腫瘍を取扱った器具で断端組織を迅速診断に提出したため，コンタミネーションがみられる．

などが挙げられる．また，臨床医へ術中迅速診断の本来の目的，迅速診断の限界に関して啓蒙していくことも必要である．感染症への対応に関しては，日常的に手術室と病理部門間で議論をし，その際の対応手順を確認しておくことが望まれる．また安全管理の面から，院内のインシデント・ヒヤリハット事例の内容を病理部門内で情報共有し，話し合っておくのも有用である．日本医療機能評価機構が公表している「医療事故情報収集等事業報告書」の事例を部門内で検討しておくことも大切である．また，病理部門内では術中迅速診断における実際のTAT（turn around time）や診断の正診率などの統計をとり，問題点があるようであれば改善に取り組んでいくべきである．

1）香川大学病院における術中迅速診断の流れ

次に，香川大学病院での術中迅速診断の簡単な流れを記載する（図4～6）．当院では1年間に約700件（約1,500検体）の術中迅速診断が行われているが，その大半が切除断端の癌細胞の有無の確認（胃，食道，膵，胆管，副鼻腔，口腔粘膜，尿管など），病変部の良悪性や組織型の確認，リンパ節のがん細胞の有無の確認，の3つである．この業務を行う中で，検体の対面での受け取りに問題が生じた場合は，直ちに手術部との話し合いをし，改善に努めている．肉眼的な性状の確認や切り出しはすべて臨床検査技師に任せている．しかし，提出組織が大きい，オリエンテーションが判断しにくい場合は，直ちに病理医が呼

検体処理
- **臨床検査技師**
  - 検体の種類別に細胞診検体を作製する（捺印〔スタンプ〕・圧挫など）
  - 凍結標本作製（液体窒素）：液体窒素を準備し，包埋皿を事前に冷やす
  - 患者情報（患者氏名・枝番号）を記載した付箋を準備
  - 包埋皿にO.C.T. コンパウンドを入れ，薄切面を下にし，検体を包埋する
  - 患者識別のため，付箋を一緒に包埋する
  - 液体窒素で20秒ほど凍結させる

標本作製
- **臨床検査技師**
  - 患者氏名・枝番号，薄切順（例：香川太郎，F1，step1，2……）を記載したスライドを準備する
  - クリオスタットで薄切する．面出しを行う
  - 切片を薄切（4～5μm厚）し，スライドに載せ固定する（固定液はアルコールホルマリン液）

染色
- **臨床検査技師**
  - 迅速HE染色（ultra fast Papanicolaou染色）を行う
  - 封入後，作製した標本の確認を行う（品質の評価・染色性の確認）
  - 患者ラベルシールを貼る
  - 迅速診断依頼用紙・検体・迅速検体情報用紙の標本番号・患者氏名・IDを確認する
  - 病理医へ標本を提出する（肉眼所見の伝達）

図5 術中迅速診断の検体処理から染色までの流れ（香川大学病院例）

術中迅速診断
- **病理医**
  - 患者氏名，検体，提出臓器，依頼内容を確認する
  - 作製標本の品質・染色性を評価する．必要があれば追加標本（深切り標本）を依頼する
  - 診断（ダブルチェック）する

術中迅速報告
- **病理医**
  - 迅速診断結果を電話で口頭報告する
  - 術者に病理組織像をモニターで解説する
  - 術者と問題点を議論する

凍結戻し標本作製
- **臨床検査技師**
  - 診断後の凍結標本を解凍し，10％中性緩衝ホルマリン液で固定する
  - 翌日に検体処理を行い，FFPEブロックを作製後にHE染色標本を作製する
  - 迅速診断時のHE染色と凍結戻し後のHE染色を病理医へ提出する

凍結戻し標本診断・最終報告
- **病理医**
  - 凍結戻し後のHE染色を診断し，最終報告を行う（ダブルチェック）
  - 術中迅速診断と凍結戻し後の診断が異なる場合は，依頼医と議論が必要である

図6 術中迅速診断から凍結戻し標本診断後の最終報告までの流れ（香川大学病院例）

ばれ，病理医が判断と切り出しを行っている．病理医全員が病理部門内に常在しているため，病理医と臨床検査技師がコミュニケーションを非常にとりやすい環境になっており，様々な問題点が生じた場合に迅速な対応が可能である．また，術中迅速伝送装置（顕微鏡画像がリアルタイムで手術室へ伝送される装置）があるため，術者が組織像を確認したい場合は，顕微鏡画像を手術室にいながらにして共有することができる．大部分の診療科は必要性を感じないようであるが，脳腫瘍などは全例で術中に組織像を提示しながら解説を行っている．また必要に応じて，術者の一人が実際に病理部へ来て，電話で理解できないような微妙なニュアンスを検鏡しながら話し合い，術中の手術方針を決定する場合もある．マニュアルに記載されていない事案も発生するため，臨機応変に最善の手段を講じることも大事である．

精度管理という点では，迅速診断標本と凍結解凍後の永久標本の組織像が大きく異なる場合，迅速標本として不適切な標本が作製された場合は，病理部門内の職員全員が集合するミーティング時に取り上げ，全員にその内容や標本を回覧している．また，術中迅速診断の検体提出法などの取り決めについては，事前に臨床各科と定期的に話し合いを行っておけば，インシデントやトラブル防止につながるので，病理部長や臨床検査技師の部門長の役割は大切である．このような現場での全般的な業務を若手の病理医や臨床検査技師に経験させることにより，精度管理だけでなく，次世代への教育につながることも強調しておきたい．

おわりに

最後に，術中迅速組織診断に限らず，すべての病理業務が患者の正確な診断とそれに基づく治療のためにあることを，病理部門内の職員は強く意識しておかなければならない．そして，術中迅速診断に関しては，病理部門内での情報の共有化や作業の標準化，問題が生じた場合の迅速な対応や改善が重要となる．

（羽場礼次，本山睦美）

文 献

1) 羽場礼次：術中迅速診断標本作製の標準化〜術中迅速組織診断のポイントと精度管理〜．Histo-Logic Japan 49：14-21, 2021
2) 日本病理学会：9）術中迅速病理標本作製・術中迅速病理診断．病理検体取扱いマニュアル—病理検体取り違えを防ぐために—（初版），2016, pp32-35
https://pathology.or.jp/news/pdf/manual_all_160719.pdf（2024年9月5日閲覧）
3) 熊木伸枝，梅村しのぶ：術中迅速診断の方法．病理と臨床 26（臨時増刊号〔特集：外科病理マニュアル〕）：68-73, 2008
4) 橋本浩次，永谷昭義，奥山力也，他：術中迅速検体の取り扱いと美麗な凍結標本の作製．病理と臨床 39：10-18, 2021
5) 片山博徳，細根 勝，丹野正隆，他：術中迅速細胞診．病理と臨床 31（臨時増刊号〔特集：細胞診の基本から実践へ〕）：53-62, 2013
6) 日本臨床衛生検査技師会（監）：病理検査技術教本（JMAT 技術教本シリーズ），丸善出版，2017

その迅速診断，いるの？

　おそらく，このコラム以外の本書のすべてのページは「迅速診断は必要」という前提に基づいて書かれているだろう．私だって迅速診断は必要とは思っているが，あなたの見ている"その迅速診断"が必要とは限らない．このコラムでは，臨床疫学とEBMに基づき迅速診断にまつわる迷妄を厳しく糾弾し，迅速診断の価値を再評価する（!）．

　と，枕ではふっておいて……早く書きたいのは「迅速診断あるある」である．

1 迅速診断あるある（その1）～効果を過大評価されがち～

　ここ10年ほど，日本でもquality indicator（QI）が注目され始めた．その中にはもちろん病理診断に関する項目もある．初期に注目されたのは術中迅速診断で，「厚生労働省 医療の質の向上・公開推進事業報告① 民医連QI推進事業」にも2012年から「指標16. 悪性腫瘍手術における術中迅速病理標本作製割合」として登場している[1]．

　QIは「簡単に医事データ等から算出できる」という縛りの中で，医療現場から遠い"有識者"（!）がつくるので，実臨床家の検証に堪えないものが稀ならずある．病理部門からはさらに遠いので，病理関係のQIは意味のないものになりやすい．「悪性腫瘍手術における術中迅速病理標本作製割合」もその一つである．病理診断に対する期待を表しているともいえるが，無理解の産物でもある．もちろん，迅速診断の数が医療の質を反映するわけもないので，2016年に集計項目から消えた．

2 迅速診断あるある（その2）～手術医は習慣でなんとなく迅速診断を出しがち～

　実際の迅速診断に関わる手術医はそこまでナイーブではないと期待したいが，期待と無理解は紙一重である．彼らが迅速診断について「より迅速な病理診断で，手術中にも利用可能だ．しかも最近は保険点数が2,000もついている，出した方が医療の質も高い」と期待していれば病理側との軋轢が生じうる．

　私は四国がんセンターに赴任して20年以上経つので，院内で病理医を無視した行いははびこってはいない．肺癌のT分類でTis，T1mi，T1aが導入されたとき，「迅速標本で肺腺癌の浸潤径を書くなんて無理．とんでもない」と言ったら，特に軋轢なく，呼吸器外科医は「そうだね」と言う．術中迅速腹腔洗浄細胞診も乳腺の断端チェックもほぼない．卵巣癌を確定する迅速診断は出るが，悪性と境界悪性腫瘍の鑑別は強くは求められない．胃癌の断端迅速診断はある．

　一方，他院の話を聞くと，過度な迅速診断が行われているようである．胃癌全例で腹腔洗浄細胞診を迅速で行っている外科医，乳腺温存標本の断端を必ず出す外科医，肺癌の縦隔リンパ節をすべて迅速診断に出す外科医は近くの病院に実在する．術中腹腔洗浄細胞診の結果で手術中に術式を変える意義は疑わしいし，本当に術式を変えているかどうかはさらに疑わしい．他院のことなので余計なことかもしれないが，やめさせようとしてその医師と議論したことがある．しかし，バカボンのパパのように「これでいいのだ」の一点張りでやめさせることはできなかった．多くの病院で非浸潤性乳管癌乳房温存手術の断端迅速診断と術後放射線療法が併用されている．断端全面の迅速診断を行っている施設もある．断端を陰性にするため熱心に迅速診断をしたうえ，陰性であっても放射線も浴びせるのだ．同じ病院でも同じ癌腫に対して出身医局により迅速診断を依頼するかどうかが違うという話も聞く．迅速診断は手術医の習慣，思いつきで，実施や提出検体数が決められているのが実態である．

3 迅速診断あるある（その3）～迅速診断の信頼性と有用性が混同されがち～

　QIと並んで私たちがよく目にするようになっ

た言葉に「エビデンス」がある．事前の生検による診断確定ができなかった病変を迅速診断することはエビデンス不要の"最善の慣行"だろう．

しかし，腫瘍断端の迅速診断は別である．迅速診断の結果による追加切除が再発率や生存率を改善する証拠がない癌腫が多いため，その臨床的有用性には疑問が投げかけられてきた[2-6]．多くの場面で断端迅速診断の信頼性に関してはエビデンスがあるが，手技の信頼性は有用性の必要条件にすぎない．厳密なエビデンスをつくるには手術手技，肉眼判断の基準，術後治療を揃えたうえで，迅速診断後の対処の方法を考えた臨床研究を組む必要があるが，デザインが非常に難しい．どこを何個採取するかなども計画に盛り込む必要があることを思うと不可能に思える．乳癌，膵管の癌，頭頸部癌などの剝離面が広く，肉眼的な断端判定が難しい腫瘍での有用性はこれまでも証明されていないが，おそらく今後も難しいだろう．医療行為のすべてにエビデンスがある必要はないが，証明されていないことをやっているということは迅速診断を依頼する側も受ける側も知っておきたい．迅速検体がいやになるほど沢山あるときには「エビデンス，あんの？」と聞いてみよう．

4 迅速診断あるある（その4）〜手術医は「断端陰性」という言葉が好き〜

病理カンファレンスで私が「断端陽性，ほら」と顕微鏡を投影して，動かぬ証拠を見せても，手術医は「いや，ここは切れ込んでいるだけで」とか「この先には何もないはずだ」とか言って無用な交渉をしてくる．病理医がしゃべる言葉のうち，手術医が好きな言葉は「断端陰性」，最も愛する言葉は「ギリギリで切除されている」で，最も嫌いなのは「断端陽性」だ．もっとも彼らの仕事への熱意の表れでもある．見えない腫瘍の境界を切り分けるとき，断端の迅速診断を行えば，ちょっとほっとして手術を続行できる．または，嫌いな言葉のショックを病理医と半分こにできると思っているかもしれない．

5 迅速診断あるある（その5）〜断端迅速診断の待ち時間に休みがち〜

四国がんセンターでは頭頸部腫瘍の大がかりな手術で5〜6個の断端迅速標本がいっぺんに出ることがある．そうなると迅速切片を作るのに30〜40分かかる．頭頸部腫瘍の手術時間は長い．どうやらその間に「迅速診断結果待ち休憩」がとられているらしい．

■ おわりに：迅速診断あるある（その6）〜とはいえ，迅速診断がいやなわけではない〜

断端迅速診断の真の有用性は証明できなくても，「術者がちょっとほっとする」という効果は誰かが，もしやろうと思えば実証できるだろう．

もっとも，私は臨床医がほっとするため，また責任を半分こにするために迅速診断してもよいと思っている．何より迅速診断は，臨床医が結果に注目していて病理医の腕の見せどころだし，迅速診断を行うことが患者に害があるというエビデンスもないし，科学的に証明できるかどうかは別として，自分が患者だとすれば迅速診断の結果を見てある程度安心した術者に手術してもらう方がありがたい．ただ，そのためには，ほっとさせてあげたいと病理医側が思えるような関係の臨床医であってほしいところだ．

（寺本典弘）

文 献

1) 全日本民主医療機関連合会 診療情報活用・質向上（QI）委員会：全日本民医連 2015年 医療の質の向上・公開推進事業報告①（厚生労働省 平成27年度「医療の質の評価・公表等推進事業」）．
https://www.min-iren.gr.jp/hokoku/data/hokoku_h27/160429_01.pdf.（2024年9月5日閲覧）
2) Barreto S, Pandanaboyana S, Ironside N, et al：Does revision of resection margins based on frozen section improve overall survival following pancreatoduodenectomy for pancreatic ductal adenocarcinoma. HPB 19：573-579, 2017
3) Hanna WM, Parra-Herran C, Lu FI, et al：Ductal carcinoma in situ of the breast：an update for the pathologist in the era of individualized risk assessment and tailored therapies. Mod Pathol 32：896-915, 2019
4) Ke Q, Chen Y, Huang Q, et al：Does additional resection of a positive microscopic ductal margin benefit patients with perihilar cholangiocarcinoma：a systematic review and meta-analysis. PLoS One 15：e0232590, 2020
5) Pathak KA, Nason RW, Penner C, et al：Impact of use of frozen section assessment of operative margins on survival in oral cancer. Oral Surg Oral Med Oral Pathol Oral Radiol Endod 107：235-239, 2009
6) Petrucciani N, Nigri G, Debs T, et al：Frozen section analysis of the pancreatic margin during pancreaticoduodenectomy for cancer：Does extending the resection to obtain a secondary R0 provide a survival benefit？ Results of a systematic review. Pancreatology 16：1037-1043, 2016

第 2 部

各 論

第2部 各論

I 乳腺腫瘍
1. 断端チェックをしていない施設

はじめに

　乳房部分切除検体における「術中断端チェック」の方法は、「検体X線撮影」や「細胞診」もあるが、本項では「凍結組織標本による術中迅速診断」として記述する。また、乳頭温存術の際の皮膚側断端（温存乳頭下面）が術中断端チェックの対象となることもあるが、側方断端についてのみ述べる。

　「乳癌診療ガイドライン2 疫学・診断編 2022年版」の病理診断BQ5には、「術中病理診断による断端検索は、検査として推奨されるに十分な高い精度を示すとする報告が多い。術中に断端陽性を確認した場合、追加切除によって一期的に手術を終えることができ、再手術を抑えられる利点がある」と記載されており[1]、英文報告をまとめた論文でも術中迅速病理診断による断端チェックの有用性が示されている[2,3]。一方、術中迅速病理診断による断端チェックでは、偽陰性や偽陽性が起こりうることが知られている[4]。例えば、術中迅速時に組織標本を作製しなかった部位に永久標本で癌の断端露出が確認されることがある。さらに、標本の状態が悪いと、非浸潤癌を乳管上皮過形成と誤ることがあり、その逆もありうる。浸潤性小葉癌と炎症細胞浸潤は凍結組織標本ではお互いに鑑別が難しいことがある。さらに現場の病理医からも、時間的拘束や状態が悪い標本で判断しなければならないことについてのストレス、凍結標本を溶かして作製した永久標本における断端判定の困難さなどの不満がある。

　私は20年以上、術中断端チェックを行わない病院に病理医として勤務してきたため、条件が揃えば術中断端チェックの必要はないと考えている。そこで、現在勤務している名古屋医療センターにおける断端判定の状況を述べた後、術中断端チェックの必要がない条件とは何かを考察する。

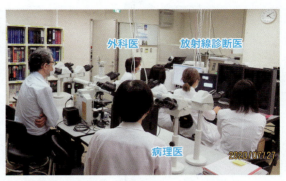

図1 術前症例検討会（文献5より）
名古屋医療センターでは次の週に手術が予定されている患者の術前症例検討会を毎週行っている。外科医、放射線診断医、病理医が参加し、患者背景情報、放射線画像情報、病理診断情報が共有され、術式が検討される。

1 名古屋医療センターにおける断端判定の状況

1）術前症例検討会（図1）[5]

　外科医、放射線診断医、病理医で、次の週に手術が予定されている患者の術前症例検討会を毎週行っている。検討会では、患者背景情報、放射線画像での病変の広がりや推定組織型と病理診断情報を共有し、乳房部分切除術の適応と切除範囲の決定に役立っている。

2）超音波による手術直前の腫瘍位置確認

　手術前日に、放射線診断医が病変部位直上の患者皮膚にマークを行うが、体位の関係でマークがずれることがよくある。そのため手術直前に、腫瘍の位置確認を改めて外科医（術者）が超音波にて行っている。

3）術中検体X線撮影（図2）

　石灰化を有する非触知乳癌では、全例に術中検体X線撮影を行って、石灰化の完全切除を目指

126

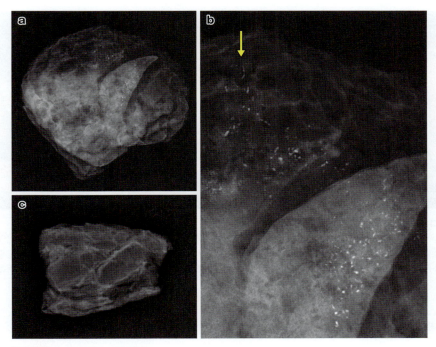

図2 術中検体X線撮影
術前マンモグラフィで石灰化が認められたため，術中X線撮影が行われた（a）．断端近傍まで石灰化が認められた（矢印）ため（b），追加切除が行われたが，追加切除検体には石灰化は認められなかった（c）．
a：全体像．
b：石灰化拡大像．
c：追加切除検体．

している．術中検体X線撮影で石灰化が断端近傍に認められる場合は追加切除を行う．追加切除された検体もX線撮影を行って石灰化の有無を確認している．

4）切除検体の固定と切り出し方法（図3）

検体処理にポリゴンメソッドを用いている[6]．この方法は，専用型枠（図4）に検体を入れて固定し，断端面に平行に断端から3 mmのところに割を入れ，断端判定用ブロックを作製する方法で，真の断端の反対側を断端として判定する．一般に広く行われている5 mm間隔で検体に割を入れる方法よりも，正確な断端判定が可能である．

5）断端陽性検体数

直近8年間に乳房部分切除術を施行した413例中，断端に癌の露出があったのは40例で，断端陽性率は9.6%であった．

2 術中断端チェックの必要がない条件は何か

術中断端チェックの有用性を述べた日本の論文[7-10]によると，術中断端チェックを行うことにより永久標本での断端陽性例が減少したことを挙げている．また術中断端陽性例は，乳管内進展を認めた例[10]と浸潤性小葉癌に多いとの記載がある[9,10]．それらの論文によると，術中断端チェック時の陽性率は10.6〜23%で，最終的な断端陽性率は7〜14.5%であった（表1）．

すなわち，最終的な断端陽性率相当の断端陽性率が術中断端チェックを行わなくても確保できるのであれば，術中断端チェックは行わなくてもよいということになる．上述したように名古屋医療センターではその条件を満たしている．つまり，

第 2 部　各論

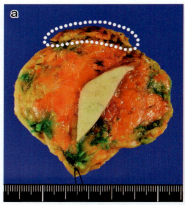
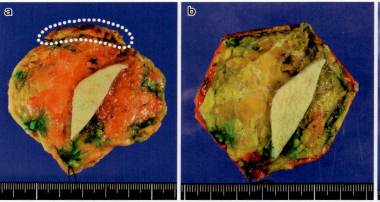
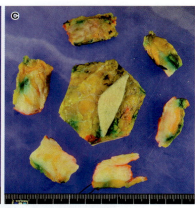

図3 ポリゴンメソッド（図2と同一検体）
ポリゴンメソッドは，乳房部分切除検体の正確な断端判定方法である．切除検体（a）を専用型枠（図4参照）に入れて固定すると，断端面は平面として固定される（b）．本例は追加切除された組織が縫い付けられている．断端面に平行に断端から3 mmのところに割を入れ断端判定用ブロックを作製する（c）．本例では，追加切除した検体も含めて，断端に癌の露出はなかった．
a：固定前検体．検体上部（点線部）に追加切除検体が縫い付けられている．
b：固定後検体．水平方向断端は専用マーカーで赤く色づけされている．
c：断端判定用組織が切り出された検体．

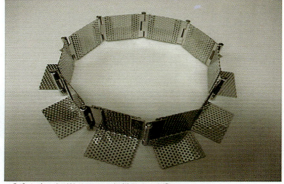
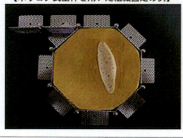

図4 ポリゴンメソッド用専用型枠（「ポリゴン式型枠」説明書より，㈱PLMより許可を得て掲載）
メッシュ状のステンレス製の板が蝶番で接続され，可変式となっている．1個の板の大きさは，市販のパラフィンブロック用カセットの大きさに合うようになっている．型枠内に入れた乳房部分切除検体に注射器でホルマリンを注入して固定する．市販されているため購入できる．

表1 乳房部分切除検体における術中断端チェックと断端陽性件数

	調査期間（年）	術中断端チェック施行例数	術中断端陽性例数	最終断端陽性例数	文献
1	1989〜1998	268	60 (22.4%)	39 (14.5%)	緒方，他（1999）[10]
2	2005	60	14 (23%)*	3+α (7%)*	宇佐美，他（2007）[7]
3	2002〜2006	301	32 (10.6%)	31 (10.3%)	小山，他（2008）[8]
4	2005〜2008	108	14 (13%)	9 (8.3%)	
5	2007〜2013	66	14 (21%)	記載なし	青松，他（2015）[9]

*「仮に術中迅速を施行することなく予定した乳腺切除で終了した場合には，23％（14例）が断端陽性と判断されるという結果であった．このうち11例は，術中迅速診断を行うことによって最終切除断端を陰性とすることができ，最終的に断端陽性率を7％にまで抑えることができた」と論文（文献7）中に記載されている．

術中断端チェックの必要がない条件とは，癌の進展範囲の正確な術前診断とそれに基づいた乳房部分切除術の適応決定ができることである．そのためには，高い放射線画像診断能力がまず必須であり，外科医，放射線診断医，病理医による情報共有と術前検討を含む協力体制も必要である．

まとめ

乳房部分切除検体に対する術中断端チェックは，条件が揃えば必要ないと考える．その条件とは，癌の進展範囲の正確な術前診断が可能な高い放射線画像診断能力と，外科医，放射線診断医，病理医による，患者の情報共有と術前検討を含む協力体制である．

謝辞：各施設における乳房部分切除検体術中断端チェックの状況について教えてくださいました全国の病理医のみなさま，名古屋医療センターにおける断端判定の状況についての情報をご提供くださいました林 孝子先生（名古屋医療センター乳腺外科）と，術中検体X線撮影写真の所見につきご教示くださいました加藤 彩先生（名古屋医療センター乳腺外科）に感謝いたします．文献収集にご協力くださいました，市原亮介先生（津島市民病院）と榎本 篤先生（名古屋大学），市原 周先生（名古屋医療センター病理診断科）にも感謝いたします．

（西村理恵子）

文 献

1) 日本乳癌学会（編）：病理診断，BQ5 乳房部分切除術の病理組織学的断端診断はどのように行うか？ 乳癌診療ガイドライン2疫学・診断編 2022年版，金原出版，2022, pp349-352
2) Gray RJ, Pockaj BA, Garvey E, et al：Intraoperative margin management in breast-conserving surgery：a systematic review of the literature. Ann Surg Oncol 25：18-27, 2018
3) St John ER, Al-Khudairi R, Ashrafian H, et al：Diagnostic accuracy of intraoperative techniques for margin assessment in breast cancer surgery：a meta-analysis. Ann Surg 2017, 265：300-310
4) Harrison BT：Breast：parenchymal margins. Lester SC, et al（eds）：Diagnostic Pathology；Intraoperative Consultation, 3rd edition, Elsevier, 2023, pp138-141
5) 西村理恵子：乳腺部分切除検体に術中断端チェックは必要か？ 病理と臨床 39：25-28, 2021
6) Ichihara S, Moritani S, Nishimura R, et al：Polygon method：a systematic margin assessment for breast conservation. Cancer Med 8：3359-3369, 2019
7) 宇佐美 伸，石田孝宣，深町佳世子，他：乳癌の術中診断と術式選択．外科 69：200-204, 2007
8) 小山徹也，林 光弘，長岡りん，他：術中迅速診断（原発巣・断端・リンパ節）．病理と臨床 26：1073-1078, 2008
9) 青松直撥，鄭 聖華，平松宗一郎，他：乳房温存手術に対する術中迅速病理診断の意義．癌と化学療法 42：1794-1796, 2015
10) 緒方晴樹，西川 徹，矢吹由香里，他：当科の乳房温存術における，術中，術後の断端浸潤の検討．乳癌の臨床 14：319-323, 1999

第2部 各論

I 乳腺腫瘍
2. 断端チェックをしている施設

はじめに

乳房部分切除あるいは乳頭温存乳房全切除検体の断端診断は必ず行われるべきである．一方で，術中迅速診断を行うか否かについては，乳腺外科医の考え方や病理検査室の体制によって対応が変わる．また術中迅速診断を行う際の手法は標準化されておらず，施設ごとに工夫をこらして行われている．筆者の施設では毎日のように術中迅速診断で断端評価を行っていることから，日々の実践を紹介する．またセンチネルリンパ節については，近年，術中迅速診断ではなく永久標本で確認する施設も出てきているが，多くの施設では術中迅速診断を行っている．本項ではセンチネルリンパ節の評価に関する基本的事項や臨床的意義についても概説する．

1 術中迅速診断での断端評価

術中迅速診断（以下，迅速診断）で断端を評価する目的は，断端陽性の場合に追加切除を行い，再手術を避けることにある．乳管内進展の範囲の把握が難しい症例などでも，術中に最適な切除範囲を決定できるため，縮小手術にもつながると期待される．一方で，病理検査室は限られた人数で運営されていることも多く，負担は大きい．迅速診断による断端評価について概説し，実際の診断における注意点についても紹介する．

1）ガイドラインなどによる取扱い

現在，ガイドラインなどによる迅速診断での断端評価に関する記述は少なく，コンセンサスを得ている指針は出されていない．最新の乳癌診療ガイドライン2022年版[1]では，迅速診断による断端検索を断端評価方法の一つとしての紹介にとどめており，「術中病理診断による断端検索は，検

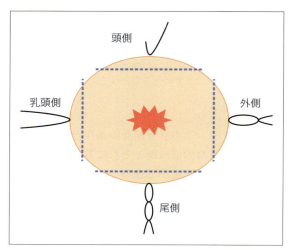

図1 peeling 法による断端サンプリング例
切除検体を糸でマーキングすることでオリエンテーションを明確にする．5 mm 程度の厚みで表面を削ぎ取る形でサンプリングする．表面と割面の区別をつけるために，インクによりマーキングする．

査として推奨されるに十分な高い精度を示すとする報告が多い」とする一方で，迅速診断では「正診に至らない可能性」についても言及している．乳癌取扱い規約第18版[2]，College of American Pathologists（CAP）プロトコール[3]，International Collaboration on Cancer Reporting（ICCR）[4]では，迅速診断による断端検索についての記載はない．

2）検索方法

術中の断端検索として凍結切片による病理組織診断が一般的であるが，捺印細胞診も行われる場合がある．検索方法に標準化された手法はなく，施設ごとに工夫をこらして行われている．断端のサンプリング法としては，切除検体の側方断端の表面を削ぎ取る peeling 法（図1）が一般的であり，他には摘出腔の側壁と底部を削ぎ取る cavity shaving 法も行われる．peeling 法では，ホルマ

130

リン固定後の本体を検討する際に，サンプリング部位の方向に関する正確な断端距離が測定できないという欠点がある．当施設（国立がん研究センター中央病院）では，乳房部分切除検体の側方断端1から4方向，乳頭温存乳房全摘出検体の乳頭直下断端に対して迅速診断による断端評価を行っている．peeling法を用いて切除検体の断端面を5mm程度の厚みで切り，サンプリングする．この際に，摘出検体のオリエンテーションや割面と断端が不明にならないように糸や色素（インク）でマーキングを行うことが望ましい．標本化する面は，真の断端である切離面を選ぶ方法もあるが，その表面は焼灼を受けており観察が困難な場合が多いことから割面を標本化している．

実際に迅速診断で断端評価を行うには，臨床の要望と病理側の人的資源を考慮した施設ごとの対応法を用意しておくことも必要となる．断端評価には，サンプリングやマーキングの作業が必要となり，複数切片を標本化して評価することも多い．同時にセンチネルリンパ節も迅速で評価するとなると，負担はさらに増える．センチネルリンパ節は複数個提出されることも珍しくないため，断端とリンパ節を併せて合計8検体前後となることもある．したがって，現場の過度な疲弊を避けるために，迅速で評価する1症例あたりの検体数の上限の設定や，センチネルリンパ節の迅速診断を行わないような症例に限定して断端評価を実施するなど，継続可能な実施体制を築くことも重要と考える．

3）有用性

これまでの報告で，迅速診断による断端評価を行うと乳房部分切除術後の再切除率と温存乳房内再発率が低いことが示されている．Garciaらによるメタ解析では迅速組織診を用いる場合の再切除率は平均5.9％（0〜23.9％）と報告されている[5]．再発率のメタ解析はないが，これまでに再発率0〜7.5％と報告されている[5]．Osakoらは全周性の迅速断端評価を行うことで，最終的な断端陽性率5.9％，再切除率0.1％であったと報告している[6]．ただし迅速診断で断端陰性を確認しても，切除検体本体では断端陽性となる場合があることには留意が必要である．原因の多くは断端陽性となる部位がサンプリングされなかったことにある．時間や人的資源が限られているため，すべての断端を評価するのは困難である．そのため，術前の検討や摘出検体に対する画像的検討により，最も断端に近い部位をサンプリングするなどの工夫が必要である．

また，病変が標本化されても正診に至らない場合もある．凍結に起因するアーチファクトにより細胞異型や構造異型の判断がしばしば困難となる．凍結切片での診断の正しさは，凍結した組織から永久標本を作製して，永久標本での診断と比較することにより行われる．Garciaらによるメタ解析では，凍結切片診断について，感度0.81（95％信頼区間0.79〜0.83），特異度0.97（95％信頼区間0.97〜0.98），ROC曲線のAUC 0.98と報告されている[5]．メタ解析に用いられた文献ごとの正診率は0.81〜1.00（中央値0.92）であった．ただし，これらは日頃から凍結切片で断端評価を行っている施設からの報告であり，他の施設でも同様の正診率が得られるとは限らない．

4）実際の診断に際して

ここでは日常診療で経験する迅速での断端評価に関する注意点を紹介する．凍結切片では永久標本よりも核が腫大することがよく経験される．パラフィン包埋切片でも鑑別が難しいことがあるような，通常型乳管過形成や乳管内乳頭腫と非浸潤性乳管癌の鑑別，腺症や放射状瘢痕と浸潤性乳管癌の鑑別，炎症細胞と浸潤性小葉癌の鑑別などは，凍結切片では判断が一層難しくなる（**図2〜4**）．乳頭温存乳房全摘出検体の乳頭直下断端の評価は，乳頭切除の判断材料となるため，特に注意したい．判断が難しい場合は，所見を臨床医に伝えて断定的な診断を避けるべきである．日頃から臨床医とコミュニケーションをとり，迅速診断の限界を臨床医と共有しておくことも重要と考える．

乳腺組織の間質に粘液様の変化を認めることがある（**図5**）．浸潤性乳管癌の場合にはあまり気にならないが，粘液癌の断端評価のときに粘液癌の粘液成分との鑑別が問題となる．術前針生検の診断が粘液癌の症例では，腫瘍由来の可能性はあるものの，粘液様変化のみで直ちに腫瘍の一部と

第 2 部　各論

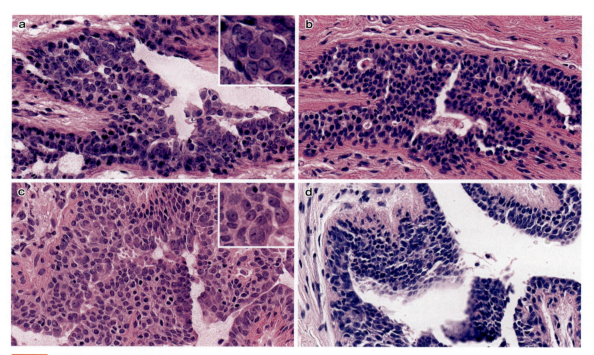

図2 乳管内の通常型乳管過形成
症例 1（a, b），症例 2（c, d）の凍結切片と凍結戻し標本．凍結切片（a, c）では，凍結戻し標本（b, d）よりも核が腫大しており，小型の核小体も確認できる．

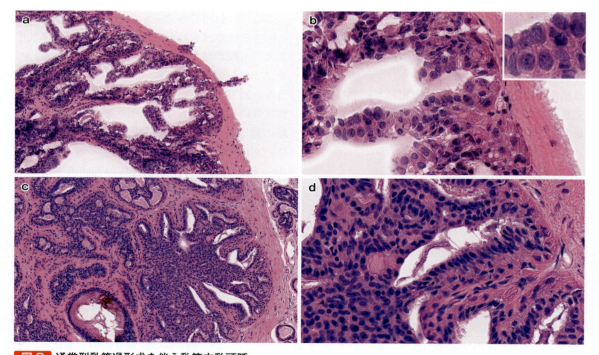

図3 通常型乳管過形成を伴う乳管内乳頭腫
同一症例の凍結切片（a, b）と凍結戻し標本（c, d）．凍結切片では，病変の多くが剝離や切片の折れ返りにより観察困難となっている．強拡大（b の inset）では，小型の核小体と腫大核をもつ上皮細胞を認める．凍結戻し標本では腫大核は目立たない．

I．乳腺腫瘍　2．断端チェックをしている施設

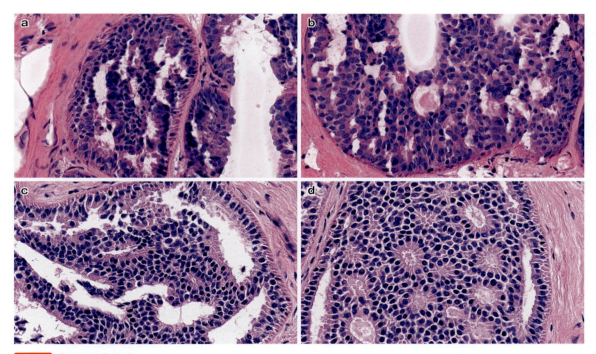

図4 非浸潤性乳管癌
同一症例の凍結切片（a, b）と凍結戻し標本（c, d）．凍結切片では，比較的均一な小型上皮細胞が増殖している．bでは不完全な篩状を呈するが，通常型乳管過形成との鑑別が難しい．凍結戻し標本では典型的な篩状構築を認める．

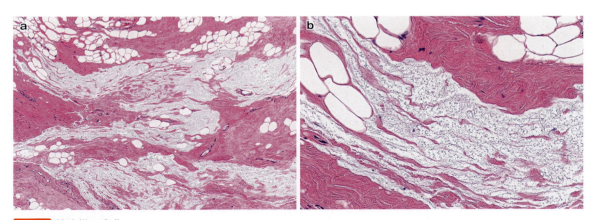

図5 粘液様の変化
a：凍結切片，b：aの拡大．間質に粘液様の変化をきたすことがある．粘液癌の断端評価の場合に，腫瘍由来の粘液との鑑別が問題となる．

判断するのは避けるべきである．一方で，断端に腫瘍がなくても追加切除の対象となる場合がある．高悪性度非浸潤性乳管癌では，術前薬物療法がなくても，腫瘍が壊死に陥り乳管内に瘢痕を残す，healingと呼ばれる変化が知られている（図6）．このような治癒の像を断端にみたときは病変が取りきれていない可能性があり，その旨を乳腺外科医に伝える．また術前薬物療法後では，断端に腫瘍消失後の瘢痕組織がみられる場合，腫瘍床が取りきれていない可能性があるため，追加切除が望ましい（図7）．

133

第2部 各論

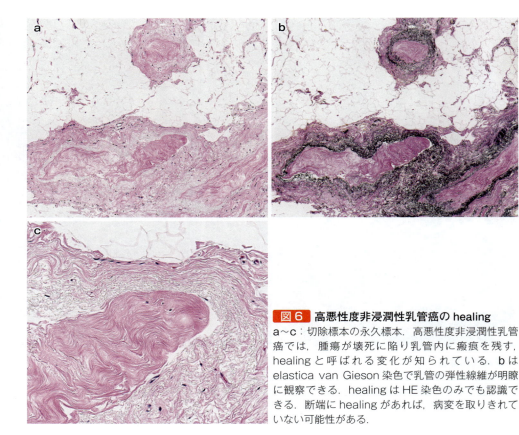

図6 高悪性度非浸潤性乳管癌の healing
a〜c：切除標本の永久標本．高悪性度非浸潤性乳管癌では，腫瘍が壊死に陥り乳管内に瘢痕を残す，healing と呼ばれる変化が知られている．b は elastica van Gieson 染色で乳管の弾性線維が明瞭に観察できる．healing は HE 染色のみでも認識できる．断端に healing があれば，病変を取りきれていない可能性がある．

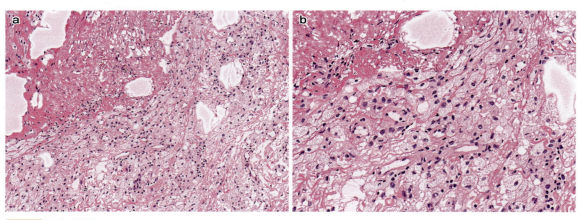

図7 腫瘍消失後瘢痕
a：凍結切片，b：a の拡大．術前薬物療法後で，断端に腫瘍消失後と考えられる泡沫状組織球の集簇や瘢痕組織がみられる場合，腫瘍床が取りきれていない可能性がある．

2 迅速診断でのセンチネルリンパ節生検の取扱い

センチネルリンパ節を迅速標本で評価する意義は，転移がない場合に腋窩リンパ節郭清を省略することにある．最近では，センチネルリンパ節に転移があっても症例によっては腋窩リンパ節郭清を行わない考えが広がっており，迅速診断ではなく永久標本で評価する施設も出てきている．迅速診断におけるセンチネルリンパ節生検について概

説する．

1) ガイドラインなどによる取扱い

乳癌取扱い規約第18版[2]，The American Joint Committee on Cancer (AJCC) Cancer Staging Atlas 第8版[7]やUnion for International Cancer Control (UICC) 悪性腫瘍TNM分類第8版[8]では用語に若干の違いがあるが，リンパ節における転移巣は，遊離腫瘍細胞 isolated tumor cells (ITC)，ミクロ転移 micrometastasis，マクロ転移 macrometastasis に分類される．本邦規約とUICCでは，ITCは腫瘍細胞群が0.2 mm以下の転移，ミクロ転移は0.2 mmを超える転移，および/または腫瘍細胞数200個を超え，2 mm以下の転移，マクロ転移は2 mmを超える転移と定義される．ITCのみのリンパ節は転移陽性リンパ節の個数には含めない．AJCCにおいても，0.2 mm以下でも腫瘍細胞数200個を超えるものはミクロ転移とすることを推奨している．本邦規約とUICCではITCの基準について，リンパ節の最大割面に200個未満の腫瘍細胞群とする考えも紹介している．

2) 腋窩リンパ節郭清の省略

cN0の症例に対してセンチネルリンパ節生検を行い，転移を認めなければ，腋窩リンパ節郭清を省略することが標準となっている．近年では，センチネルリンパ節転移陽性であっても，症例によっては腋窩リンパ節郭清を省略することが標準となりつつある．そのため，症例を選択してセンチネルリンパ節の検索を術中迅速診断ではなく永久標本で行う施設もある．乳癌診療ガイドライン2022年版[9]では，センチネルリンパ節の転移がミクロ転移の場合には，適切な術後薬物療法が行われる症例を対象に，腋窩リンパ節郭清の省略を強く推奨している．マクロ転移であっても，適切な術後の放射線治療および薬物療法を行う症例に対しては，腋窩リンパ節郭清の省略を弱く推奨している．

3) 検体の取扱い方法

センチネルリンパ節の検索方法には，術中の凍結切片による組織診，迅速細胞診，one-step nucleic acid amplification (OSNA™)法，術後の永久標本による組織診などがある．病理学的検索の基本は，術中迅速診断，永久標本による診断ともにHE標本による評価である．センチネルリンパ節検体の取扱い方法は，CAPプロトコール[3]では，センチネルリンパ節を長軸方向に2 mm間隔で分割し，すべて標本化して観察することを推奨している．マクロ転移を確実に検出するには，2 mm間隔で割を入れる必要がある．2 mmで標本作製するため，2 mm未満の転移が凍結戻し標本で出現するのは一定数ありうることである．

4) 転移巣の大きさの計測

基本的には転移巣は腫瘍細胞集塊の大きさにより分類されるが，大きさの計測方法に迷うことがある．本邦規約[2]では1つのリンパ節に複数の転移巣がある場合は最大転移巣の大きさを計測すると定めている．他の例外的な症例については，CAPプロトコール[3]にある次の①〜④の記載が参考となる．①1つのリンパ節に複数の転移巣があり，リンパ節に含まれる腫瘍全体の量が次のカテゴリーと同様であれば，より適切と考えられるカテゴリーを選ぶことが推奨される．②腫瘍細胞が集塊をつくらずに個細胞性にリンパ節に分布していると大きさの計測が難しい．このような場合で200個以上の腫瘍細胞があるとき，ITCとすべきではない．③リンパ節外へも浸潤している場合は，節外浸潤も含めて最大径を測定する．④リンパ節ではなく脂肪組織中に浸潤巣がある場合，周囲に乳腺組織や非浸潤癌がなければ，リンパ節転移と見なされる．これらCAPプロトコールにおける考え方は参考になるが，本邦規約やガイドラインでコンセンサスを得ているわけではないことに留意されたい．また④については，リンパ節全体が腫瘍によって置換され既存リンパ節構造が消失した結果，脂肪組織中に結節状に観察される状況を想定していることに留意する必要がある．本邦規約には詳細な規定がないため，例外的な症例の分類は現場の判断が尊重されると考えられるが，このような場合には合理的な理由を付記することが望ましい．また，迅速診断という限られた時間の中での判断が難しい場合には，その旨

第2部 各論

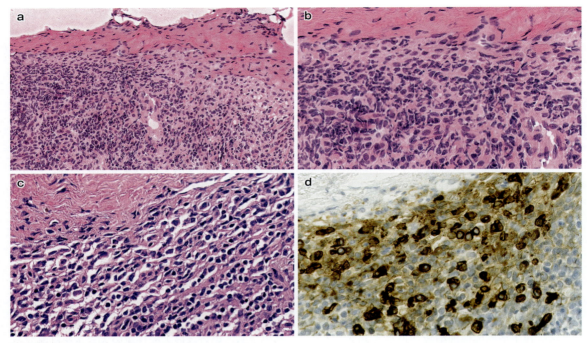

図8 浸潤性小葉癌のセンチネルリンパ節転移
a，b：同一症例の凍結切片，c：凍結戻し標本，d：凍結戻し標本の AE1/AE3 免疫染色．凍結切片では，アーチファクトにより炎症細胞にも核腫大や核形不整があり，腫瘍細胞の指摘が困難であった．凍結戻し標本では異型細胞をかろうじて認識できるが，形態のみで腫瘍との確実な判断は困難であった．

を臨床医に伝えて，後日，永久標本の所見と併せて検討することも考慮されたい．分類の難しい症例では，臨床判断で術中に腋窩リンパ節郭清を行うか，術後に改めて郭清手術を行うという判断もありうる．

5）節外浸潤

CAP プロトコール[3]では節外浸潤の記載も求められる．顕微鏡的節外浸潤が非センチネルリンパ節転移の予測因子であるとの報告はあるが，予後と再発との関連については報告により様々であり，腋窩リンパ節郭清に関する治療選択の判断材料になるかどうかには議論がある[10-12]．乳癌取扱い規約[2]では節外浸潤の記載は求められていない．

6）実際の診断に際して

ITC でも見逃さないことがもちろん重要ではあるが，腋窩リンパ節郭清の観点からはマクロ転移が特に重要である．適切に標本作製されていればマクロ転移を見逃すことは通常ないが，難しいのは浸潤性小葉癌である．個細胞性に転移して相当数の腫瘍があっても認識が難しいことがある（図8）．また，良性病変が含まれていることがあり，悪性と見誤らないことにも注意が必要である．例としては母斑細胞，卵管内膜症，異所性乳腺組織などがある（図9）．転移との区別が難しいこともあり，そのような場合は迅速診断での断定は避けて，凍結戻し標本で検討することも必要である．

cytokeratin に対する免疫染色は浸潤性小葉癌や ITC，ミクロ転移の検出に有用であるが，HE 染色で検出されず免疫染色のみで検出される微細な転移は臨床的意義が乏しいとされる[13]．乳癌診療ガイドライン2022年版[14]では，センチネルリンパ節の検索において，免疫染色をすべての症例に適応することは基本的には勧められないとしている．

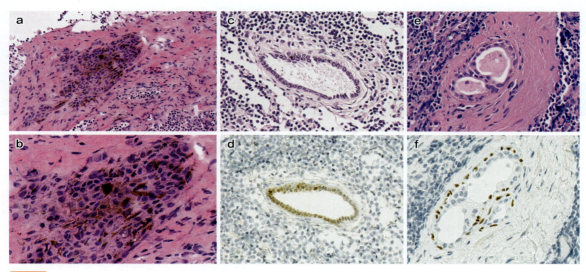

図9 センチネルリンパ節にみられた良性病変

a, b：母斑細胞集簇巣．凍結切片で色素を含有する母斑細胞の集簇を認める．c, d：異所性卵管内膜症．卵管上皮に類似する上皮細胞で構成される腺管を認める．PAX8 陽性を示す（d）．e, f：異所性乳腺組織．p63 陽性の筋上皮細胞が確認できる（f）．

おわりに

　乳腺断端とセンチネルリンパ節の迅速診断について概説した．断端評価は，人的資源の制限や，評価が難しい症例もあるが，適切に運用できれば再手術の減少や縮小手術にもつながると期待される．本項が日常診療の一助となれば幸いである．

（杉野弘和，吉田正行）

文　献

1) 日本乳癌学会（編）：病理診断，BQ5 乳房部分切除術の病理組織学的断端診断はどのように行うか？ 乳癌診療ガイドライン 2 疫学・診断編 2022 年版，金原出版，2022, pp349-352
2) 日本乳癌学会（編）：臨床・病理 乳癌取扱い規約 第 18 版，金原出版，2018
3) Connolly PLFJL：Protocol for the Examination of Resection Specimens from Patients with Invasive Carcinoma of the Breast. 4.8.0.0 ed：College of American Pathologists (CAP), 2022 https://documents.cap.org/protocols/Breast.Invasive_4.8.0.0.REL_CAPCP.pdf（2024 年 9 月 5 日閲覧）
4) Ellis I AK, Dang C, Gobbi H, et al：Invasive Carcinoma of the Breast Histopathology Reporting Guide, 2nd edition, International Collaboration on Cancer Reporting (ICCR), 2022
5) Garcia MT, Mota BS, Cardoso N, et al：Accuracy of frozen section in intraoperative margin assessment for breast-conserving surgery：a systematic review and meta-analysis. PLoS One 16：e0248768, 2021
6) Osako T, Nishimura R, Nishiyama Y, et al：Efficacy of intraoperative entire-circumferential frozen section analysis of lumpectomy margins during breast-conserving surgery for breast cancer. Int J Clin Oncol 20：1093-1101, 2015
7) American Joint Committee on Cancer (AJCC), Amin MB, et al (eds)：AJCC Cancer Staging Manual, 8th edition, Springer, 2016
8) Brierley JD, Gospodarowicz MK, Wittekind C (eds)：TNM Classification of Malignant Tumours, 8th edition, Wiley-Blackwell, 2016
9) 日本乳癌学会（編）：外科療法，CQ1 センチネルリンパ節に転移を認める患者に対して腋窩リンパ節郭清省略は勧められるか？ 乳癌診療ガイドライン 1 治療編，金原出版，2022, pp316-320
10) Maguire A, Brogi E：Sentinel lymph nodes for breast carcinoma：a paradigm shift. Arch Pathol Lab Med 140：791-798, 2016
11) Barrio AV, Downs-Canner S, Edelweiss M, et al：Microscopic extracapsular extension in sentinel lymph nodes does not mandate axillary dissection in Z0011-eligible patients. Ann Surg Oncol 27：1617-1624, 2020
12) Vane MLG, Willemsen MA, van Roozendaal LM, et al：Extracapsular extension in the positive sentinel lymph node：a marker of poor prognosis in cT1-2N0 breast cancer patients？ Breast Cancer Res Treat 174：711-718, 2019
13) Giuliano AE, Hawes D, Ballman KV, et al：Association of occult metastases in sentinel lymph nodes and bone marrow with survival among women with early-stage invasive breast cancer. JAMA 306：385-393, 2011
14) 日本乳癌学会（編）：病理診断，BQ6 センチネルリンパ節の病理学的検索はどのように行うか？ 乳癌診療ガイドライン 2 疫学・診断編，金原出版，2022, pp353-355

第2部 各論

I 乳腺腫瘍
Topics：OSNA™法

　OSNA™ (one-step nucleic acid amplification) 法は，可溶化したリンパ節中に含まれるCK19mRNAを，専用の遺伝子増幅検出装置と試薬を用いて，reverse transcript loop-mediated isothermal amplification (RT-LAMP) 法で増幅・検出し，リンパ節への癌転移診断の補助を行う分子生物学的手法である．増幅されたCK19mRNAのコピー数の値により，(−)，(＋)，(＋＋) と判定され，それぞれ病理学的検索のno metastasis, micrometastasis, macrometastasisに相当する[1]．

　OSNA™法は現在，乳癌，胃癌，大腸癌，非小細胞肺癌において保険適用（保険点数2,400点）となっているが，特にセンチネルリンパ節生検頻度の高い乳癌で実用性が高い．乳癌診療ガイドラインには「OSNA法は，通常の病理組織学的検索の代用となり得る」と記載されており[2]，偽陽性が少なく，特異性が高いことが知られている．

　リンパ節提出から結果を得るまでの手順を図1に示す．新機種RD-200では14サンプルを同時に測定可能であるが，1サンプルとして測定できるリンパ節重量は25〜600 mgであり，リンパ節が大きい場合には分割して測定する．当院（博愛会相良病院）では重量確認後，装置のトラブル発生時など万が一の事態に備え，センチネルリンパ節を短軸2 mm間隔に分割し，割面より捺印細胞診標本を作製し，必要時のみ染色・鏡検を行うことにしているが，実際にはトラブルなく運用できている．

　術中迅速診断に用いる場合，診断精度に加え，検体提出から結果報告までの所要時間であるturn around time (TAT) が重要である．当院の運用では，TATは1サンプルでは平均31分と凍結切片診断のTATよりも長いが，4サンプルでは43分，さらにサンプル数が増えると，凍結切片診断のTATよりも短くなる．これは，OSNA™法は一度に複数リンパ節が検査可能で，サンプル数が増えても測定時間の延長は軽度であるためである．

　OSNA™法のメリットは，①リンパ節全体を検索することができる，②手術中に正確な判定結果が得られる，③施設間差を解消し標準化された判定が可能である，④病理医や臨床検査技師の業務負担が軽減し，病理医不在でも対応可能である，ということが挙げられる（図2）．一方，デメリットとしては，①リンパ節破砕後は検体が残らな

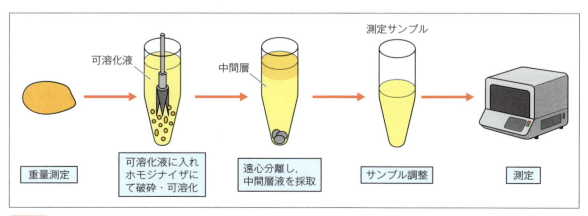

図1 OSNA™法の手順

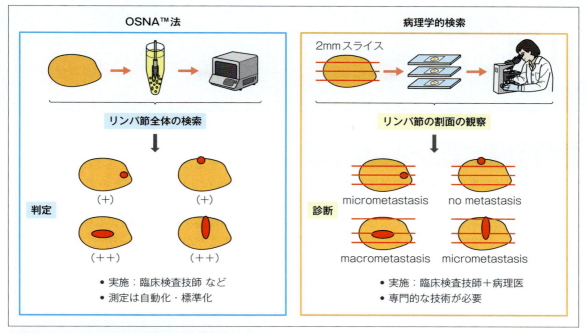

図2 OSNA™法と病理学的検索の比較

い，②1日あたりの測定症例数が少ない場合や，1症例あたりのリンパ節提出個数が多い場合は採算がとれない，③稀ではあるがCK19陰性・低発現症例がある，ということが挙げられる．

OSNA™法は体外診断薬として承認されている．臨床検査技師の運用で得られた結果をもとに，臨床医あるいは病理医がリンパ節転移の有無を判断する．精度は術中迅速診断と同等であり，病理医のタスクシフトの一例として注目されている．non-sentinelリンパ節への転移予測や予後予測としての有用性も報告されており[3,4]，症例数の多い施設では実用的である．

〔大井恭代〕

文 献

1) Tsujimoto, M, Nakabayashi K, Yoshidome K, et al：One-step nucleic acid amplification for intraoperative detection of lymph node metastasis in breast cancer patients. Clin Cancer Res 13：4807-4816, 2007
2) 日本乳癌学会（編）：病理診断，BQ6 センチネルリンパ節の病理学的検索はどのように行うか？ 乳癌診療ガイドライン2 疫学・診断編 2022年版，金原出版，2022，pp353-355
3) Shimazu K, Sato N, Ogiya A, et al：Intraoperative nomograms, based on one-step nucleic acid amplification, for prediction of non-sentinel node metastasis and four or more axillary node metastases in breast cancer patients with sentinel node metastasis. Ann Surg Oncol 25：2603-2611, 2018
4) Osako T, Matsuura M, Yotsumoto D, et al：A prediction model for early systemic recurrence in breast cancer using a molecular diagnostic analysis of sentinel lymph nodes：a large-scale, multicenter cohort study. Cancer 128：1913-1920, 2022

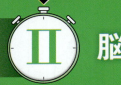

第2部 各論
II 脳腫瘍

はじめに

　脳腫瘍の迅速診断は，他部位の迅速診断とは異なり中枢神経系特有の腫瘍が多く，中枢神経系疾患を専門としない病理医にとってはなじみが薄く親しみにくい．一方で，頭蓋内という部位的な理由により術前生検は困難であり，術中迅速診断を依頼される頻度は高く，迅速かつ正確な診断が要求される[1]．術中診断は暫定的なものではあるが，その診断によって腫瘍の摘出範囲が大きく変更になる場合があることを認識しておく必要がある．WHO脳腫瘍分類改訂第4版（2016年）から分子診断が初めて取り入れられ[2]，第5版（2021年）[3]や脳腫瘍取扱い規約第5版（2023年）[4]では形態診断と分子診断を組み合わせた統合診断が正式に採用されたが，術中迅速診断ではこれまでどおり細胞像や組織像などの特徴を把握し形態に基づく診断を行い，状況に応じて検体のトリアージを行う．電子顕微鏡用にグルタールアルデヒドに浸して保存しておくことや，分子生物学的検査やtissue bankを目的に凍結組織を保存することも有用である．

1 診断前の臨床・画像情報の予習

　年齢，性別，既往歴，家族歴などの臨床像に加え，主にMR画像によって病変の解剖学的位置，血流支配，性状や増大スピードなどの画像情報の確認，臨床診断と術前治療の有無などの情報を得ておく[5]．成人，小児・若年成人別に解剖学的部位と好発する腫瘍の種類や組織型を認識しておくことは，腫瘍の予測や鑑別診断を絞り込むことに役立つ（**表1，2**）[6]．また，腫瘍の解剖学的位置を確認しておくことで，診断時に病変と同時に採取されうる背景の正常細胞を予測することができる．例えば，小脳や海馬付近の腫瘍であれば，背景の顆粒細胞層とともに腫瘍が採取されることが予想され，正常な顆粒細胞を乏突起膠腫やsmall round blue cell tumorなどとの誤認を避けられる．術前治療が行われていれば，壊死やマクロファージの浸潤などが治療によるものであることを予測することができる．一方で，術前情報による"思い込み"による診断にならないように注意する．

2 検体採取法

　生検法としてCTやMRI誘導下の定位的脳生検術と開頭脳生検術があり，その目標が異なる．定位的脳生検術では病変が採取されているかの確認と腫瘍か否かの判定が重要で，開頭脳生検では，腫瘍の全摘出すべき病変（神経膠腫や転移性腫瘍など）か，全摘出せず化学療法や放射線照射が治療法である病変（リンパ腫やジャーミノーマ〔胚腫〕など）かを鑑別することが重要である[7,8]．定位脳生検では腫瘍に近い頭蓋骨に小さな穴をあけてナビゲーション下で脳内に生検針を刺入し腫瘍を生検するため，ごく少量の検体が提出される．リンパ腫やジャーミノーマという診断が可能でその後の免疫組織化学などに必要な十分量の検体が採取されていると判断できれば手術は終了となるが，グリオーマと診断されれば，可能な限り病変が切除されることになり，迅速診断によりその後の手術方法は大きく変わる．

3 検体の提出と標本作製

　採取された検体から最大限の情報を得るためには，必ず捺印や圧挫などによる細胞診標本と凍結による組織標本を作製する必要がある．両方の標本を観察することにより，脳腫瘍の術中迅速診断の正診率は85～95％に上がることが報告されて

表1 解剖学的部位と好発する成人脳腫瘍（文献6を改変）

大脳半球：表層	後頭蓋窩：小脳橋角部
・星細胞腫, IDH変異 ・膠芽腫, IDH野生型 ・乏突起膠腫, IDH変異および1p/19q共欠失 ・リンパ腫	・髄膜腫 ・Schwann細胞腫 ・脈絡叢乳頭腫 ・類表皮嚢胞
大脳半球：深部または脳室	**後頭蓋窩：その他**
・リンパ腫 ・上衣腫（テント上上衣腫, ZFTA融合陽性またはYAP1融合陽性） ・中枢性神経細胞腫 ・上衣下巨細胞性星細胞腫（SEGA）	・毛様の特徴を伴う高悪性度星細胞腫（HGAP） ・毛様細胞性星細胞腫 ・血管芽腫 ・脈絡叢乳頭腫
トルコ鞍部，鞍上部	**脊髄**
・下垂体腺腫 ・下垂体細胞腫 ・髄膜腫 ・脊索腫 ・アストロサイトーマ（毛様細胞性星細胞腫など） ・頭蓋咽頭腫	・脊髄上衣腫（典型的にはNF2遺伝子異常）またはMYCN増幅 ・粘液乳頭状上衣腫 ・馬尾神経内分泌腫瘍（従来の傍神経節腫） ・Schwann細胞腫 ・神経線維腫 ・髄膜腫
松果体部	**表層**
・ジャーミノーマ（胚腫） ・松果体部乳頭状腫瘍 ・松果体細胞腫	・髄膜腫 ・孤立性線維性腫瘍（SFT）

SEGA：subependymal giant cell astrocytoma, HGAP：high-grade astrocytoma with piloid features, SFT：solitary fibrous tumor.

表2 解剖学的部位と好発する小児，若年成人脳腫瘍（文献6を改変）

大脳半球：表層	トルコ鞍部，鞍上部
・限局性星細胞系膠腫（毛様細胞性星細胞腫と多形黄色星細胞腫） ・小児型びまん性低悪性度膠腫 ・小児型びまん性高悪性度膠腫 ・多形黄色星細胞腫（PXA）	・ジャーミノーマ（胚腫） ・頭蓋咽頭腫
	松果体部
	・ジャーミノーマ（胚腫） ・松果体実質腫瘍
大脳半球：深部または脳室	**後頭蓋窩**
・びまん性正中膠腫, H3 K27異状（視床，脳幹，脊髄） ・毛様細胞性星細胞腫/毛様粘液性星細胞腫 ・上衣腫（テント上上衣腫, ZFTA融合陽性またはYAP1融合陽性） ・上衣下巨細胞性星細胞腫（SEGA） ・脈絡叢腫瘍	・毛様細胞性星細胞腫 ・上衣腫（後頭蓋窩A群，B群） ・髄芽腫 ・脈絡叢乳頭腫

PXA：pleomorphic xanthoastrocytoma, SEGA：subependymal giant cell astrocytoma.

いる[9,10]．脳組織には水分が多く，検体提出の際にも水分が吸収されうることから，組織標本の作製時には凍結によるアーチファクトが出やすい．そのため，生検などの小さな検体ではアーチファクトが出ない細胞診標本の作製が優先されることが多い．標本作製方法やそのポイントに関しては，第1部「Ⅱ．術中迅速検体の取扱いと美麗な凍結標本の作製 3．脳」を参照されたい．脳腫瘍

表3 細胞診標本でみられることが多い所見と鑑別診断（文献11を改変）

所見	鑑別診断
好酸性顆粒小体	神経節膠腫，毛様細胞性星細胞腫，多形黄色星細胞腫
Rosenthal fiber	毛様細胞性星細胞腫，piloid reactive gliosis
マクロファージ	脱髄性疾患，梗塞，ステロイド治療後のリンパ腫
ラブドイド細胞	AT/RT，ラブドイド髄膜腫，稀にhigh-grade星細胞腫
small cell	小細胞膠芽腫，胎児性腫瘍（髄芽腫/その他の中枢神経系胎児性腫瘍）
結合性を示す	転移性腫瘍，髄膜腫
ゴースト細胞	頭蓋咽頭腫
乳頭状構造	脈絡叢腫瘍，上衣腫，転移性腫瘍
色素沈着	メラニン（メラノーマ，メラノサイトーマ），リポフスチン（Schwann細胞腫，上衣腫）

AT/RT：atypical teratoid/rhabdoid tumor.

の術中迅速診断における細胞診の有用性は高く，核や細胞質の微細な形態，核分裂像などの評価に適しており，Rosenthal fiber，好酸性顆粒小体などの変性構造物，マクロファージを含む炎症細胞なども見つけやすいが，組織構築や細胞密度の評価は難しい．一方で，組織標本は，組織構築や細胞密度の評価に優れるが，個々の細胞形態や核分裂像などの評価が難しい．捺印・圧挫細胞診標本と凍結組織標本のそれぞれの長所や短所を理解し，提出された検体の大きさ，性状，臨床情報に併せて適切な標本を作製する．表3[11]に細胞診標本にみられやすい診断のクルーとなる所見を示す．

4 診断の実際と診断の限界

術中迅速診断時には，形態学的評価に基づき，「病変が採取されているか」「組織型は何か」「臨床画像診断と合致するのか」を考えながら診断を行うが，小さな検体であることが多く，診断やグレード判定に難渋することがある．迅速診断で遭遇する機会の多い神経膠腫とその鑑別となるリンパ腫，転移性腫瘍，（腫瘤形成性）多発性硬化症などに関して概説する．

1) 神経膠腫 glioma

CNS WHO grade 3, 4の"high-grade glioma"と診断されれば，腫瘍摘出後の脳の切除面にBCNU wafer（一般名カルムスチン，商品名ギリアデル®）が留置されるが，CNS WHO grade 1, 2の"low-grade glioma"と診断されれば留置されず摘出のみで手術は終了となる．このため"high-grade"であるか"low-grade"であるかの鑑別が最も重要で，それさえ伝われば神経膠腫の術中診断としては十分である．ただし，凍結組織標本では核異型の判定や核分裂像の同定が難しいために，grade 2とgrade 3の鑑別は難渋することが多く，その場合は無理をせず，その旨を臨床医に伝える．また，術中にlow-grade gliomaと診断した症例が，その後の遺伝子解析によりhigh-grade gliomaと統合診断される場合があることは病理医も臨床医も共通に認識しておく必要がある．神経膠腫には好発年齢や好発部位があるため，年齢（小児，若年成人，中高年成人など）や解剖学的部位を意識しながら診断する．

a. high-grade glioma（高悪性度神経膠腫）

浸潤性増殖を示し，細胞密度の上昇，核異型，核分裂像が目立つ場合，"high-grade glioma"と診断する．高齢者でlow-grade gliomaの既往がなく，微小血管増殖 microvascular proliferation（MVP）や壊死がある場合は，膠芽腫の頻度が高く，"high-grade glioma"で膠芽腫の可能性が高いと診断する．一方で，膠芽腫様の組織像を呈しても視床・脳幹・脊髄などの正中発生の腫瘍では「びまん性正中膠腫，H3 K27異状」，若年成人で

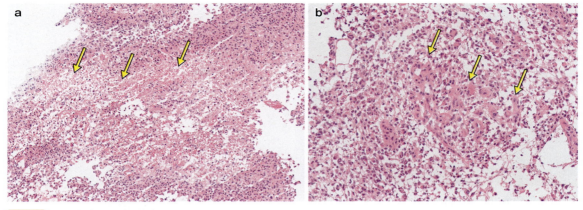

図1 側頭葉（70歳代男性）
a：凍結標本．高異型度を示す腫瘍細胞が浸潤し，壊死（矢印）を認める．b：凍結標本．微小血管増殖（MVP）（矢印）を認める．
[迅速診断] high-grade glioma, 膠芽腫疑い
[統合診断] 膠芽腫, IDH野生型, CNS WHO grade 4

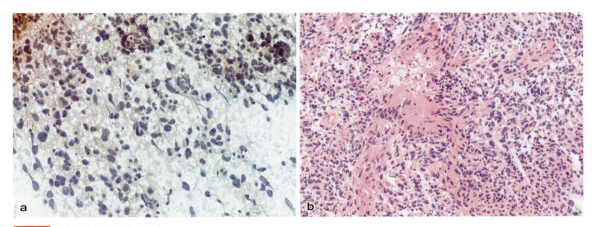

図2 側頭葉（40歳代男性）
a：捺印標本．Papanicolaou（Pap）染色．高度の核異型，多核を示す腫瘍細胞，核分裂像を認める．b：凍結標本．高異型度を示す腫瘍細胞，核分裂像，壊死，MVPを認める．
[迅速診断] high-grade glioma
[統合診断] びまん性大脳半球膠腫, H3 G34変異, CNS WHO grade 4

は「びまん性大脳半球膠腫, H3 G34変異」や「びまん性小児型高悪性度膠腫, H3野生型およびIDH野生型」などの小児型びまん性高悪性度膠腫が鑑別に挙がるため，術中診断は"high-grade glioma"にとどめる．永久標本では，免疫組織化学や遺伝子解析などが行われ，*IDH1/2*変異があれば，1p/19q共欠失の有無やそのサロゲートマーカーであるATRXとp53の免疫組織化学により，「星細胞腫, IDH変異, grade 3または4」あるいは「乏突起膠腫, IDH変異および1p/19q共欠失, grade 3」と統合診断される．術中にATRXとp53の免疫染色を行う試みも報告されている[12]．また*IDH*野生型では，MVPや壊死がなくとも，*EGFR*増幅，*TERT*プロモーター変異，+7/-10染色体コピー数異常があれば分子学的な「膠芽腫, IDH野生型, CNS WHO grade 4」と統合診断される[3,4]．

図1に「膠芽腫, IDH野生型, CNS WHO grade 4」と統合診断された症例を，図2に「びまん性大脳半球膠腫, H3 G34変異, CNS WHO grade 4」と統合診断された症例を示す．

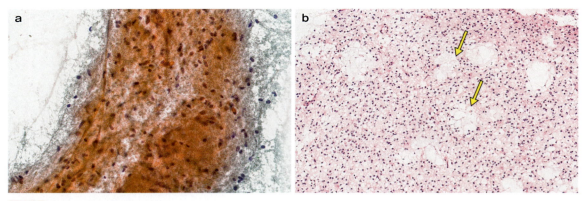

図3 側頭葉（60歳代男性）
a：捺印標本．Pap染色．類円形の小型核．細胞突起は目立たない．b：凍結標本．円形の小型核を有する細胞が増生．金網状の血管と微小嚢胞（矢印）を認める．
[迅速診断] low-grade glioma
[統合診断] 乏突起膠腫，IDH変異および1p/19q共欠失，CNS WHO grade 2

b. diffuse low-grade glioma（びまん性低悪性度神経膠腫）

　細胞密度が低く，核異型が軽度で，核分裂像が目立たず，MVPや壊死がない浸潤性グリオーマは，"diffuse low-grade glioma"と診断する．星細胞腫では楕円形の核で細胞突起を有する腫瘍細胞がみられ，乏突起膠腫では類円形小型の核で細胞突起が目立たない腫瘍細胞がみられる．凍結組織標本では核や細胞形態の評価は難しく，乏突起膠腫のホルマリン固定標本でみられる特徴的な核周囲明庭は認めないことから，星細胞腫か乏突起膠腫かの鑑別は困難である．乏突起膠腫では金網状の分岐血管や神経細胞を取り巻く浸潤（perineuronal satellitosis），石灰化を認めることが多い．IDH1/2変異と1p/19q共欠失を評価し統合診断される．形態学的にhigh-grade gliomaの所見がなくlow-grade gliomaにみえる「星細胞腫，IDH変異」でも，CDKN2A/2Bのホモ接合性欠失があれば「星細胞腫，IDH変異，CNS WHO grade 4」と診断される[3,4]．

　図3に「乏突起膠腫，IDH変異および1p/19q共欠失，CNS WHO grade 2」と統合診断された症例を示す．

c. circumscribed astrocytic glioma（限局性星細胞系膠腫）

　小児から若年成人に好発する毛様細胞性星細胞腫や多形黄色星細胞腫では，時にhigh-grade gliomaと見紛うことがあり注意が必要である．

①**毛様細胞性星細胞腫 pilocytic astrocytoma（PA）**：小児神経膠腫の中で最も多い組織型で20歳までの発症が多いが，成人以降にも発症する．解剖学的には小脳，視神経，脳幹などに多いが，どの部位からも発生し，嚢胞を随伴する境界明瞭な限局性の腫瘤を形成する．細胞診標本や凍結組織標本では繊細な毛様の突起を有する腫瘍細胞が密に増生する領域と，浮腫，微小嚢胞状背景に類円形核を有する腫瘍細胞が疎に増生する二相性パターンを示す．Rosenthal fiberや好酸性顆粒小体などの変性構造物がみられることが多く診断に有用である．時に変性所見として核の多形性やクロマチンが増加した細胞が出現し，MVP様の房状血管増生もみられるが，high-grade gliomaと間違えないように注意する．

　図4に「毛様細胞性星細胞腫，CNS WHO grade 1」と統合診断された症例を示す．

②**多形黄色星細胞腫 pleomorphic xanthoastrocytoma（PXA）**：若年成人あるいは小児のテント上脳表近くに嚢胞を形成し，PAに次いで多い組織型である．凍結組織標本や細胞診標本では，紡錘形細胞や多形性の目立つ単核，多核細胞の大型細胞が出現する．核分裂像をほとんど認めないことや好酸性顆粒小体などの変性

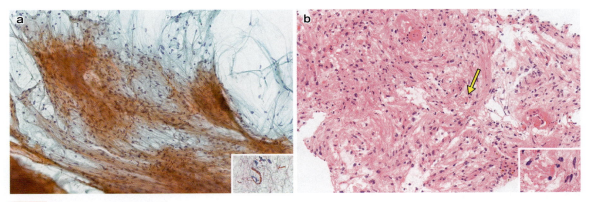

図4 第三脳室（10歳代男性）
a：捺印標本，Pap染色．双極性を示す毛様細胞の増生を認める．inset：Rosenthal fiber．b：凍結標本．双極性を示す毛様細胞の増生，一部粘液腫状，Rosenthal fiber (inset)，好酸性顆粒小体，房状血管増生を認めるが，核分裂像は認めない．
［迅速診断］毛様細胞型星細胞腫
［統合診断］毛様細胞性星細胞腫，CNS WHO grade 1

構造物の出現などの組織像に加え，年齢や特徴的な画像所見などから，high-grade gliomaと鑑別する．

2）リンパ腫

成人脳腫瘍において，鑑別として挙げられ重要度が高い疾患はリンパ腫であり，その大部分はびまん性大細胞型B細胞リンパ腫である．脳表や脳室周囲に一様に造影されることが多いが，膠芽腫同様にリング状に造影される病変，全く造影されない病変，多発する病変など極めて多彩な画像所見を示すため術前診断が困難である．術中にリンパ腫と診断されれば生検のみでとどめることから，術中迅速診断の果たす役割はとても大きい．比較的明瞭な核小体を有するN/C比の高い均一な異型細胞の増生や血管を取り巻く増生パターンなどの特徴的な細胞像や組織像を示す．しかし，時に多形性が目立つ腫瘍細胞が混在しhigh-grade gliomaとの鑑別が問題になることや，小型で比較的均一な腫瘍細胞からなり，小細胞膠芽腫との鑑別が問題になることがある．細胞診標本において，細胞突起がみられないことやlympho-glandular bodies（LGB）の存在はリンパ腫を支持し，細胞診標本で細胞突起がみられ組織標本で柵状壊死やMVPがみられればhigh-grade gliomaを示唆する．当院（旭川医科大学病院）の検討により細胞診標本での好塩基性細胞質とLGB（簡易Giemsa染色），類円形核（Papanicolaou染色）の組み合わせが，リンパ腫と膠芽腫との鑑別に役立つことを見出し報告した[13]．また，形態的にリンパ腫と膠芽腫や転移性脳腫瘍との鑑別が困難な場合には，GFAP，cytokeratin，CD20などの迅速免疫組織化学が有用であり，第1部「Ⅳ．術中迅速免疫染色」を参照されたい[14, 15]．高度な浮腫により症状が強い症例で術前にステロイドが使用されると，その後に生検された検体では腫瘍細胞が消失し脱髄性疾患様の組織像を示すことがある．迅速診断時にリンパ腫が疑われればフローサイトメトリー検査に提出することも有用である．

図5に「中枢神経系原発性びまん性大細胞型B細胞リンパ腫」と最終診断された症例を示す．

3）転移性脳腫瘍

脳転移をきたしやすい癌として，肺癌，消化器系癌，乳癌，腎泌尿器系癌，メラノーマなどが挙げられる．それらの既往歴がある場合は判断しやすいが，原発性脳腫瘍と他臓器腫瘍との重複癌の症例や，脳にしか病変を認めない原発不明癌症例が10％程度あること，術前に原発巣検索が行われていない症例などもあり，必ず鑑別に挙げる．また膠芽腫には，扁平上皮や腺上皮様の上皮化生

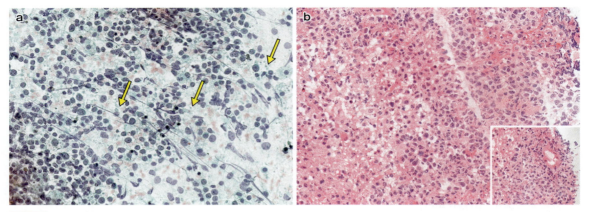

図5 大脳深部（50歳代女性）
a：捺印標本．Pap染色．不整形核を有するN/C比の高い細胞が結合性を示さずに増生．核分裂像やlymphoglandular bodies（矢印）を認める．b：凍結標本．結合性の疎なN/C比の高い腫瘍細胞が増生．血管周囲性の腫瘍細胞増生（inset）．
［迅速診断］リンパ腫
［最終診断］中枢神経系原発性びまん性大細胞型B細胞リンパ腫

を示すものや類上皮膠芽腫などの転移性脳腫瘍と類似した形態を示すものがあることを認識しておく．膠芽腫では同一腫瘍内でも組織像が不均一なことが多く，臨床診断と合わない場合には異なる部位を再生検してもらうと膠芽腫に典型的な所見が得られることがある．転移性腫瘍では大脳半球のみならず，稀に下垂体，松果体，脳室にも発生することがある．メラノーマの脳転移では，メラニンがみられないことが多く特徴的な核を手がかりに判定する．緩徐進行型の腎細胞癌や甲状腺乳頭癌では原発巣治療後10年以上経ってから転移する"late-onset metastasis"をきたすこともあり注意が必要である．

図6に「上皮化生を示す膠芽腫，IDH野生型，CNS WHO grade 4」と統合診断された症例を示す．

4）非腫瘍性疾患（グリオーシス，脱髄疾患，脳炎，膿瘍，髄膜炎，梗塞など）

a. グリオーシス

脳梗塞や腫瘍などの中枢神経系障害に対する反応性病変としてのグリオーシスでは，星細胞が腫大し多数の繊細な細胞突起を伸ばすが，核異型や核分裂像は認めない．一方，腫瘍性病変である星細胞腫ではクロマチンの増加，核異型を示し太く短い細胞突起を伸ばした腫瘍性星細胞が密に増生

し，クラスターを形成するため不規則な分布を示す[16]．星細胞腫や乏突起膠腫では内部に少数の腫瘍細胞を含む淡好酸性の液状物質を含む微小囊胞を形成することも診断に有用な特徴である．凍結によるアーチファクトでみられる微小囊胞類似の構造は内部に何も含まないことから区別される．

b. 多発性硬化症などの脱髄疾患

腫瘤形成性多発性硬化症は，画像や臨床上，膠芽腫との鑑別として挙げられる．組織像では髄鞘の崩壊産物を含んだ多数の泡沫マクロファージが特徴で反応性星細胞の増生，血管周囲の小型リンパ球浸潤や，Creutzfeldt細胞やgranular mitosisがみられる．活動性の脱髄疾患を示唆する反応性星細胞を腫瘍性星細胞と考えhigh-grade gliomaと診断してしまわないように，泡沫マクロファージなどの炎症細胞浸潤の出現やMVPがないことなどを確認する．また，JCウイルスの再活性化により脳内に多発性の脱髄巣を形成する進行性多巣性白質脳症でも大きく奇怪な反応性星細胞がみられ，high-grade gliomaとの鑑別が問題になることがあるが，髄鞘崩壊に伴って出現する多数の泡沫マクロファージの存在は，この病変が腫瘍ではないことを示唆する．診断のキーとなるマクロファージの存在は凍結組織標本より細胞診標本の

II. 脳腫瘍

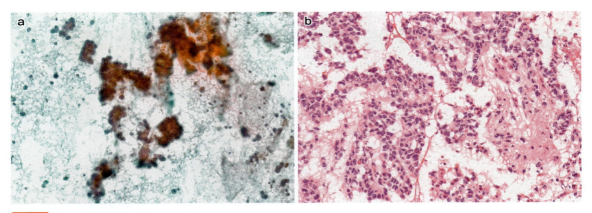

図6 前頭葉腫瘍（70歳代女性）
a：捺印標本，Pap染色．結合性を示す異型細胞集塊．b：凍結標本．結合性を示す腫瘍細胞が小塊状に増生し，一部腺腔様構造を形成．
[迅速診断] 上皮様形態を示す膠芽腫または転移性脳腫瘍
[統合診断] 上皮化生を示す膠芽腫，IDH野生型，CNS WHO grade 4

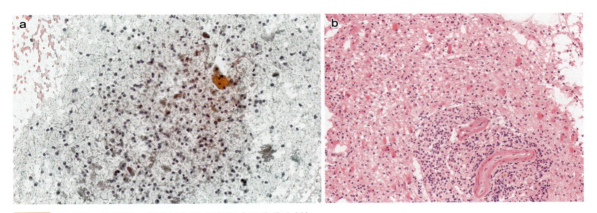

図7 側頭葉，頭頂葉，基底核に及ぶ病変（30歳代女性）
a：捺印標本，Pap染色．多数の泡沫マクロファージと星細胞を認める．b：凍結標本．多数の泡沫マクロファージ，星細胞や肥胖型星細胞の浸潤，血管周囲の小型リンパ球浸潤．
[迅速診断] 脱髄性疾患が疑われるが，浸潤性膠腫または低悪性度リンパ腫が鑑別
[最終診断] 腫瘤形成性多発性硬化症

方がみやすい．

図7に「腫瘤形成性多発性硬化症」と最終診断された症例を示す．

c．脳炎，膿瘍，髄膜炎，脳梗塞など

細胞診標本や組織標本で多数の好中球浸潤や膿瘍形成がみられれば感染症を疑い，新鮮な切片を細菌培養検査に提出し，術後すぐに抗菌薬による治療を促す．また梗塞でみられる血管がMVP様にみえることがあり注意を要する．

おわりに

術中迅速診断と永久標本による病理組織診断との一致率は高いが，診断のクルーやピットフォールに留意して慎重に診断を行う（表4)[17, 18]．術中迅速診断ではoverdiagnosisよりもunderdiagnosisになることが多いとされ，その多くはサンプリングが十分でないために起きる[3]．臨床診断が"high-grade glioma"にもかかわらず迅速診断が"low-grade glioma"や"gliosis"である場合は腫瘍の辺縁から採取されている可能性を考

147

表4 診断上のピットフォール (文献17, 18より作成)

所見	ピットフォール
マクロファージ	非腫瘍性疾患（脱髄，感染，梗塞など）を強く示唆するが，放射線照射後のグリオーマでも出現することがある
Rosenthal fiber	毛様細胞性星細胞腫の特徴ではあるが必須ではなく，長期間存在している病変の辺縁でpiloid reactive gliosisとして出現することがある
微小血管増生	多層性の血管がhigh-grade gliomaの特徴ではあるが，毛様細胞性星細胞腫でみられる房状毛細血管の形態が類似する
壊死	high-grade gliomaでは柵状壊死が特徴的で，放射線治療後のgliomaでは地図状壊死をきたし，硝子化血管や内皮細胞が目立つ血管がみられることが多い
グリオーシス	腫瘍辺縁が採取されている可能性あり，真の病変が採取されているか確認が必要である
微小嚢胞形成	星細胞腫や乏突起膠腫の特徴だが，凍結によるアーチファクトでも類似した所見を示すことがある
small round blue cell	リンパ腫でみられるが，小細胞膠芽腫，髄芽腫，転移性脳腫瘍（特に小細胞癌），正常な小脳顆粒細胞層との鑑別に注意する
膠芽腫	様々な形態をとり，特に肉腫様（gliosarcoma）や上皮様（adenoid feature）を示す場合は，肉腫や癌などの転移性腫瘍の鑑別が問題になる

え，より深い部分の検体の再提出を依頼する．臨床医との術前，術中所見の十分な情報共有，適切な標本作製，診断のクルーとピットフォールを意識した術中迅速診断は，患者のための適切な治療を提供する．

（谷野美智枝）

文献

1) Somerset HL, Kleinschmidt-DeMasters BK : Approach to the intraoperative consultation for neurosurgical specimens. Adv Anat Pathol 18 : 446-449, 2011
2) Louis DN, Ohgaki H, Wiestler OD, et al (eds) : WHO Classification of Tumours, Central Nervous System Tumors, 4th edition, IARC, 2016
3) WHO Classification of Tumours Editorial Board (ed) : WHO Classification of Tumours, Central Nervous System Tumours, 5th editon, IARC, 2021
4) 日本脳神経外科学会，日本病理学会（編）：臨床・病理 脳腫瘍取扱い規約 第5版，金原出版，2023
5) Lee HS, Tihan T : The basics of intraoperative diagnosis in neuropathology. Surg Pathol Clin 8 : 27-47, 2015
6) Smith HS, Pytel P : Central nervous system. Cipriani NA, et al (eds) : Biopsy Interpretation : The Frozen Section, 3rd ed., Wolters Kluwer, 2023, pp454-489
7) 伊古田勇人：術中迅速診断・細胞診. 横尾英明，他（編）：脳腫瘍 腫瘍病理鑑別診断アトラス，文光堂，2023, pp208-217
8) 伊古田勇人，横尾英明：脳腫瘍の迅速診断―どこまで答えるべきか？―. 病理と臨床 39 : 29-34, 2021
9) Balsimelli LBS, de Oliveira JC, Adorno FA, et al. Accuracy of intraoperative examination in central nervous system lesions : astudy of 133 cases. Acta Cytol 63 : 224-232, 2019
10) Uematsu Y, Owai Y, Okita R, et al : The usefulness and problem of intraoperative rapid diagnosis in surgical neuropathology. Brain Tumor Pathol 24 : 47-52, 2007
11) Rodriguez FJ, Scheithauer BW, Atkinson JL : Central nervous system. Ranchod M (eds) : Intraoperative Consultation in Surgical Pathology. Cambridge University press, 2010, pp265-287
12) Koriyama S, Nitta M, Kobayashi T, et al : A surgical strategy for lower grade gliomas using intraoperative molecular diagnosis. Brain Tumor Pathol 35 : 159-167, 2018
13) 宮川京大，平森裕樹，秋山直子，他：術中迅速捺印細胞診標本における中枢神経原発悪性リンパ腫と高悪性度神経膠腫の細胞形態学的検討. 北海道臨床細胞学会誌 29 : 6-10, 2020
14) Tanino M, Sasajima T, Nanjo H, et al : Rapid immunohistochemistry based on alternating current electric field for intraoperative diagnosis of brain tumors. Brain tumor Pathol 32 : 12-19, 2015
15) Moriya J, Tanino M, Takenami T, et al : Rapid immunocytochemistry based on alterating current electric field using squash smear preparation of central nervous system tumors. Brain tumor Pathol 33 : 13-18, 2016
16) 黒瀬 顕，横尾英明：術中迅速診断での反応性グリア増殖と低異型度星細胞腫. 病理と臨床 40 : 485-492, 2022
17) Liechty B, Snuderl M, Folkerth RD : Cerebellum and brainstem : diagnosis. Lester SC (ed) : Diagnostic Pathology ; Intraoperative Consultation, 3rd edition, Elsevier, 2023, pp148-157
18) Liechty B, Snuderl M, Folkerth RD : Cerebral hemispheres : diagnosis. Lester SC (eds) : Diagnostic Pathology ; Intraoperative Consultation, 3rd edition, Elsevier, 2023, pp158-169

第2部 各論

III 肺腫瘍

はじめに

　肺病変は経気管支的ないし経皮的に生検されるが、直視下には検体採取できず、また解剖学的にアプローチが難しい領域もあるため術前診断が得られないことが稀でない。そのために、肺は病変評価を目的とした迅速診断が多い臓器の一つである。また臨床上、癌と鑑別困難な炎症性病変や転移性癌も多く、さらにいくつかのピットフォール的疾患があり、迅速診断にあたっては慎重な判断が求められる。本項では肺腫瘍性病変の術中迅速診断の留意点について解説する。

1 基礎知識

　術中迅速病理診断は、その結果が外科的処置に影響を及ぼす場合のみに依頼すべきで、肺病変では概ね以下を対象とする。①腫瘍の良悪性を含む組織診断および悪性であれば肺原発か他臓器からの転移かの診断、②切除断端、特に気管支断端での腫瘍細胞の有無、③術時に発見された胸膜あるいは肺内小病変の組織学的診断（転移の有無）、④リンパ節転移の検索である。

2 診断前の予習

　診断にあたっては事前に患者情報を得ておくべきである。年齢性別、既往歴、喫煙歴、感染症、血清腫瘍マーカーなどの各種検査所見、画像所見を確認する。特に、高分解能CT (high resolution CT：HRCT) はかなり詳細に描出でき、すりガラス影 ground-glass attenuation (GGA) と充実影の組み合わせから鑑別疾患を挙げることが可能である。CT上限局したGGAの大部分は上皮内腺癌 adenocarcinoma *in situ* (AIS)、微小浸潤腺癌 minimally invasive adenocarcinoma (MIA) などの置換性増殖を主体とする腺癌であり、稀にリンパ腫や血管腫、また限局した間質性炎症がある。完全なGGA病変であれば腺癌であっても通常は縮小手術が選択されるため、迅速診断の重要性は低い。一方、充実影の場合には低分化な腺癌や粘液性腺癌、小細胞癌を含むすべての組織型、転移癌、間葉系腫瘍、結核やクリプトコッカスなどの感染症、過誤腫、肺内リンパ節など、高悪性〜良性まで実に多彩な疾患が含まれ、術式に大きな影響を与える迅速診断の重要性は高い。腫瘍の発見動機も重要なチェックポイントで、若年で検診などにより偶然発見される境界明瞭な単発の充実影は、過誤腫、硬化性肺胞上皮腫、カルチノイド、炎症性筋線維芽細胞腫が多く、いずれも部分切除対象である。特に硬化性肺胞上皮腫は、迅速診断時に腺癌との鑑別が難しいが、画像、臨床経過、肉眼像を確認することで誤診を避けられる。

3 検体の取扱い

　検体の取扱い、標本を作製する留意点に関しては、本書の「第1部 総論」にて前述した。迅速診断後、感染性疾患の可能性がある場合には、細菌培養にも提出し、リンパ増殖性疾患が鑑別に挙がる場合には、迅速診断時にフローサイトメトリー、染色体G-band検査、遺伝子再構成検査のための新鮮検体を確保し、外注検査などへの提出を手配することも忘れてはならない。迅速診断にて腫瘍であることを確認した際には、ゲノム医療の対応や研究を目的として、新鮮組織検体を採取し保存する。

　結核結節の割面は乾酪壊死、まさにカマンベールチーズ様を呈する。肉眼的に結核との確信がもてる場合は、感染対策の観点からできれば迅速標本の作製は中止する。しかし、扁平上皮癌や転移

第2部　各論

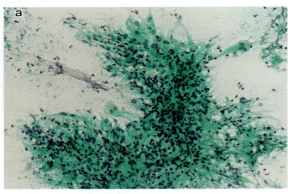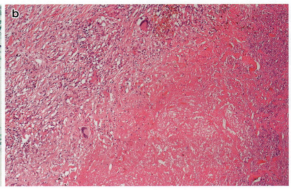

図1 非結核性抗酸菌症（文献1，2より）
a：捺印細胞診．Papanicolaou 染色．壊死物質とリンパ球や組織球がみられる．類上皮細胞集塊と多核組織球も認められる．b：ホルマリン固定パラフィン包埋組織．壊死を伴い，Langhans 型巨細胞や類上皮肉芽腫の形成，炎症細胞浸潤がみられる．手術時に提出された培養検査と PCR 検査で非結核性抗酸菌症と診断された．

性肺癌でも広範な壊死を伴うことがあり，肉眼的に結核との鑑別が難しい場合には，検体の捺印細胞診 Papanicolaou 染色標本を作製し腫瘍の有無を確認するなど，状況に応じて対応が必要である（図1）[1,2]．

4　診断の実際

　迅速標本では，薄切後に標本が乾燥すると核が膨化したり，含気を失い虚脱したりすることで細胞成分が密にみえるなど，永久標本とは異なる像を呈する．迅速弾性線維染色や phosphate-buffered saline（PBS）で膨らませる方法が有用との報告もあるが[3]，人的問題などから日常的に行うことは難しい．診断にあたっては無理をしないことが鉄則であり，診断に迷った場合は鑑別診断を挙げ，術式選択を委ねる．以下に，注意すべき疾患，また術中迅速診断でどこまで答えるべきかを含めて述べる．

1）低分化な癌である場合

　診断による術式の変更はないため，組織型に自信がなければ非小細胞肺癌か小細胞癌かを答えるにとどめる．ただし，小細胞癌か大細胞神経内分泌癌かを正確に鑑別することは困難であることが多い．
　非小細胞癌より小細胞癌を支持する所見としては，①核小体が目立たない，②繊細な細顆粒状の

核クロマチンおよび核分裂像や壊死が目立つ，③核相互圧排像 nuclear molding などがある．ピットフォールは，凍結切片で作製された小細胞癌では中等量の細胞質を示すことがあり，通常の永久切片でよくみられる挫滅を欠くことが多いことである[4]．
　また，肺癌の周囲には炎症反応や閉塞性肺炎が存在することが多く，腫瘍が壊死していることもある．画像や肉眼像で癌が疑われるにもかかわらず悪性細胞が検出されない場合には，部位をかえて標本を作製する．

2）腺癌である場合
a．腺癌の浸潤評価

　肺腺癌では浸潤の有無や浸潤の範囲が術式選択に影響することから，迅速診断で浸潤の有無を求められる可能性がある．しかし，迅速 HE 標本での浸潤の評価は容易ではなく，正診率は高いとはいえない[5,6]．凍結切片上では，永久標本より細胞成分が密にみえ，核は腫大してみえることが多い（図2）[1,2]．過大評価は過剰治療につながる可能性がある．病理医の立場からは迅速診断ではあくまで良悪性判定にとどめ，AIS や MIA などの浸潤に関する評価は HRCT で術前評価を優先するべきと考える[7,8]．

b．STAS，腺癌組織グレードの評価

　腺癌の分類に用いられる優勢浸潤パターンやい

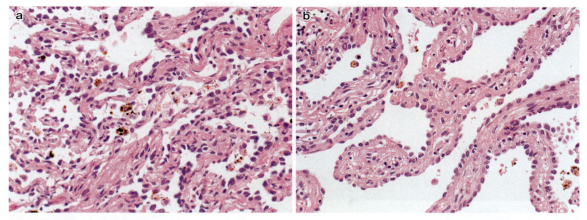

図2 上皮内腺癌（AIS）(文献1, 2より)
a：迅速標本．肺は虚脱し炎症もあり迅速時は lepidic growth を呈する腺癌を疑ったが，反応性異型との鑑別を要した．
b：永久標本．肺胞中隔の肥厚を伴って異型細胞が既存の肺胞上皮を置換しながら増殖していた．

わゆる spread through air spaces (STAS) の有無についても，迅速と永久標本での評価不一致が多く報告されている[9-13]．その一方で，肺腺癌の葉切除より小範囲の縮小手術にとどまる場合，STAS は予後の悪化と負の相関があると報告されており，STAS が凍結切片で検出された場合には肺葉切除を適応することが提案されている[14,15]．ただし報告では，アーチファクト（標本作製時のコンタミネーションなど），マクロファージや剥離した上皮細胞との鑑別がしばしば難しく，迅速時の STAS の診断感度は低い．

また，International Association for the Study of Lung Cancer (IASLC) が最近提案した腺癌組織グレード[16]の凍結標本での判定は，感度と特異度が高いとされている[17]．高悪性度パターンは充実性，微小乳頭状，複雑管状構造であり，うち微小乳頭状パターンは STAS との相関があることから迅速診断で報告する意義はあるかもしれない．未だデータは十分ではないが，明確な STAS や微小乳頭状パターンの存在については術中にコメントをした方が望ましいと考える[13]．術者は，この情報をどのように用いて術式を変更するかについてのコンセンサスがまだ得られていないことに注意すべきである．

(SPC) は術中迅速診断では肺腺癌と誤診する可能性が高い病変として知られている．主に中年女性（平均40歳代）の末梢肺実質に生じ，画像や肉眼像では境界明瞭な円形腫瘤として認められる．SPC と腺癌の鑑別には画像および肉眼像が最も重要で，SPC では辺縁明瞭なだけでなく整った球状で，割を入れるとポンと飛び出すようにみえる．これは既存肺胞弾性線維網を巻き込まずに圧排性増殖するためで，原発性腺癌ではこのような増殖を示すことはありえない．また，最近まで硬化性血管腫と称されていたように，割面では黄白色の充実性部分に種々の程度の新旧出血を伴う．組織学的に典型的には充実性・乳頭状・硬化・出血の4成分が認められるが，迅速検体ではこれらの成分がすべてみられることは稀で，特に1cm以下のSPCでは概ね1つのパターンしかみられず，誤診率が高いと報告されている[18]．迅速診断標本では細胞密度が高くみえ，著明な核腫大や多形性を示すこともあり，時に乳頭型腺癌と見間違える．腫瘍と非腫瘍部の境界領域の標本作製が鑑別に有用である．真の乳頭状増殖のみからなる原発性肺腺癌は稀で，腺癌であれば通常辺縁に肺胞上皮置換性増殖が認められるか，微小乳頭状増殖を伴うことが多い点も鑑別点として重要である[18,19]．

3) 腺癌と誤診しやすい肺良性病変

a．硬化性肺胞上皮腫（SPC）（図3）[1,2]
　　硬化性肺胞上皮腫 sclerosing pneumocytoma

b．線毛性粘液結節性乳頭状腫瘍（CMPT）（図4）[2]
　　線毛性粘液結節性乳頭状腫瘍 ciliated muco-

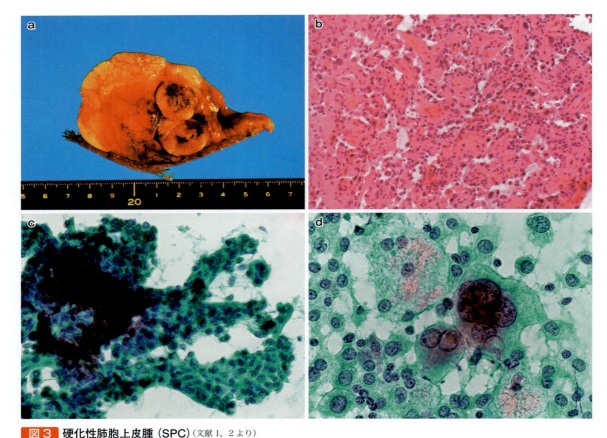

図3 硬化性肺胞上皮腫（SPC）（文献1, 2より）
a：術中診断時割面像．境界明瞭な球形腫瘍．割を入れると割面が膨隆する．b：迅速標本．巨細胞を伴い乳頭状に増殖する病変で，核異型や多形性を認めた．迅速時には乳頭状腺癌との鑑別がやや難しい．c, d：腫瘍捺印細胞診像，Papanicolaou染色．

nodular papillary tumor (CMPT)（気管支腺腫）は，末梢に発生する扁平上皮腺上皮性混合型乳頭腫類似病変で，基底細胞・粘液細胞・線毛円柱上皮を種々の割合で混在し，乳頭状に増殖する．多くは20 mm以下の小病変である．臨床病理学的特徴や治療法については十分には解明されていないが，WHO分類では良性腫瘍として扱われており，CMPTと確定すれば縮小手術が選択されると思われる．既存構築を破壊性に乳頭状増殖するので腺癌との鑑別が難しいが，線毛上皮が観察される場合にはCMPTを考える[20, 21]．一方で，線毛円柱上皮は化生上皮としてもみられる．背景に線維化を伴う慢性炎症があり，複数の小葉中心に種々の化生上皮増殖がみられる場合には炎症性病変である可能性がある．いずれにせよ，強拡大で丹念に上皮を観察し，増殖する上皮として線毛円柱細胞を認めれば良性と判断する．

c. 器質化肺炎（図5）[2]

器質化肺炎 organizing pneumonia は肺胞腔内滲出物の器質化を生じ，線維化とともに瘢痕を形成するため，限局性病変の場合，画像上腺癌との鑑別が困難である．臨床診断を「腺癌」として依頼されることが多く，迅速診断で腺癌と誤診する病変として最も頻度が高いかもしれない．反応性異型を伴うII型肺胞上皮や腔内を埋めるマクロファージを腺癌と誤認することがある．鑑別点の一つは核異型の評価であるが，再生上皮はしばしば明瞭な核小体をもつので，核の大きさ，核形不整やクロマチン増量の有無もよく観察する．比較的均等な細胞が隙間なく増殖していれば腺癌を疑う．また腺癌間質に硬化や炎症細胞浸潤を伴うことは稀ではないが，腔内に線維素や好酸球，肉芽組織がみられる場合，また病変辺縁で異型細胞が明らかでない（肺胞上皮置換性増殖があまり目立

Ⅲ．肺腫瘍

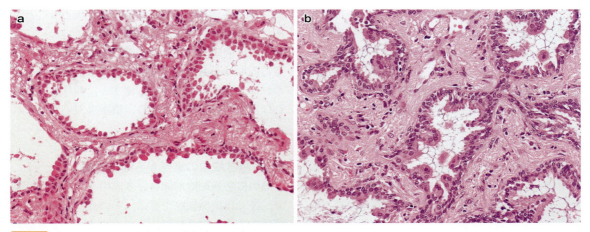

図4 線毛性粘液結節性乳頭状腫瘍（CMPT）（文献2より）
a：迅速標本．線維性に肥厚した間質に沿って腫瘍細胞が増殖している．基底側に小型の細胞，腔側により大型の細胞が積み重なってみえる．この標本では線毛は確認できない．b：永久標本．基底側に小型の基底細胞，腔側に線毛上皮が数個集まって乳頭状にみえる．この症例では粘液細胞はほとんどみられなかった．

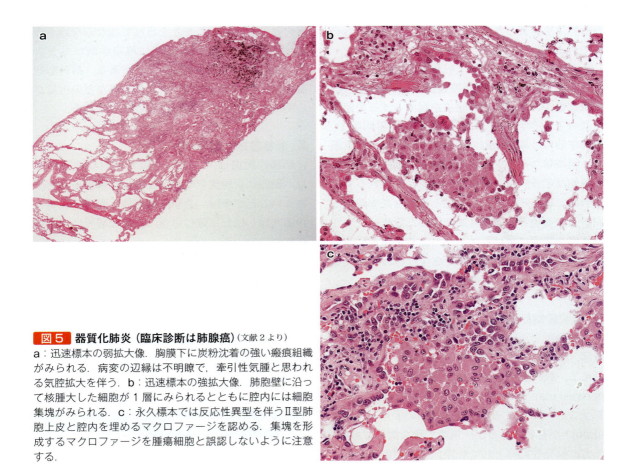

図5 器質化肺炎（臨床診断は肺腺癌）（文献2より）
a：迅速標本の弱拡大像．胸膜下に炭粉沈着の強い瘢痕組織がみられる．病変の辺縁は不明瞭で，牽引性気腫と思われる気腔拡大を伴う．b：迅速標本の強拡大像．肺胞壁に沿って核腫大した細胞が1層にみられるとともに腔内には細胞集塊がみられる．c：永久標本では反応性異型を伴うⅡ型肺胞上皮と腔内を埋めるマクロファージを認める．集塊を形成するマクロファージを腫瘍細胞と誤認しないように注意する．

4）炎症細胞浸潤が目立つ腫瘍

　炎症細胞浸潤が目立つ原発性肺癌としてリンパ上皮腫様癌がある．鑑別としては，炎症性偽腫瘍，悪性リンパ腫などがある．迅速標本ではこれらの診断は困難な場合もあり，無理をせず鑑別診断を挙げるにとどめることが肝要である．また，リンパ上皮腫様癌以外でも肺癌の間質には様々な程度で炎症細胞の浸潤がみられ，時に極めて高度な炎症細胞浸潤を伴う肺癌がみられる．術中迅速診断において炎症細胞が高度に浸潤していると他の所見を見落とす可能性もあるので，臨床所見や画像から強く腫瘍性病変が疑われるときは連続で深切り標本を作製したり，腫瘍の別の部分から新たな標本を作製したりして追加検索することも必要である．

　いわゆる炎症性偽腫瘍（ALK 融合遺伝子関連などによる炎症性筋線維芽細胞腫，IgG4 関連自己免疫疾患，および病原体感染を起因とする炎症性病変などを包含する）は，肉眼的に境界明瞭で，組織学的には膠原線維の増生とリンパ球，形質細胞，組織球などの炎症細胞や線維芽細胞，筋線維芽細胞など多彩な非腫瘍性の細胞がみられる．迅速診断では紡錘形細胞の増生と多彩な炎症細胞浸潤からなる境界明瞭な腫瘤を認めた際には炎症性偽腫瘍を鑑別に挙げる．リンパ球を主体とする結節性病変には IgG4 関連病変を含むいわゆる炎症性偽腫瘍，悪性リンパ腫などが鑑別となる．

5）淡明細胞形態をとる腫瘍

　迅速診断で淡明な腫瘍細胞を認めた場合，良性腫瘍，原発性肺癌，転移性，すべての可能性を考える．良性腫瘍として血管周囲類上皮細胞腫瘍 perivascular epithelioid cell tumor（PEComa）ファミリーに属する淡明細胞腫（いわゆる sugar tumor）が有名であるが，極めて稀な疾患である．一方，原発性肺癌として腺癌，扁平上皮癌あるいは大細胞癌のいずれもが淡明細胞形態をとることがある．ピットフォールは腎細胞癌の転移である．腎細胞癌は孤在性腫瘍として晩期再発し，腎癌切除から30年以上を経て転移再発することもあり，主治医も既往歴として認識していないことがある．肉眼的に黄橙色の境界明瞭な腫瘤で，小型類円形核をもつ腫瘍細胞，豊富な血管間質を認めれば，腎癌の既往歴を確認する．転移性癌であれば部分切除の適応であり，慎重な対応が望まれる．

6）紡錘形細胞の増殖からなる腫瘍

　肺内に紡錘細胞形態をとる腫瘍をみることは稀で，多くは肉腫様癌である．その他，唾液腺型腫瘍である筋上皮性腫瘍，またカルチノイドも紡錘形態をとることがある．間葉系腫瘍は上皮性腫瘍に比し極めて稀であるし，肺にみられる肉腫の大多数は転移性であるので，既往歴の確認も必須である．肉腫型中皮腫や孤在性線維性腫瘍 solitary fibrous tumor（SFT）も常に軟部肉腫や肉腫様癌との鑑別対象になることを忘れてはならない．紡錘細胞性腫瘍は迅速診断時に確定診断はもとより，良悪性の判定が難しいこともある．紡錘形細胞の多形性や核分裂像，壊死の有無などの所見から明らかな悪性であれば，その旨を伝える．

7）転移性癌との鑑別

　転移性腫瘍は，一般的に境界明瞭な結節であり，割面に炭粉沈着や虚脱線維化，胸膜陥入を伴わないことが多い．大腸癌肺転移と腸型肺腺癌との鑑別はしばしば難しいが，広範な壊死は大腸癌転移を示唆する．

　一般的に肺胞上皮置換性増殖は原発性肺癌を考えるが，転移性癌でも種々の程度で生じうる．特に，膵癌などの粘液産生性腺癌の転移では，広範に肺胞上皮置換性増殖をきたすこともあり，原発性肺癌との鑑別は困難である．扁平上皮癌の転移・原発の鑑別が不可能であることはいうまでもない．

5 　術中迅速細胞診

　開胸時胸水貯留している場合には迅速細胞診を要する．また胸腔内洗浄細胞診 pleural lavage cytology（PLC）も提出される．PLC は，陽性である場合に転移とみなされる悪性胸水とは異な

り，病期には影響しない．しかし予後予測因子であることから，採取することが推奨されている[22]．ただ，PLC陽性であっても術式には変更がないため迅速細胞診として実施する意義は十分とはいえない．また，PLC採取のタイミング，注入する生理食塩水の量などが標準化されていないのが現状である．病変割面を掻き取り圧挫する方法 scratch-imprint cytology を用いた迅速細胞診での病変診断性能についての検討では，悪性腫瘍に対しては信頼できるが，良性病変に対しては信頼できないとの報告がある[23]．

6 肺癌の切除断端の評価

肺癌の手術では，ステージや腫瘍の大きさによって肺全摘出術，肺葉切除，区域切除，楔状切除（部分切除）が施行されるが，切除断端の検体部位は術式によって異なる．肺葉切除や区域切除では気管支が対象となるが，部分切除では切除断端部のステープラーで挟んだ肺実質が対象である．気管支断端についてはそもそも陽性となることが稀で，迅速診断の有用性はないとされる[24]．しかし，肉眼的に腫瘍から断端までの距離が短いことは，肺実質断端でも気管支血管断端でも断端陽性と有意に関連しており，これらの断端までの肉眼的な距離が 2.0 cm 未満であれば迅速診断することが提案されている[25]．

部分切除断端の評価方法として，切除断端部の迅速擦過細胞診やステープラー洗浄液の細胞診で評価する方法などもあるが[26]，診断側の負担が大きい．

おわりに

肺病変の迅速診断について述べた．組織診断に迷った際には，臨床像や画像，肉眼像に立ち返ること，深切り標本を作製し検討することが重要である．それでも難しいときは，迅速診断の目的は確定診断することではないので，必要最低限の情報を術者に報告する．患者の不利益となる過剰手術を避けるためにも，悪性と断定できない場合にはためらわずに「永久標本待ち」と報告すべきである．

また，日常迅速診断後の永久標本とともに再度迅速標本を見直すことで「見え方の違い」を認識していくことも大切である．

（武田麻衣子，大林千穂）

文献

1) 武田麻衣子，大林千穂：肺腫瘍の迅速診断．病理と臨床 39：35-40，2021
2) 大林千穂，武田麻衣子：迅速診断の評価．谷田部恭，他（編）：腫瘍病理鑑別診断アトラス 肺癌 第2版，文光堂，2022，pp274-280
3) 蔦幸治，横瀬智之，石井源一郎，他：術中迅速病理診断における肺癌の線維化巣評価の工夫．病理と臨床 22：91-94，2004
4) Schulte JJ, Snyder A, Husain AN：Lung, mediastinum, and pleura. Cipriani NA, et al (ed), Biopsy Interpretation：The Frozen Section, 3rd edition, Wolters Kluwer, 2023, pp122-165
5) Walts AE, Marchevsky AM：Root cause analysis of problems in the frozen section diagnosis of in situ, minimally invasive, and invasive adenocarcinoma of the lung. Arch Pathol Lab Med 136：1515-1521, 2012
6) He P, Yao G, Guan Y, et al：Diagnosis of lung adenocarcinoma in situ and minimally invasive adenocarcinoma from intraoperative frozen sections：an analysis of 136 cases. J Clin Pathol 2016, 69：1076-1080
7) Tang J, Cui Y, Li B, et al：Mathematical prediction model of computed tomography signs is superior to intraoperative frozen section in the diagnosis of ground-glass nodular invasive adenocarcinoma of the lung. Thorac Cancer 12：2382-2387, 2021
8) Lv Y-L, Zhang J, Xu K, et al：Computed tomography versus frozen sections for distinguishing lung adenocarcinoma：a cohort study of concordance rate. Asian J Surg. 45：2172-2178, 2022
9) Trejo Bittar HE, Incharoen P, Althouse AD, et al：Accuracy of the IASLC/ATS/ERS histological subtyping of stage I lung adenocarcinoma on intraoperative frozen sections. Mod Pathol 28：1058-1063, 2015
10) Walts AE, Marchevsky AM：Current evidence does not warrant frozen section evaluation for the presence of tumor spread through alveolar spaces. Arch Pathol Lab Med 142：59-63, 2018
11) Zhou F, Villalba JA, Sayo TMS, et al：Assessment of the feasibility of frozen sections for the detection of spread through air spaces (STAS) in pulmonary adenocarcinoma. Mod Pathol 35：210-217, 2022
12) Villalba JA, Shih AR, Sayo TMS, et al：Accuracy and reproducibility of intraoperative assessment on tumor spread through air spaces in stage 1 lung adenocarcinomas. J Thorac Oncol 16：619-629, 2021
13) Mino-Kenudson M：Significance of tumor spread through air spaces (STAS) in lung cancer from the pathologist perspective. Transl Lung Cancer Res 9：847-859, 2020
14) Kadota K, Kushida Y, Kagawa S, et al：Limited resection is associated with a higher risk of locoregional recurrence than lobectomy in stage I lung adenocarcinoma with tumor spread through air spaces. Am J Surg Pathol 43：1033-41, 2019
15) Eguchi T, Kameda K, Lu S, et al：Lobectomy is associated with better outcomes than sublobar resection in spread through air spaces (STAS)-positive T1 lung adenocarcinoma：a propensity score-matched analysis. J Thorac Oncol 14：87-98, 2019
16) Moreira AL, Ocampo PS, Xia Y, et al：A Grading system

17) Fan J, Yao J, Si H, et al：Frozen sections accurately predict the IASLC proposed grading system and prognosis in patients with invasive lung adenocarcinomas. Lung Cancer 178：123-130, 2023
18) Shang Z, Han Y, Shao J, et al：Challenging of frozen diagnoses of small sclerosing pneumocytoma. J Clin Pathol 74：730-734, 2021
19) Yang C-H, Lee L-Y：Pulmonary sclerosing pneumocytoma remains a diagnostic challenge using frozen sections：a clinicopathological analysis of 59 cases. Histopathology 72：500-508, 2018
20) Yang Y, Xie X, Jiang G, et al：Clinicopathological characteristic of ciliated muconodular papillary tumour of the lung. J Clin Pathol 75：128-132, 2022
21) Ding B, Shang Z, Xiang Z, et al：Clinicopathologic features and frozen diagnostic pitfalls of bronchiolar adenoma/ciliated muconodular papillary tumors (BA/CMPTs). Am J Surg Pathol 47：431-439, 2023
22) 日本肺癌学会（編）：肺癌診療ガイドライン2022年版 悪性胸膜中皮腫・胸腺腫瘍含む，金原出版，2022
23) Sugiyama T, Tajiri T, Fujita H, et al：The approach of scratch-imprint cytology：Is it an alternative to frozen section for intraoperative assessment of pulmonary lesions？ Pathol Int 70：31-39, 2020
24) Owen RM, Force SD, Gal AA, et al：Routine intraoperative frozen section analysis of bronchial margins is of limited utility in lung cancer resection. Ann Thorac Surg 95：1859-1865, 2013
25) Gagné A, Racine É, Orain M, et al：Identification of grossing criteria for intraoperative evaluation by frozen section of lung cancer resection margins. Am J Surg Pathol 42：1495-1502, 2018
26) Higashiyama M, Kodama K, Takami K, et al：Intraoperative lavage cytologic analysis of surgical margins in patients undergoing limited surgery for lung cancer. J Thorac Cardiovasc Surg 125：101-107, 2003

for invasive pulmonary adenocarcinoma：a proposal from the International Association for the Study of Lung Cancer pathology committee. J Thorac Oncol 15：1599-610, 2020

第2部 各論

IV リンパ増殖性疾患

はじめに

　リンパ腫の病理診断は，ヘマトキシリン-エオジン（HE）染色による形態診断と免疫組織化学による腫瘍細胞の免疫形質判定からなされる．さらに臨床情報，特に病変が節性もしくは節性・節外性病変の両者に広がっているのか，それとも節外性リンパ腫なのか，病変の分布も亜型診断に重要である．時に亜型に特異的な遺伝子異常の検索をしなければならないこともある．HE染色のみから診断が可能な亜型は，リンパ節の定型的濾胞性リンパ腫 classic follicular lymphoma ぐらいであるが，これとて濾胞ヘルパーT細胞リンパ腫，濾胞型 T follicular helper lymphoma, follicular type との鑑別は免疫組織化学が必要となる．

　緊急に治療を必要とする場合，HE染色のみでリンパ腫と暫定的に伝えることはある．迅速診断（凍結HE切片のみ）でリンパ腫と確定診断することはできるだけ避けたいが，必要あってその場でリンパ腫かそうでないかを伝えなければならない場面に遭遇することは稀ではないだろう．リンパ腫の治療は一般的に多剤併用の化学療法，分子標的薬療法であり，リンパ腫と答えれば切除せず，リンパ腫でなければ切除になる場合が想定できるが，それも発生臓器によりケースバイケースである．

　本項ではリンパ腫を含めた迅速形態診断は難しいことに留意しながら，迅速診断時における必要な知識，術者とどのようなやりとりをするべきかをまず述べ，次にリンパ腫はすべての臓器に発生するので，臓器別にその鑑別を解説したい．本項以外の臓器別項目と重なる記述もあることをご容赦いただきたい．

1 基礎知識

1）検体の提出と標本作製

　日頃よりリンパ腫の迅速診断は難しいことを術者に理解してもらう必要がある．また，事前に迅速診断予定症例の詳細を確かめておくのがよいが，現実には迅速検体が提出されてからの対応になっている施設も多いだろう．リンパ腫と他の腫瘍を鑑別する際に捺印細胞標本が有用な場合があるので，その疑いがあるときは作製をお勧めする．

　迅速診断切片を鏡検したうえで術者に伝えること，確かめてほしいことは以下のとおりである．

a. リンパ腫，もしくはその可能性が高い場合

　リンパ腫，もしくはその可能性が高いことを術者に伝えたうえで以下の2点を確認する．
①ホルマリン固定パラフィン包埋（FFPE）標本用の材料を別途提出してもらうように依頼する．凍結後の戻し永久標本はリンパ球の詳細な観察が困難であるし，免疫組織化学による免疫形質判定に支障をきたすことがある．
②フローサイトメトリー flow cytometry や染色体分析（karyotype/G-band）に用いる材料（1cm角以上あればよい）を別途，提出できるか確認する．外注の場合は検査会社の専用容器があるので，病理部門でストックしておくのもよい．院内でできる場合はその提出ルールに従う．

　当院（東海大学医学部付属病院）では，リンパ腫疑い検体は固定前に手術室から病理診断センターに提出された後，ホルマリン固定とフローサイトメトリー・染色体分析に分け，後者を臨床検査部に届けている．フローサイトメトリーは臨床検査部，染色体分析は外注になっている．また，可能であれば凍結切片を作製した組織をそのまま凍結保存とする．この凍結材料はリンパ腫の確定

157

第2部 各論

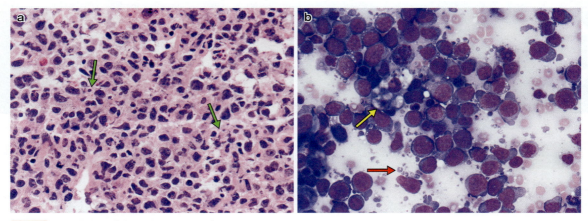

図1 中枢神経系腫瘍
a：迅速組織標本．中〜大型の不整形核をもつリンパ球様細胞がびまん性に増生し，多数の核塵（矢印）をみる．b：捺印細胞診標本，Giemsa染色．組織標本と同様に中〜大型のリンパ球様細胞が増生し，starry sky macrophage（黄矢印）のほか，lymphoglandular body（赤矢印）を多数伴う．

診断が難しい場合に免疫グロブリン重鎖遺伝子，T細胞受容体遺伝子のサザン解析に供される．別途提出されたFFPE標本に腫瘍がない場合は，速やかに永久標本にして検索する．なお，保存スペースなどが問題になる場合は最終診断確定後に永久標本に戻してもよいだろう．

b．リンパ腫かどうか鑑別が難しい場合

リンパ腫かどうか鑑別が難しいことを率直に伝えたうえで，迅速診断後の切除方法について確認しておくとよい．

病理診断材料が適切に採取できているかどうかを確認するために迅速診断を利用している場合は，何らかの腫瘍性病変が採取されていることを伝えれば迅速診断として十分であるので，永久標本で診断確定することを伝えたうえで上記に準じて追加材料の提出を依頼する．一方，リンパ腫を否定した場合に追加切除が予定されているような迅速診断であれば，迅速診断用追加検体の提出を依頼することもできる．より多くの情報を集めるために，捺印細胞診や迅速免疫組織化学を行うこともある．

2 診断の実際

リンパ腫の診断は多臓器にわたるので，臓器別に述べたい．それぞれの臓器における別項の記載

も参考にされたい．

1）中枢神経系

中枢神経系（CNS）に発生するリンパ腫の90％以上は，中枢神経系原発びまん性大型B細胞リンパ腫 primary diffuse large B-cell lymphoma of the CNS の診断になる．この亜型は大型B細胞の形態にそれほどバリエーションがない．定型的な中心芽球 centroblast（類円形もしくはくびれた大型核をもつリンパ球で，核膜が通常のリンパ球よりやや厚く，水泡状クロマチンと2〜4個の核小体がある），もしくは免疫芽球 immunoblast（類円形もしくは短紡錘形の大型核をもつリンパ球で，中心性の核小体がある）がびまん性に増殖し，starry sky macrophage を伴うことも多い．

鑑別は，膠芽腫 glioblastoma を含む high-grade glioma である．中枢神経系腫瘍の迅速診断時は捺印細胞診を併用することが勧められている[1]．細胞診標本で lymphoglandular body（LGB）を見つければ glioma ではなく，びまん性大型B細胞リンパ腫 diffuse large B-cell lymphoma（DLBCL）である．迅速組織標本ではLGBはわかりづらいが，核塵や starry sky macrophage が多ければ，リンパ腫の可能性が高い（図1）．

リンパ腫様肉芽腫症 lymphomatoid granulomatosis や MALT リンパ腫をごく稀に認める．多数の小型リンパ球の存在から，リンパ腫もしくは

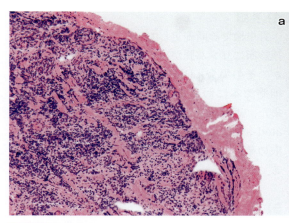
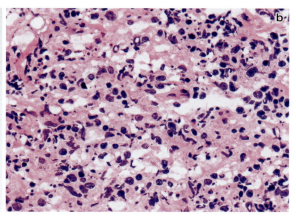

図2 縦隔腫瘍

a, b：迅速組織標本．迅速診断で胸腺腫＞リンパ腫，最終診断は縦隔原発大型B細胞リンパ腫となった例．弱拡大（a）で線維性組織により明瞭な境界があり，胸腺腫を示唆されたが，後方視的にみると強拡大（b）で中〜大型のリンパ球様細胞や核塵，starry sky macrophage をみる．

その疑い，またはリンパ増殖性疾患，と返事をすることができそうである．ただし，永久標本でも診断に苦慮することがあるので，なるべく大きなFFPE 標本を別途出してもらうように伝える．

非常に稀だが，FFPE でも診断困難な，いわゆる脳炎とリンパ腫の鑑別に迅速標本が提出されることがある．この場合，遺伝子解析に備えて凍結材料はそのまま保存とし，別途FFPE 標本，フローサイトメトリー用となるべく多くの検索ができるように追加検体を提出してもらうことが肝要と考えている．特にJC ウイルスの検索をすることが必要である[2]．

2）縦隔

リンパ腫およびリンパ増殖性疾患の有無について，迅速診断では難しい場面が多い．迅速診断で胸腺腫となり摘出術が行われたものの中にCastleman 病やHodgkin リンパ腫が含まれていたという報告がある[3]．日本肺癌学会のホームページには「縦隔腫瘍の術中迅速診断は非常に難しく，その有用性は限られている」「術中迅速診断は確定診断が未定の場合に，十分な組織量が採取されているか確認する場合や胸部手術中に偶然発見された縦隔腫瘍の確認のために行う場合は適応があるが，リンパ芽球性リンパ腫とリンパ球の豊富な胸腺腫との鑑別やB3型胸腺腫と胸腺癌，A型胸腺腫と間葉系腫瘍の鑑別は非常に困難であり，有用性は限られる」と記載されている[4]．

前縦隔腫瘍（胸腺腫瘍）として可能性のあるリンパ腫およびリンパ増殖性疾患の代表は，リンパ芽球性リンパ腫 lymphoblastic lymphoma（LBL），縦隔原発大型B細胞リンパ腫 primary mediastinal large B-cell lymphoma（PMLBCL），Hodgkin リンパ腫 classic Hodgkin lymphoma（CHL）の3つであり，そのほか稀に anaplastic large cell lymphoma（ALCL）や胸腺MALT リンパ腫 thymic MALT lymphoma がある．

胸腺腫とリンパ腫およびリンパ増殖性疾患を迅速診断で鑑別することは難しいことがある．seminoma などの胚細胞腫瘍も問題になる．年齢や血中IL-2R 値は参考になるが，画像レポートはリンパ腫と浸潤性胸腺腫もしくは胸腺癌の両者が挙げられていることが多く，参考になった記憶はあまりない．迅速で胸腺腫＞リンパ腫の診断が，永久標本で逆転することがある（図2）．逆に迅速でリンパ腫＞胸腺腫の場合，二期的な手術になる可能性があるので，術者とコミュニケーションをとる必要がある．

細胞診標本でLGB はリンパ腫だけではなく，melanoma や seminoma，undifferentiated carcinoma などにもみられることが知られている[5,6]．また，縦隔に多いリンパ芽球性リンパ腫ではLGB は目立たないが，DLBCL では鑑別に有用かもしれない．迅速HE 切片でも核塵やstarry sky macrophageなどを得られれば，胸腺腫ではなくリンパ腫の可能性が高いだろうと考えている．

縦隔に発生するHodgkinリンパ腫のほとんどは，結節硬化型古典的Hodgkinリンパ腫 nodular sclerosis classic Hodgkin lymphoma (NSCHL) であり，種々の程度に線維化束をみる．若年もしくは成年女性に好発する，線維化を伴う縦隔腫瘍はNSCHLしかない，と思っても大きな間違いはないだろう．むしろ，限られた検体で巨細胞が見つからないからといってHodgkinリンパ腫を否定してはならない．

部位と肉眼像も大事であり，胸腺MALTリンパ腫のほとんどは，囊胞形成を伴うことに注意する．MALTリンパ腫に有効な治療法がないので，外科的摘出も選択肢になるかもしれない（エビデンスはない）．Castleman病は前縦隔に発生することはほとんどない．

リンパ腫を疑うという返事でオペが終わってしまうので，上記1-1)「a．リンパ腫，もしくはその可能性が高い場合」のように，できるだけ多くのFFPE標本の提出を依頼することも忘れてはならない．迅速でリンパ腫と報告したが，永久標本で亜型診断できず，標本採取のため再手術になった例も報告されている[7]．cytokeratinの迅速免疫組織化学は，上皮細胞の混在をみることができるが，リンパ腫にも種々の程度に上皮細胞が残存することがあり，リンパ腫を否定できるものではない．

3）肺，肝

肺に発生するリンパ腫は，MALTリンパ腫，DLBCLが圧倒的に多い．MALTリンパ腫でlymphoepithelial lesion (LEL) が多いと上皮細胞が目立ち，リンパ球浸潤の目立つ低分化腺癌と間違う可能性がある．小細胞癌とDLBCLの鑑別は時に難しいこともある．リンパ腫様肉芽腫症はリンパ腫もしくはリンパ増殖性疾患と伝えることができそうだが，inflammatory pseudotumorを疑うような迅速診断ではリンパ腫との鑑別は難しい．肝においても，DLBCL，MALTリンパ腫，inflammatory pseudotumorなどがあり，上記に準ずる．

4）乳腺

針生検で診断確定していることが多いので，迅速診断にリンパ腫が出てくることはめったにないが，その場合，DLBCLが多い臓器なので，捺印細胞標本におけるLGBが有用な場合がある[8]．また，近年話題になったbreast implant-associated anaplastic large cell lymphoma[9]が病変採取の確認のために迅速診断に出されることがある．

5）リンパ節

リンパ腫を疑って迅速診断に出されることは通常ありえないが，稀にリンパ腫診断に十分な組織が採取できているかどうか，みてほしいとの依頼の場合がある．リンパ腫診断には最も大きいリンパ節を採取するのが基本であるが，癒着や浸潤などで採取が難しく，周囲のそれほど大きくないリンパ節ならば採取可能というような場合もある．外科医に直接目的を聞くことが大事である．DLBCLのような大型リンパ球が増生している場合はわかりやすいが，そうではない場合，正常リンパ節構造があるかどうかが決め手の一つになるだろう．辺縁洞やリンパ洞構造が開いていたら，非腫瘍の可能性があるといったん伝えることも必要だろう．最近の経験では，Castleman病を疑って迅速診断に提出された例があった．いずれにせよ，大きなFFPE標本，フローサイトメトリーと染色体分析用の検体を出してもらうことに尽きる．

腹部の外科的切除例で転移を疑ってリンパ節が提出され，最終的にリンパ腫，特に濾胞性リンパ腫と診断されることがある．転移の有無について診断することが重要で，リンパ腫を迅速で診断することは求められていないであろう．永久標本で十分に検索して追加報告する．

6）その他

婦人科系では迅速診断でBurkittリンパ腫と判断されたために拡大切除をしなくて済んだという報告[10]や，ディスジャーミノーマ dysgerminomaと迅速診断されたDLBCLの報告[11]があり，また骨軟部腫瘍ではリンパ腫のほか，形質細胞腫瘍（図3）が候補になる[12]．膵腫瘍ではリンパ腫や

IgG4 関連疾患がある[13].

(中村直哉)

文　献

1) 日本臨床細胞学会（編）：中枢神経．細胞診ガイドライン3 甲状腺・内分泌・神経系　2015年版，金原出版，2015，pp129-179
2) Shishido-Hara Y：Progressive multifocal leukoencephalopathy and promyelocytic leukemia nuclear bodies：a review of clinical, neuropathological, and virological aspects of JC virus-induced demyelinating disease. Acta Neuropathol 120：403-417, 2010
3) de Montpréville VT, Dulmet EM, Nashashibi N：Frozen section diagnosis and surgical biopsy of lymph nodes, tumors and pseudotumors of the mediastinum. Eur J Cardio-Thorac Surg 13：190-195, 1998
4) 日本肺癌学会：肺癌診療ガイドライン2023年版．https://www.haigan.gr.jp/guideline/2023/3/3/230303010100.html#cq-extra (2024年9月5日閲覧)
5) Flanders E, Kornstein MJ, Wakely PE, Jr., et al：Lymphoglandular bodies in fine-needle aspiration cytology smears. Am J Clin Pathol 99：566-569, 1993
6) Murakami T, Kayano H, Itoh T, et al：Lymphoglandular bodies in malignant tumors：with special reference to histologic specimens. Ann Diagn Pathol 12：249-251, 2008
7) Huang Y, Yan S, Liu L, et al：Incidental lymphoma in lymph node dissection for carcinoma in the abdominopelvic cavity：a single-institution experience. Virchows Arch 475：365-372, 2019
8) Huang W-C, Tsai C-C, Chan C-C, et al：Imprint cytology in diagnosing-primary non-Hodgkin's lymphoma of the breast during intraoperative frozen consultation：a case report. Acta Cytol 54 (5 Suppl)：867-870, 2010
9) Oishi N, Brody GS, Ketterling RP：Genetic subtyping of breast implant-associated anaplastic large cell lymphoma. Blood 132：544-547, 2018
10) Shahraki AD, Mohammadizadeh F, Zafarbakhsh A：Intraoperative diagnosis by frozen section study would prevent unnecessary surgery in ovarian Burkitt's lymphoma. Adv Biomed Res 3：71, 2014
11) Wang Q, Rodriguez R, Marcus JZ, et al：Pitfalls of frozen section in gynecological pathology：a rare case of ovarian lymphoma in an HIV-positive woman resembling dysgerminoma on frozen section. Int J Surg Pathol 27：387-389, 2019
12) Bui MM, Smith P, Agresta SV, et al：Practical issues of intraoperative frozen section diagnosis of bone and soft tissue lesions. Cancer Control 15：7-12, 2008
13) Doucas H, Neal CP, O'Reilly K, et al：Frozen section diagnosis of pancreatic malignancy：A sensitive diagnostic technique. Pancreatology 6：210-214, 2006

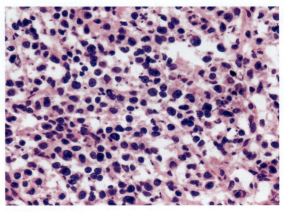

図3　胸壁腫瘍

迅速組織標本．小円形細胞腫瘍の範疇と思われるが，リンパ球様細胞と胞体の広い形質細胞様細胞から，リンパ腫もしくは骨髄腫と報告され，フローサイトメトリー用に検体がまわされた．最終診断は，plasmablastic plasma cell myeloma であった．

第2部 各論

V 消化管腫瘍
1. 消化管腫瘍

はじめに

　我が国の死因第1位を占める悪性新生物の中でも，大腸癌，胃癌などの消化管腫瘍の占める割合は大きく，内視鏡検査施行率も高いため，病理検体の約半分を消化管の検体が占める．しかしながら，消化管腫瘍に関連する術中迅速診断は意外に少なく，東京大学医学部附属病院では術中迅速診断（組織）の約17％を占めるにすぎない．これは，手術となる消化管腫瘍の多くが，術前の生検で確定診断がついており，病変の質的診断を目的とした迅速診断の機会が少ないためと思われる．消化管腫瘍においても，質的診断を目的とした迅速診断が行われることがあるが，術前に病変部位からの生検が難しい虫垂腫瘍や小腸腫瘍，粘膜下腫瘍などに限られる．よって消化管腫瘍に関連する迅速診断の多くは病変の広がりに関するものであり，食道癌や胃癌の断端，直腸や肛門管腫瘍の肛門側断端，直腸剥離面，腹膜結節，リンパ節転移の有無が挙げられる．そこで，本項では消化管腫瘍に関連する迅速診断の中から，頻度の高い断端の評価（側方断端および剥離断端），虫垂腫瘍および胃癌の腹腔洗浄細胞診を中心に実際の症例を呈示しながら，注意すべき点，限界について述べる．

1　断端に関連する迅速診断

1）検体の肉眼的観察と標本作製

　肉眼での観察を丁寧に行うことはすべての外科病理診断に共通する重要なことであり，日頃の切り出しおよびその組織学的検索結果を併せることで肉眼診断を正確にできるよう鍛錬を積み，迅速診断時にその力を発揮できるようにしたいものである．胃全摘出検体や食道切除検体などの食道断端，直腸や肛門管腫瘍の肛門側断端は，1～2ブロックで全周を評価することが可能であるが，幽門側胃切除検体の口側断端あるいは噴門側胃切除検体の肛門側断端においては，よく肉眼所見をとり，最も腫瘍が近い部位を標本として作製する．粘膜内病変よりも浸潤部分が広いことはよくあるため，全層の評価ができる標本を作製することが重要である．そのまま断端部を切り出そうとすると，粘膜よりも筋層や漿膜下層は奥に引っ込んでしまうため全層を含めた標本の作製は難しい．有鉤ピンセットなどで作製部位の壁深部を引っ張りながら，粘膜とともにゴム板やコルク板に何本かの針で固定する（図1a）．検体が歪まないよう，引っ張りながら固定するとよい．全層がきちんと針で固定されていることを確認して，標本を切り出す（図1b）．切り出した標本を包埋皿におく際にも，薄切面となる底に全層がしっかりと接着していることを確認する．当院では透明のプラスチック製包埋皿を用いているため，実際に包埋皿の底を裏から確認することができる．どの迅速診断標本作製時にも共通することであるが，包埋剤の注入，凍結時に注意が必要な際は，「ここを押しつけてほしい」「ここを確実に出してほしい」など，医師と臨床検査技師との間で十分にコミュニケーションをとることが重要である．

　そのほか消化管腫瘍の断端としては，直腸癌の剥離断端がしばしば提出される．当院では手術検体本体から剥離断端を病理医が切り出して標本を作製する状況はほとんどなく，剥離断端としてそのまま包埋するしかない小さな検体が提出されることが多い．そのため検体採取や包埋時に工夫できる点はないが，側方断端も剥離断端もしばしば脂肪組織が多く，通常の迅速標本作製法では良好な凍結標本作製が困難なことがある．その場合はクライオフィルムなどの粘着フィルムを用いた標本作製法を行うことで，脂肪組織も含めきれいな標本作製が可能であり，脂肪組織内に浸潤する腫

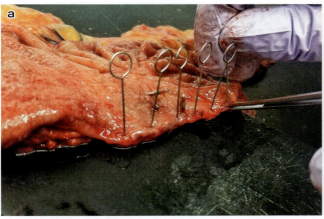
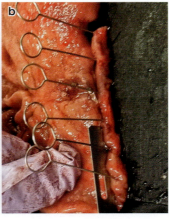

図1 胃癌断端の標本切り出し
a:壁全層をピンセットで引っ張って,複数の針で固定する.b:全層がきちんと固定されている状態で,迅速診断用の検体を切り出す.

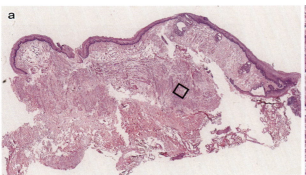
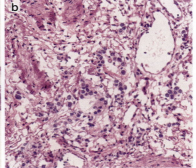

図2 筋層内にのみ癌のあった胃癌の食道断端
a:全層性に標本作製した食道断端.粘膜面は保たれている.b:aの囲み部位にみられた低分化型腺癌の浸潤.

瘍細胞の見落としを防ぐことができる.

2) 実際の診断とその限界

　実際に迅速診断標本をみる前に,生検時の組織型は頭に入れておくとよい.生検時に認められた組織型の成分が必ずしも断端部分に出現するとは限らないが,腺癌なのか扁平上皮癌なのか組織型を確認して標本をみることは重要であるし,同じ組織型であってもやはり低分化の場合はより注意を払って標本をみる必要がある.

　全層性の評価によって正確に断端評価が可能となった実例を図2に示す.粘膜面は保たれているが,筋層の一部に腺癌を認める.このように,深部が含まれていない標本を作製した場合に,偽陰性となりうる症例が一定の割合で存在する.図2の症例のように非充実性低分化型腺癌の場合,断端に個細胞性,少数のみ腫瘍細胞が認められることも少なくない.凍結切片上では,様々な細胞が通常よりも大型化してみえるため,組織球や炎症細胞,中皮細胞などと見間違えないよう注意が必要である.非腫瘍性細胞と腫瘍との鑑別がHE染色で困難な場合には,実施が可能な施設では術中免疫組織化学を併用することで,正確な診断につながることもある(図3).当院では,上皮系マーカー(AE1/AE3,CAM5.2),リンパ球系マーカー(LCA)のみ術中免疫組織化学を取り入れている.断端や腹膜結節の評価に上皮系マーカーを用いることがあるが,癌と反応性中皮細胞で迷っ

第2部 各論

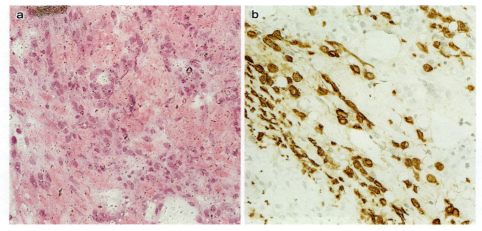

図3 免疫染色が役に立った症例
a：線維化を伴って核腫大を示す細胞の浸潤を認めるが，クロマチン増量，核小体明瞭化などの異型は目立たず，悪性と断定するのが難しい．b：迅速免疫組織化学染色でCAM5.2陽性となる．

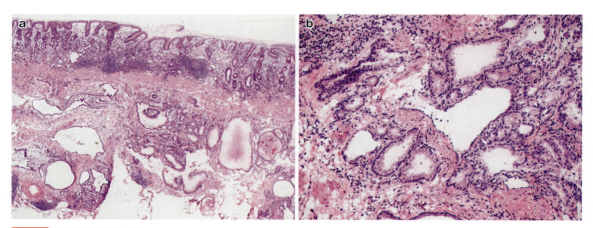

図4 粘膜下異所性胃腺
a：弱拡大像．通常腺管がみられないはずの粘膜下層に多数の腺管がみられ，高分化な腺癌の浸潤が鑑別に挙がる．b：分葉状の構築が認められ，大きな腺管から分岐するように幽門腺様の粘液腺がみられること，核異型が乏しいことから異所性腺管と判断可能である．

ている場合はどちらも陽性となってしまうため，両者の鑑別はできない．

断端部に出現しうる病変で，癌と鑑別を要する可能性があるものを頭に入れておくことも大切である．例えば，印環細胞癌と黄色腫，高分化型管状腺癌と粘膜下異所性胃粘膜・異所性膵などが挙げられる．図4に胃断端検体の術中迅速診断時に認められた異所性胃粘膜を示す．通常腺管がないはずの場所に腺管がみられるため癌の進展との鑑別が問題となるが，幽門腺様の腺管を伴うことや，分葉状の構築，核異型が乏しいことから鑑別

が可能である．

直腸の剥離断端に関しては，癌の直接浸潤以外に，炎症による線維性癒着や子宮内膜症が比較的多い癒着原因となる．子宮内膜症では腺管構造が出現すること，内膜腺は若干異型があるようにみえることから，腫瘍の浸潤と誤認しやすいが，周囲に内膜間質がみられることや，構造異型がみられないことなどが鑑別点となる（図5a）．また直腸が周囲と癒着した場合，前立腺，精嚢組織などの正常腺管構造が含まれる可能性もあるので注意を要する．前立腺腺管は二相性がみられること，

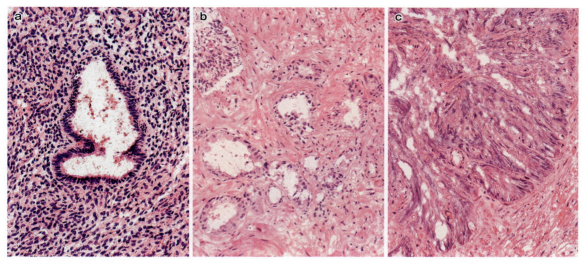

図5 直腸癌の剥離断端に出現しうる非腫瘍性腺管
a：子宮内膜症，b：前立腺組織，c：精嚢組織．

精囊上皮はリポフスチン顆粒が目立つことなどが，癌との鑑別のポイントとなる（図5b，c）．

2 病変の質的診断に関する迅速診断 ─虫垂腫瘍を中心に─

1）虫垂腫瘍の迅速診断に必要な基礎知識

　虫垂に発生する腫瘍には，他の大腸と同様の腺腫（管状腺腫や絨毛管状腺腫），鋸歯状病変（sessile serrated lesion や鋸歯状腺腫），腺癌のほか，虫垂に特異的な虫垂粘液性腫瘍や内分泌腫瘍がある．原発性腺癌は比較的稀な疾患で，消化管悪性腫瘍の1%以下とされている[1]．一般的な大腸癌と同様の組織像を示す腺癌がみられるとともに，虫垂に特徴的な癌として粘液癌が挙げられる．虫垂粘液性腫瘍と粘液癌は，肉眼的には良悪性の区別が難しく，急性虫垂炎の診断で手術が行われ，固定後の検索で初めて腫瘍であることが明らかになる症例も少なくない．粘液性腫瘍が鑑別に挙がるような粘液産生性の虫垂病変は，術前診断が難しい腫瘍であるゆえ消化管腫瘍では珍しく，病変の質的診断として術中迅速診断が必要とされることがある．腫瘤を形成する通常の腺癌や内分泌腫瘍は，術中迅速診断の対象となることが少ない．

2）検体の提出と標本作製

　虫垂の迅速診断は前述したとおり，粘液産生性病変が鑑別に挙がる場合に行われることがあり，非常に腫大した虫垂がそのままの状態で提出される場合が多い．虫垂摘出検体は施設により固定法が異なり，内腔を開いて固定する場合と，開かずにそのまま固定する場合があると思われる．当院では，粘膜面の観察をするため，また固定をよくするために内腔は開いて固定しているが，粘液産生性病変を検体処理する際には，よりいっそうの注意が必要である．低異型度虫垂粘液性腫瘍 low-grade appendiceal mucinous neoplasm（LAMN）は圧排性浸潤を示す腫瘍であり，壁内における圧排性浸潤の程度は臨床的意義が少ないが，腹膜にも及んでしまうと腹膜偽粘液腫に進展する．そのため LAMN のステージは，たとえ筋層に浸潤していたとしても pTis として扱われ，漿膜下層に進展した場合に pT3，虫垂壁に破綻した場合に pT4 となる[2]．虫垂壁の破綻は粘液のみで上皮成分がみられないときにも同様に扱われる．よって，ステージ分類に粘液の存在する部位が非常に重要となるため，開かれていない状態で，漿膜面に粘液の漏出がないことを確認しておくことが非常に重要である．内腔を開くか否かは賛否両論あると思われるが，内腔の観察は重要なため，当院では写真撮影の後，開いて内腔を観察

第2部 各論

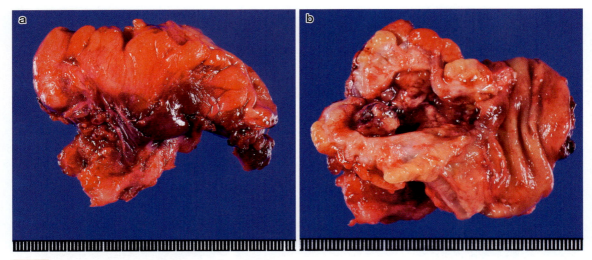

図6 低異型度虫垂粘液性腫瘍（LAMN）の肉眼像
a：腫大した虫垂が盲腸の一部とともに切除されている．b：内腔を開いた写真．開いて内腔を観察することも重要である．

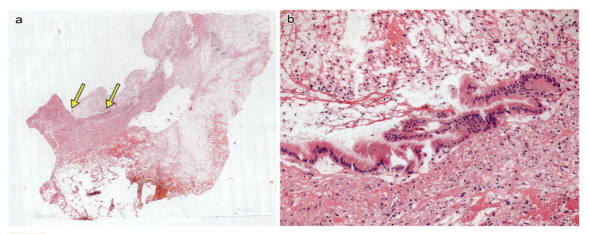

図7 LAMNの迅速診断標本
a：拡張していた虫垂壁の一部を作製した迅速診断標本．ほとんどが粘液で，上皮は矢印の部位に少量みられるのみである．b：軽度の核腫大を示す異型高円柱上皮がみられ，LAMNに矛盾しない像．

し，標本作製部位を決定している（図6）．開くとき，最も壁が薄くなっている部分は避けるようにする．

3）実際の診断

LAMNでは，組織学的に粘液を豊富に有する高円柱状腫瘍細胞が，虫垂内腔を平坦状あるいは低乳頭状に増殖する．しかし，内腔に粘液が充満し拡張すると，上皮が剥離して確認しづらくなることはしばしば固定後の標本で経験されることであり，十分な切り出しを行って腫瘍を確認するこ

とが，虫垂炎など良性病変との鑑別に重要である．同様のことは迅速検体にもいえるため，LAMNでは粘液ばかりの標本に遭遇することが多いが，少量含まれる腫瘍性上皮を見落とさないようにすることが重要である（図7）．含まれる異型上皮がごく少量で腫瘍との断定が難しく，LAMNとして矛盾しない，ということまでしかいえない場合も珍しいことではない．虫垂炎や線維化など何らかの閉塞起点があり，その先の虫垂が粘液を貯留し，LAMNや粘液癌と類似した肉眼像を示すこともあるため，粘液が貯留している

だけで腫瘍と決めつけてはいけない．

4）粘膜下腫瘍の質的診断

　虫垂腫瘍のほか，消化管の腫瘍で稀に迅速診断の対象となりうるのが粘膜下腫瘍である．食道～肛門管の壁内に発生する間葉系腫瘍のうち，最も頻度が高いのは消化管間質腫瘍 gastrointestinal stromal tumor（GIST）であり，平滑筋腫，神経鞘腫が続く．GIST は典型的には比較的均一な紡錘形細胞が束状を呈しながら増殖し，平滑筋腫，神経鞘腫，inflammatory fibroid polyp などとの鑑別が問題となる．神経鞘腫は周囲との境界部にリンパ球浸潤を伴いやすい，inflammatory fibroid polyp では好酸球浸潤が目立つなど，それぞれ特徴はある．しかしながら迅速診断時には組織型の断定が難しいことも珍しくなく，その場合は"spindle cell lesion"あるいは"spindle cell proliferation"とし，詳細は固定後に免役組織化学を追加して行うのが現実的である[3]．組織型の断定が困難であっても良悪性の評価は重要であるため，GIST であっても形態のみで high risk を疑うような像や，平滑筋肉腫が想定される場合には，単なる spindle cell lesion ではなく，悪性が示唆される像であることを伝えるべきである．そのほか粘膜下腫瘍の形をとりうる疾患として，食道顆粒細胞腫，異所性膵，内分泌腫瘍などが挙げられる[3]．

3　胃癌の腹腔洗浄細胞診

1）胃癌における腹腔洗浄細胞診の重要性

　胃癌における腹膜播種は多くの場合，癌が壁深部まで浸潤し，漿膜面に露出した癌細胞が腹腔内に遊離することにより起きる．実際に播種をきたしていなくても，腹水内に癌細胞が遊離していること自体が予後規定因子として重要であり，胃癌取扱い規約第 13 版から腹腔内洗浄細胞診陽性（CY1）例は Stage IVと規定された[4]．CY1 が疑われる場合，手術の前に審査腹腔鏡を先行することが一般的であるが，もしも予期せず術中腹腔洗浄細胞診で"癌細胞が認められた"場合，その場で Stage IVの判定となるため，出血や狭窄などの症状のない症例では胃切除をせずに手術を終了し，後日化学療法を導入することが多い．このように，腹腔洗浄細胞診の結果は手術方針に直接影響を与える．

2）腹腔洗浄細胞診の標本作製

　施設により異なる可能性はあるが，胃癌における腹腔洗浄液は cT1 を除く症例すべてにおいて提出される．横隔膜下および Douglas 窩から採取するのが一般的であり，腹水が少ない場合，それぞれの部位を生理食塩水で洗浄して腹腔洗浄液として提出される．当院では，提出された腹水は遠心分離後，基本的にはすり合わせ法で標本作製を行っている．検体が余った場合は引きガラス法で標本作製を追加することもある．引きガラス法では，大型細胞は引き終わりに集まりやすいという利点がある．

3）実際の症例

　断端などの術中迅速診断にも共通することであるが，生検時の組織型を事前に確認しておくことは重要である．胃癌には一般型だけでも乳頭腺癌，管状腺癌，低分化腺癌，印環細胞癌，粘液癌があり，さらに特殊型も多く存在する．腹水・腹腔洗浄液に出現しているかもしれない癌細胞を事前に把握することは検鏡時の参考になる．ただし生検は病変表層部の一部のみしか含まれていないため，生検とは異なる細胞が出現することもしばしばあり，注意が必要である．

　腹腔洗浄液に出現する悪性腫瘍の多くが腺癌であり，組織像によって集塊状あるいは孤立散在性の形態をとる[5]．粘液産生性高分化型腺癌の場合は円柱状の細胞集塊として出現するが，低乳頭状あるいは個細胞性に出現した場合には，反応性中皮細胞やマクロファージとの鑑別が重要になる．

　腺癌の細胞集塊は，核間距離は不均一で，核形不整，核縁の肥厚，核小体明瞭化などの所見がみられ，孤立散在性に出現する場合も核所見は同様である（図 8a，b）．反応性の中皮細胞も時に核が腫大し N/C 比が増大することや，クロマチンの増量，核小体明瞭化などを示すことがある（図 8c）．癌と反応性中皮細胞との鑑別には，反応性中皮細胞の方が上皮細胞よりも結合性が緩く mesothelial window が観察されることや，核縁

第2部 各論

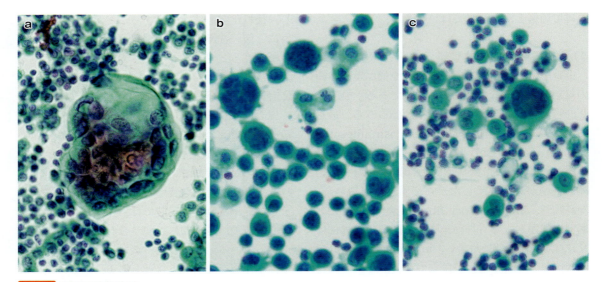

図8 腹腔洗浄細胞診
a, b：腺癌, c：反応性中皮細胞

肥厚など核異型の程度が低いこと，反応性中皮細胞では比較的核が中央に位置するなどの所見が参考になる．マクロファージは時に細胞質が空胞化し印環細胞との鑑別が問題となる．マクロファージの空胞は大小不同が目立つこと，また核縁肥厚，核の緊満感，核クロマチン増量など悪性を示唆する核所見を欠くことなどから鑑別を行う．癌の播種に伴って，反応性中皮細胞や組織球が多く出現することもあるので，これらの背景を伴って少数の異型細胞が出現した場合には，粘液染色を併用して判定する必要がある．

おわりに

　消化管腫瘍に関係する迅速診断の中で，比較的依頼されることの多い検体について記載した．迅速検体において正確な評価をするには，適切な部位で，かつきれいな標本作製が重要であるのはもちろんのこと，迅速検体採取後の永久標本で行う最終診断に支障をきたさないように注意を払う必要がある．また実際の検体を組織学的に正しく解釈するには，検体に含まれうる正常組織など，迅速検体採取部位の解剖学的な位置の情報は不可欠であり，また実際に迅速診断の結果が，手術法を含めその後の治療にどのように直結するのか知っておくことは重要である．採取部位は，提出された検体のみからは不明なことも多いため，どことと連続していた部位なのか，背景にどのような病気をもっている人なのかなど，不明な点は躊躇なく臨床医に質問できるような関係性を日頃から築いておくことが正確な迅速診断につながる．そして，適切な標本作製に関してはいうまでもなく，病理医・臨床検査技師の連携，情報共有が大事である．

（池村雅子，牛久哲男）

文　献

1) 新井冨生：Ⅲ．虫垂上皮性腫瘍　4．腺癌．九嶋亮治，他（編）：腫瘍病理鑑別診断アトラス　十二指腸・小腸・虫垂腫瘍，文光堂，2021，pp82-88
2) 立石陽子，牛久哲男：Ⅲ．虫垂上皮性腫瘍　2．低異型度虫垂粘液性腫瘍．九嶋亮治，他（編）：腫瘍病理鑑別診断アトラス　十二指腸・小腸・虫垂腫瘍，文光堂，2021，pp69-73
3) Ilyas G, Olivas AD, Alpert L, et al：13 Gastrointestinal tract. Cipriani NA, et al (eds)：Biopsy Interpretation：The Frozen Section, 3rd edition, Wolters Kluwer, 2023, pp331-368
4) 日本胃癌学会（編）：胃癌取扱い規約　第15版，金原出版，2017
5) 五十嵐誠治，稲田高男：Ⅲ．腹腔細胞診の判定．深山正久 他（編）：腫瘍病理鑑別診断アトラス　胃癌　第2版，文光堂，2015，pp266-278

第2部 各論

V 消化管腫瘍
Topics：Hirschsprung病の病理診断と術中迅速診断

はじめに

Hirschsprung病（H病）は，腸管壁内神経節細胞の欠如により機能的腸閉塞や難治性便秘をきたす稀な先天性疾患である．治療は外科的切除によってなされ，その切除範囲の決定のために術中迅速診断が実施される．

本項ではH病の術中迅速診断における要点について概説する．

1 基礎知識

H病の腸管では肛門から口側に連続して広がる無神経節領域が存在し，そこから移行帯を経て正常腸管となる（図1）．通常，腸管神経節細胞は粘膜下層のMeissner神経叢および固有筋層のAuerbach神経叢内に存在しており，1神経叢あたり複数の神経節細胞が存在する（図2）．H病の腸管における無神経節領域では神経節細胞が欠如し，移行帯では減少するが，神経叢に代わりしばしば末梢神経類似の神経線維束が出現するのも特徴の一つである（図3，4）．

移行帯における神経節細胞の分布にも特徴があり，腸間膜付着部よりも対側の方が，神経節細胞がより肛門側に伸びるように分布している（図1）．そのため，腸間膜付着部対側で術中迅速の検体が採取された場合，正常と判断されても付着部では神経節細胞が欠如している可能性がある．

外科手術では無神経節領域および移行帯を切除する．移行帯よりも口側，すなわち正常腸管であると診断を下すことが術中迅速診断の目的であり，そのためには神経節細胞の存在の有無のみならず数的・質的な評価を要する．

2 診断前の予習

術前生検では，H病かH病類縁疾患かの鑑別がしばしば問題となる．神経線維束が出現することはH病と診断する一つの有用な所見だが，粘膜下層の血管平滑筋や細い神経叢が神経線維束のようにみえることがあり注意を要する．また，acetylcholinesterase（AChE）染色を用いてその陽性線維の増生をみることも診断に有用である（図5）．術前にAChE染色陽性の神経線維の増

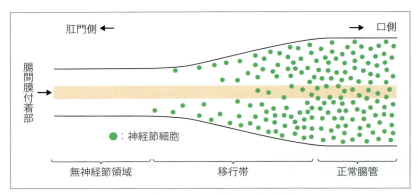

図1 神経節細胞の分布：腸間膜付着部対側で腸管を開いた模式図
移行帯では神経節細胞が腸間膜付着部対側で多く分布しているため，迅速診断の標本は腸間膜付着部から採取すべきである．

169

第2部　各論

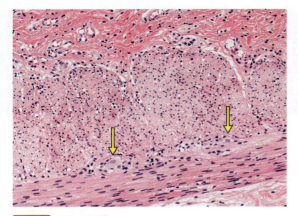

図2 正常神経叢
Auerbach神経叢に複数の成熟した神経節細胞（矢印）が観察される．

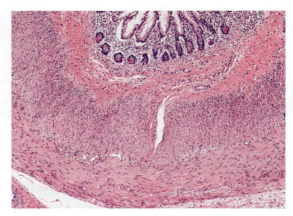

図3 無神経節領域
神経節細胞が消失している．

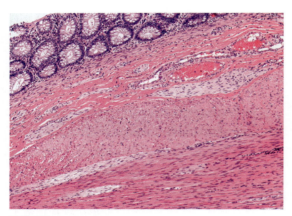

図4 神経線維束
Hirschsprung病では粘膜下層や筋層内に神経線維束が出現する．

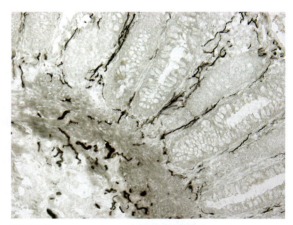

図5 Hirschsprung病の直腸粘膜組織のAChE染色
（文献1より）
AChE染色陽性神経線維が粘膜固有層先端まで進展している．

生が確認できていない場合，H病類縁疾患の可能性があり，術中迅速での所見の解釈に困難を生じうる．なお，術前の造影検査で明瞭なcaliber change（無神経節領域における腸管の狭小化とその口側の腸管拡張）が認められない場合には，移行帯が長い領域に及んでおり迅速診断での評価が難しくなる可能性があるため，その旨を臨床医に事前に伝えておく必要がある．

3　検体の提出

　理想的には腸間膜付着部から長軸方向に1cm程度の検体が提出されることが望まれる．仮に術中操作の関係上，腸間膜付着部対側から検体が提出される場合には，先述のとおり，迅速診断で正常と判断されても付着部では神経節細胞が欠如している可能性があることを臨床医に理解いただく必要がある．

　なお，腸管短軸方向に長い検体や腸管輪切りの検体が提出される場合があるが，腸間膜付着部がどこであるかを意識して評価する必要がある．筆者らはそういった割面で数的評価を行ったことがないため明確なことはいえないが，神経節細胞の分布の関係上，数的な評価を行うのは難しいのではないかと考える．

4 標本の作製

腸管の長軸方向がみえるように割を入れ，全層標本を作製する．切片が大きければ大きいほど正確な評価が可能であるが，非常に小さな検体では評価に必要な神経叢が現れないこともある．その場合には，複数枚切片を作製する必要がある．

5 診断の実際および限界

前提として，H病の正確な術前診断がついていることが重要である．術前生検にてAChE染色が施行できないなどの理由によりH病類縁疾患を除外できていない場合は，術中迅速診断の意義が乏しいものとなってしまうため，専門的な施設で術前診断がついていることが望まれる．

術中迅速診断では神経節細胞の組織学的評価により無神経節領域および移行帯か，または正常腸管かを判別する．H病の移行帯ではしばしば神経節細胞が未熟である．そのため，①神経節細胞の存在，②神経節細胞の成熟性，③神経節細胞の数的評価の3つが問われることになる．しかし，最も重要な神経節細胞の成熟性と数に関しては個体差が大きく，成長発達や採取部位を加味した正確な指標は明らかではない．そのため，同じような年齢および部位での経験的相対評価でしか診断しえない（図6）．

一般論でいえば，神経節細胞はenteric glial cellとは異なり，核小体明瞭な大型円形核および好塩基性の豊富な細胞質を有する．成熟性という点では，細胞質に乏しいもの，核が小型のもの，核小体が不明瞭なものは未熟といえる．また，神経節細胞の数的評価という点では，Meissner神経叢ではAuerbach神経叢に比べて疎に分布するため，Auerbach神経叢で評価する必要がある．筆

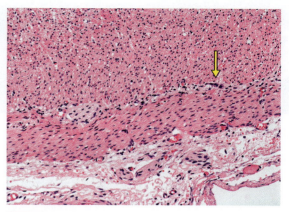

図6 移行帯
右方に未熟な神経節細胞（矢印）が少数観察される．左方の神経線維は神経叢の部分像か神経線維束かの判断が難しい．

者らは，対物20倍（接眼22視野）で1視野中に1個以上の神経叢を認め，1神経叢あたり2個以上の神経節細胞を伴うものを正常と判断している．しかしながら，移行帯では神経節細胞の疎密にムラがある場合もあり，診断の限界がある．また，仮に術中迅速診断で全層性に神経節細胞が欠如していたとしても，それはH病の確定診断とならない．切除検体の術後診断にて丁寧な切り出しを行い，肛門から連続する無神経節領域を確認し，移行帯の範囲を明らかにすることが最終的な答え合わせとなる．

（加藤雅大，孝橋賢一）

文献

1) 孝橋健一ほか：Hirschsprung病とその類縁疾患．九嶋亮治（編）：非腫瘍性疾患病理アトラス 消化管，文光堂，2023，pp170-175
2) 玉城昭彦，他：Hirschsprung病およびHirschsprung病類縁疾患の病理と臨床．病理と臨床 38：677-686, 2020
3) Tamaki A, et al：A novel objective pathologic criterion for isolated hypoganglionosis. Am J Surg Pathol 48：803-812, 2024

第2部 各論

VI 膵腫瘍

はじめに

　膵臓は胃・十二指腸，胆道，脾臓，主要な脈管や神経叢と密接し，位置関係が複雑な後腹膜臓器であるため，膵腫瘍の切除術式は総じて高侵襲である．代表的な膵腫瘍である浸潤性膵管癌の根治的治療法は外科的切除であるが，高度な浸潤性増殖を示すことに加え，早期発見が困難であることから外科的切除の適応となる症例は限られている．したがって，幸いにも外科的切除が適応される症例においては，根治性を確保しながら必要最小限の手術侵襲とするために術中迅速診断が極めて重要である．本項では，膵腫瘍の術中迅速診断の大半を占める浸潤性膵管癌と膵管内乳頭粘液性腫瘍 intraductal papillary mucinous neoplasm (IPMN) を念頭に診断の要点を概説する．

1 基礎知識

　手術適応となる膵腫瘍のほとんどが浸潤性膵管癌やIPMNであることから，多くの施設でこの両者が術中迅速診断の大半を占めると考えられる．粘液性嚢胞腫瘍や神経内分泌腫瘍をはじめとする他の膵腫瘍は，疾患頻度が相対的に低いため，術中迅速診断を経験する機会も少ない．いずれの病変も，画像所見や超音波内視鏡下穿刺吸引法（EUS-FNA）検体による組織診により術前診断がなされていることが多いため，臨床情報をよく確認したうえで術中迅速診断に臨みたい．

　膵腫瘍における術中迅速診断の目的は主に3つある．①切除断端，②転移・播種巣，③術前治療後の残存病変の評価である．手術続行の可否や切除範囲を決定するために腫瘍の有無を判断することが求められるが，組織型の鑑別を問われることは稀である．

　切除断端では，組織学的に浸潤癌や上皮内癌相当の病変を認めた場合，追加切除が実施される．ここでの上皮内癌相当の病変は，高異型度膵上皮内腫瘍性病変 high-grade pancreatic intraepithelial neoplasia (high-grade PanIN)，浸潤癌の膵管内進展 cancerization of ducts[1]，膵癌取扱い規約第8版（2023年）[2]における非浸潤性膵管内乳頭粘液性腺癌 intraductal papillary mucinous carcinoma (IPMC), noninvasive ないし WHO分類第5版（2019年）[3]における IPMN with high-grade dysplasia を指している．断端陰性を確保できない症例では膵全摘出術への移行が考慮される場合もある．特にIPMC/IPMNでは，膵管拡張が腫瘍の進展によるものか粘液貯留に付随する二次的変化であるか術前に区別しきれないため，術中迅速診断で病変の広がりを確認する必要がある．

　腹膜播種や大動脈周囲リンパ節（16番）転移を認める場合には，遠隔転移症例として手術中止と判断される．注目すべきは，現行の膵癌診療ガイドライン2022年版[4]から腹腔洗浄細胞診陽性膵癌に対して手術先行による外科的治療を行わないことが提案され，膵癌取扱い規約第8版[2]から腹腔洗浄細胞診陽性（CY1, 図1）を遠隔転移（M1）として病期分類すると定められたことである．

　同ガイドライン[4]では，切除可能膵癌と切除可能境界膵癌に対する術前化学放射線療法に加え，局所進行切除不能膵癌に対する集学的治療後の治癒切除（conversion surgery）を推奨する提案も記載されており，ほとんどの術中迅速診断は治療修飾が加わった組織の評価になる．画像所見や術中所見からは，治療後に残存する腫瘍組織と腫瘍が消失した後の間質反応のみの組織を区別することは困難であり，術中迅速診断で両者を的確に区別することが期待されている．

2 検体の提出と標本作製

術中迅速診断に提出される主な検体は，膵切除断端，腹膜結節，リンパ節，血管周囲組織や神経叢などの膵臓外組織である．病理医に特別な検体処理が求められることはほとんどなく，大きさや色調などの定型的な肉眼所見をとり，包埋皿の大きさに合わせ適宜分割して標本化する．膵切除断端は主膵管に対して垂直に切り離された形で提出されてくるため，どちらの面が評価すべき真の断端であるか把握したうえで包埋する必要がある．当院（北海道大学病院）では，いずれかの面に糸が付された状態，あるいはピオクタニン色素でマーキングされた状態で検体を提出してもらうことで真の断端の識別が可能となっている（図2）．また，主膵管の位置や拡張膵管の有無も把握しておくと，鏡検時に適切な評価を行う助けになる．ただし，膵管上皮細胞は剝落しやすいことから，ゾンデを用いた検索はできるだけ避けたい．一般的に膵癌とその反応層は灰白色調で弾性硬に触れることが多いが，未固定検体（しかも小検体）の肉眼所見は評価が難しい．明瞭な肉眼的変化を伴わない微小な病変にもしばしば遭遇することから，鏡検に際しては意図したとおりに面がきちんと出ているか確認したうえで組織学的評価を行うことが重要である．

3 診断の実際

以下，膵腫瘍の術中迅速診断の大半を占めるPanIN，浸潤性膵管癌，IPMNを念頭に実際の診断で考慮すべき点を紹介したい．

1）反応性異型と腫瘍性異型の鑑別

膵切除断端では上皮細胞における反応性異型と腫瘍性異型の鑑別が問題となる．特に上皮内癌相当の病変（high-grade PanIN，浸潤癌の膵管内進展，IPMC ないし IPMN with high-grade dys-

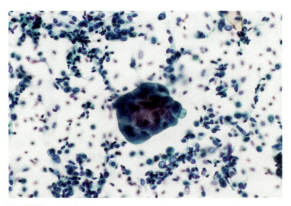

図1 開腹時洗浄腹水中の浸潤性膵管癌（術中細胞診，Papanicolaou 染色）
核の腫大，核形不整，クロマチン増量を示す異型上皮細胞集塊を認める．核は偏在性で胞体は泡沫状であり，腺癌と推定可能である．

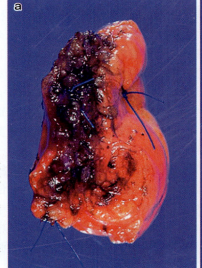 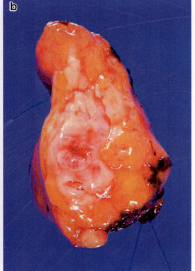

図2 膵切除断端のマーキング例
主膵管に対して垂直に切り離された状態で提出された膵切除断端．当院（北海道大学病院）の本症例の場合，ピオクタニン色素と糸が付された面は，術中迅速診断用検体として膵切除断端を切離した際に人工的に生じた面（偽の断端）である（a）．評価すべき真の断端はその裏面である（b）．

第 2 部　各論

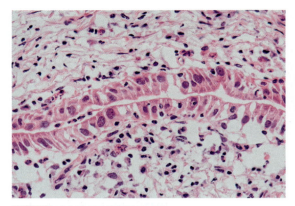

図3　反応性異型（凍結切片）
膵管上皮細胞の核は大小不同に腫大し，ところにより核小体が顕在化しているが，クロマチンの増量は認めず，核縁は滑らかである．核の配置がやや乱れているが，核間距離は比較的均等に保たれている．上皮内や間質に炎症細胞浸潤を伴っていることも反応性異型を考慮させる．

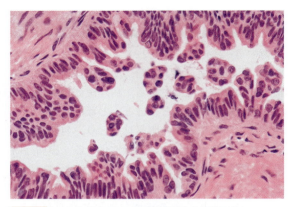

図4　上皮内癌相当の腫瘍性異型（凍結切片）
膵管上皮細胞の核は類円形ないし楕円形に腫大し，クロマチン濃染性である．核縁は随所で角張り，しわが入っている．核の極性の乱れと核間距離の不均等化に伴って核が重積し，管腔内に芽出像を認める．

plasia）の有無は追加切除の要否を決定するために重要である．

　反応性異型は，腫瘍近傍や化学放射線療法後の組織で非特異的に認めるほか，腫瘍随伴性もしくは閉塞性膵炎や自己免疫性膵炎などの種々の膵炎の病態で認めうる．反応性異型は核の腫大や核小体の顕在化として認識されることが多い．上皮内や上皮直下に炎症細胞浸潤が目立つ場合や膵炎の臨床像があった症例では反応性異型を特に考慮する必要がある（図3）．反応性異型では決定的なクロマチン増量や核形不整は認めず，核の配列が若干乱れることはあっても，明瞭な核の極性・軸性の乱れや核間距離の不均等化は見出せない．

　腫瘍性異型は永久標本と同様に，PanIN および IPMN の grading[5] に準じて評価する．膵管内腔に向かう低乳頭状構築は構造異型として腫瘍性病変を示唆し，膵管内の芽出像は上皮内癌相当の病変を示唆する診断的価値が高い所見である．個々の細胞においては，核の大小不同や核形不整，クロマチンの増量，核の軸性および極性の乱れ，核間距離の不均等化などの核所見が参考になる．核の大きさやクロマチンの色調は標本作製ごとに多少バラつくことに加え，挫滅の影響や反応性異型との鑑別が問題となる所見であるため，慎重な評価を要する．一方で，核形不整や核の軸性および極性の乱れは標本作製ごとのバラつきが比較的少ない所見であり，腫瘍性異型としての信頼性が高い（図4）．なお，上皮内癌相当の病変が high-grade PanIN であるか，浸潤癌本体からの上皮内進展であるかを病変局所から判断することは困難である．

　本項執筆時点では，low-grade PanIN によって追加切除の適応となることはなく，術中迅速診断で low-grade PanIN と診断することの意義は確立していない．重要なのは，現在の low-grade PanIN に包含される，3 段階分類法[1] における PanIN-2 相当の中等度異型病変を，上皮内癌相当の病変として過剰診断しないようにすることである．決定的な核形不整や明瞭な核の極性および軸性の乱れを認めない病変を上皮内癌相当と過剰診断しないように慎重に判断されたい．ただし，術中迅速診断での PanIN-2（low-grade 相当）と PanIN-3（high-grade 相当）の区別は必ずしも容易ではなく，鑑別困難な場合には術者にその旨を伝えることが重要である．

2）肝臓表面の結節の鑑別

　肝臓表面の結節を評価する臨床的意義は，腹膜播種症例として手術を中止するか否かを決定することである．組織学的には，腺管構築があれば腺癌であることが強く支持される一般的な腹膜播種の評価と異なり，良性病変との鑑別が問題とな

表1 胆管腺腫と転移性腺癌の鑑別点（文献6, 7を改変）

	胆管腺腫	転移性腺癌
大きさ	＜1〜2 cm	様々
部位	被膜下	様々
数	単発もしくは多発	しばしば多発
肝硬変	よくある	稀
腺管構造	大きさの揃った細管状，曲円状腺管の間隔は均等	大きさや形状の多様な腺管腺管の間隔は不均等
細胞形態	立方状	立方状〜円柱状
細胞異型	円形〜楕円形核，異型は乏しい	多様な形態の核
核分裂像	ほぼ認めない	ありうる，異型核分裂像
粘液胞体	ありうる	ありうる
病変内の門脈域	よくある	あまりない，辺縁にはありうる
腺管周囲の線維化炎症細胞浸潤	よくある	よくある

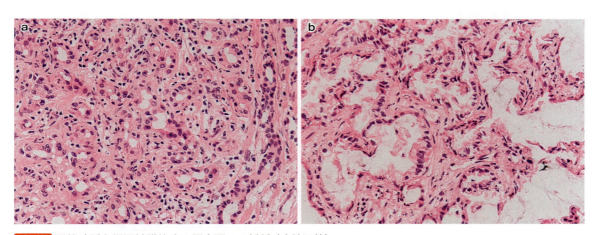

図5 胆管腺腫と浸潤性膵管癌の肝表面への播種（凍結切片）
a：胆管腺腫では，小型円形核を有する立方上皮が比較的大きさの揃った小腺管を形成している．腺管の分布は均等で疎密は目立たない．b：浸潤性膵管癌の播種では，クロマチン濃染性の楕円形〜類円形で大小不同に腫大した核を有する異型細胞が，核の軸性の乱れを示しながら不整形かつ大小不同な腺管を形成している．

る．具体的な鑑別疾患は①膵癌の肝臓表面への播種・転移，②胆管腺腫，③胆管過誤腫，④漿膜直下の細胆管増生などで，いずれも肝表面に腺管構造を形成しうる．特に①と②は鑑別点（**表1**）を把握しておかないと，その判断は容易ではない[6,7]．実際の診断では，腺管の大きさや分布の不均一性を観察していき，細胞異型を加味していくと診断しやすい．胆管腺腫は，異型に乏しい立方状の細胞が大きさや間隔の揃った細管状・曲円状の腺管（**図5a**）を形成し，病変内に門脈域を巻き込んでいることがある．膵癌の肝臓表面への播種・転移では，クロマチンの増量，核形不整，核の大小不同，核の軸性・極性の乱れ，不均一な核間距離を示す立方状〜円柱状の異型上皮細胞が大きさや形状が多様で間隔の不揃いな腺管を形成する（**図5b**）．門脈域が内部に取り残されていることは少なく，あっても辺縁に見かける程度である．

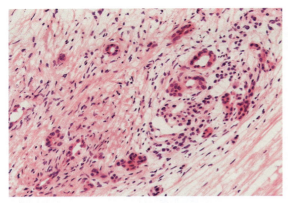

図6 acinar ductal metaplasia（ADM）（凍結切片）
線維性間質を背景に小型腺管をなす ADM を認める．疎らな分布にやや不規則性がうかがわれるが，全体としては小葉状にまとまっている．個々の細胞は核縁が滑らかで核形不整を認めない．Langerhans 島が併存しており，この領域が萎縮した膵実質であることが確認される．

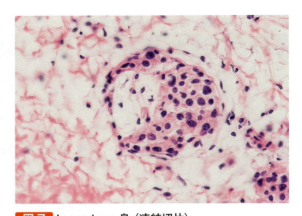

図7 Langerhans 島（凍結切片）
核は総じて滑らかな類円形だが，大小不同があり，時にクロマチン濃染性を示す．介在する毛細血管周囲の空隙を腺腔と見誤らないようにしたい．

3）術前治療実施症例の評価

評価に際して注意点が3点ある．まず，術前治療による反応性・再生性異型を腫瘍性異型として過大評価しないことである．これについては上記「1）反応性異型と腫瘍性異型の鑑別」を参考にされたい．次に，術前治療によって浸潤癌が退縮した後も膵管内病変のみ残存している場合[8]があるため，浸潤癌成分や間質反応が乏しくとも膵管内病変を見落とさぬように注意されたい．最後に，膵癌はもともと間質が豊富であるが，術前治療が加わることで腫瘍の分布がより疎となることから組織学的評価が偽陰性にならないように注意されたい．非特異的な萎縮・線維化巣としては説明が困難な腺房小葉構築を逸脱する不規則な線維化，あるいは浮腫状の間質反応を認める場合には，より慎重な観察と深切り切片を活用し，残存する癌細胞を見落とさないようにしたい．

4）浸潤癌の評価

浸潤癌であると確信できる所見は，神経や血管周囲，あるいは腺組織が本来存在しない膵臓外組織に腺管構築を認める場合である[9]．間質反応を伴って不規則に存在する腺管構築や腫瘍胞巣も浸潤癌を示唆するが，分枝膵管内病変との区別が難しいことも経験される．浸潤癌と紛らわしい所見としては，反応性変化を伴う acinar-ductal meta-plasia（ADM）（図6）や膵実質が萎縮した領域に散在する Langerhans 島（図7）が挙げられる．ADM は弱拡大でおぼろげに小葉状の構築がうかがわれる点が診断の助けになる．Langerhans 島は，線維化巣や脂肪萎縮を背景に島嶼状に残存している様が浸潤癌のようにみえることがある．核の大小不同やクロマチン濃染性を示し，毛細血管周囲の空間が腺腔様にみえることもあるため，腺癌として誤認しないように注意されたい．

5）膵管内乳頭粘液性腫瘍（IPMN）の評価

IPMN 症例では術中迅速診断で膵切除断端の評価を行う．術中迅速診断では，少なくとも病変の存在部位（主膵管，分枝膵管）と異型度の評価が求められる．特に主膵管内病変（IPMN with high-grade dysplasia や癌の上皮内進展）が存在する場合は積極的に追加切除が考慮される．

形質（胃型，腸型，胆膵型）の推定は永久標本での形態評価と同様であるが，術中迅速診断ではそれが困難なことも少なくない．迅速診断検体に含まれる病変は得てして少量で，平坦あるいは低乳頭状の病変として認められ，各形質に特徴的な構築を見出すことが困難だからである．個々の細胞所見についても，異型度が増すにつれて細胞形態のみから形質を推定することが困難になる．筆者らの経験としては，執刀医からの要望があった

VI. 膵腫瘍

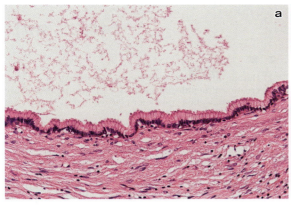
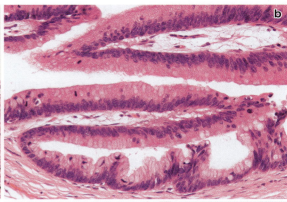
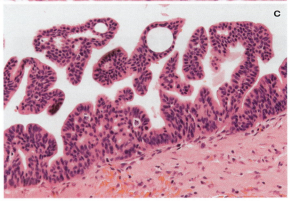

図8 各形質における膵管内乳頭粘液性腫瘍（IPMN）の形態（永久標本）
a：胃型病変．腺窩上皮様の細胞が平坦な病変を形成している．
b：腸型病変．長円形に腫大した核の偽重層化が特徴的で，所々に杯細胞様細胞の介在がうかがえる．本例では典型的な絨毛状構築も含まれている．
c：胆膵型病変．クロマチン濃染性，ごつごつとした核形不整，核の極性の乱れが目立つ high-grade dysplasia 病変である．不規則性のある複雑な乳頭状構築をとっており，胆膵型を考慮すべき形態所見である．

際に典型的な低異型度胃型病変や腸型病変があればその旨を伝えるが，それ以外の場合，特にhigh-grade dysplasia 病変の場合には形質を断定することは控えている．

図8に各形質の一例を示す．典型的には，胃型では腺窩上皮様の腫瘍細胞が平坦あるいは鈍な乳頭状構築をとり，時に幽門腺様の構築を伴う．腸型では長円形核を有する腫瘍細胞が偽重層化しながら先端が鋭な乳頭状ないし絨毛状構築をとり，所々に杯細胞様細胞を混じる．胆膵型ではシダの葉状の多段階の分岐を示す複雑な乳頭状構築をとることが特徴で，核形不整や核小体の顕在化を伴う high-grade dysplasia を示すことが多い．実際の術中迅速診断では構築を評価できないことが多いため，日頃から細胞所見の評価に習熟しておきたい．

IPMN の広がりを評価するうえで，IPMN と PanIN の鑑別が問題となることがある．一般に10 mm 未満の病変について，胃型 IPMN と low-grade PanIN を区別することは困難である．筆者らは "Surgical margin, involved by low-grade dysplasia" などと記載的な診断名を与え，その旨を所見欄で注釈している．一方で，腸型形質と推定される膵管内病変である場合には，IPMN が強く支持される．

4 診断の限界

最も重要な迅速診断の限界の一つは，術前治療後の膵癌症例や IPMN 症例で腫瘍が飛石状に残存・進展している際に，わずか数μm 厚の凍結切片の評価では病変を取りこぼす偽陰性の懸念があることである．術前治療後に残存する膵癌細胞の配置が疎になることは想像に難くない．IPMNは，術前治療の有無によらず，病変が飛石状に進展する症例や多中心性に発生する症例があることから，断端陰性とする迅速診断がそのまま残膵における残存病変を否定することにはならない．

術中迅速診断では，検体や標本の質が均一でない状況下で，種々の反応性変化，アーチファク

177

ト，腫瘍性異型とその異型度を区別しなければならず，繊細な核所見を頼りにする膵腫瘍の診断において各所見を文字どおりに評価することは容易ではない．先述したように，特に従来のPanIN-2相当の中等度異型病変とPanIN-3（上皮内癌相当）の鑑別は時に難しく，専門家の間でも意見が分かれることがある．術中迅速診断という制約がある中で癌か否か確定し難い場合には，執刀医にその旨を伝え，臨床情報や術中所見を加味して手術方針を決定してもらうことが適切な対応であるように思う．

おわりに

膵癌の診断に必要な繊細な核所見や治療修飾の評価に慣れるまでは，ある程度の訓練が必要となる．術中迅速診断の後，凍結から戻して作製された永久標本を凍結標本と比較してその差を体感し，実際に切除された検体を通して膵癌の形態の多彩さや病変の進展様式について経験を積み上げることで，日々の術中迅速診断をより確実なものにしたい．

（大塚拓也，三橋智子）

文 献

1) Hurban RH, Adsay NV, Albores-Saavedra J, et al：Pancreatic intraepithelial neoplasia：a new nomenclature and classification system for pancreatic duct lesions. Am J Surg Pathol 25：579-586, 2001
2) 日本膵臓学会（編）：膵癌取扱い規約 第8版，金原出版，2023
3) WHO Classification of Tumours Editorial Board（ed）：WHO Classification of Tumours, Digestive System Tumours, 5th edition, IARC, 2019
4) 日本膵臓学会，膵癌診療ガイドライン改訂委員会（編）：膵癌診療ガイドライン2022年版，金原出版，2022, pp163-164
5) Basturk O, Hong S-M, Wood LD, et al：A revised classification system and recommendations from the Baltimore Consensus Meeting for neoplastic precursor lesions in the pancreas. Am J Surg Pathol 39：1730-1741, 2015
6) Odze RD, Goldblum JR：Odze & Goldblum's Surgical Pathology of the GI Tract, Liver, Biliary Tract, and Pancreas, 3rd edition, Elsevier, 2015, pp1557-1559
7) 大塚拓也，三橋智子：膵癌における術中迅速診断の実際．病理と臨床 39：50-52，2021
8) Fujikura K, Hutchings D, Braxton AM, et al：Intraductal pancreatic cancer is less responsive than cancer in the stroma to neoadjuvant chemotherapy. Mod Pathol 33：2026-2034, 2020
9) Lester SC（eds）：Diagnostic Pathology：Intraoperative Consultation, 3rd edition, Elsevier, 2023

第2部 各論

VII 胆道腫瘍

はじめに

　胆道系手術の術中迅速診断として提出される主な検体は胆管断端であり，断端における癌組織や異型細胞の有無について診断を求められる．また胆嚢では胆嚢管断端の評価のほか，胆嚢粘膜や壁の結節性病変について組織学的診断を求められる場合がある．本項では胆道系切除検体の術中迅速診断の留意点および現状について概説する．

1 基礎知識

1) 胆道系の解剖と胆道上皮の特徴

　胆道系は肝内胆管と肝外胆管に大別され，さらに肝外胆管は便宜上，上部，中部，下部胆管に区別される．肝内の隔壁胆管～肝門部大型胆管および肝外胆管は固有の緻密な線維性胆管壁を有し，胆嚢を含めた肝外胆管は，粘膜，固有筋層，漿膜下層の三層構造からなる．胆管上皮は反応性に富む組織成分であり，胆管癌先行疾患である肝内結石症や原発性硬化性胆管炎，また寄生虫などで出現する慢性胆管炎では，過形成や核濃染などの反応性異型ともいえる上皮所見が出現し，胆管上皮内腫瘍 biliary intraepithelial neoplasia（BilIN）や胆管癌との鑑別を困難にさせる．また異型を伴う胆管上皮であるが，後述する BilIN の概念に該当する病態ではなく，"atypical epithelium, indefinite for neoplasia" と診断せざるをえない症例もある．

2) 胆管周囲付属腺

　胆管周囲付属腺 peribiliary gland は肝門大型胆管から肝外胆管にかけて分布し，末梢の肝内小型胆管には存在しない．肝内大型胆管の胆管周囲付属腺は胆管壁内に存在する壁内腺と胆管壁外の結合組織内に存在する壁外腺からなり，いずれも導管を介して胆管内腔と交通している．壁内腺は分枝管状の粘液腺で，腺組織量は少ない．壁外腺は多数の分枝を示す管状腺で，胆管の両翼に規則正しく配列した小葉構造の集簇からなり（図1a），各小葉も相互に導管を介してつながっている．肝外胆管では胆管壁内に胆管周囲付属腺が存

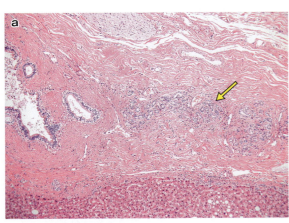
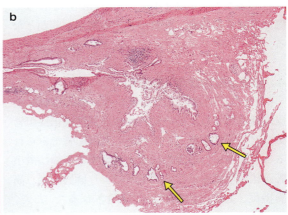

図1　胆管周囲付属腺
a：肝門部大型胆管（左端）から翼を広げたように壁外腺の小葉（矢印）を認める．ホルマリン固定後切片．b：肝外胆管レベルのやや拡張した付属腺（矢印）．凍結切片．

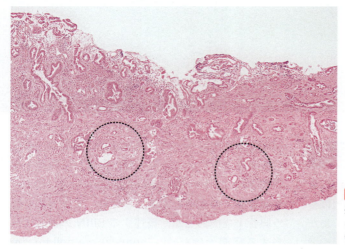

図2 断端陽性症例
壁内に浸潤増殖する肝外胆管癌．胆管周囲付属腺の分布とは無関係に腺癌浸潤を認める．既存の胆管周囲付属腺を囲みで示す．凍結切片．

在し（図1b），特に下部胆管（膵内胆管）レベルに多い[1]．胆管上皮と同様，胆管周囲付属腺は反応性に富む組織成分で，過形成，増生，拡張や炎症（付属腺炎）が種々の肝胆道系疾患で出現する[2]．壁外腺にはBilINや癌化像がみられ，胆管癌の発生母地としても重要な微小器官である．

3）肝外胆管癌/胆嚢癌

肝外胆管に発生する胆管癌の90％以上は腺癌であり，特に管状腺癌が主たる組織型である．管状腺癌は主に粘膜内～壁内で増殖を示し，腺管の組織形態を保ちつつ胆管壁内に浸潤すると胆管周囲付属腺との鑑別が困難となる（図2）．また，異型性が乏しい癌細胞が粘膜内進展（cancerization）する症例では，BilINとの鑑別が困難となる．胆嚢では，Rokitansky-Aschoff洞に沿って癌が進展する場合，間質浸潤との鑑別が問題となる．

4）胆管上皮内腫瘍（BilIN）

BilINは胆道系の大型胆管レベルにみられる上皮内腫瘍であり，肝内結石症や原発性硬化性胆管炎などの慢性胆管炎や胆管癌の背景胆管でみられることが多い．形態的には，平坦型あるいは微小乳頭状の増殖を示し，異型度により低異型度，高異型度（上皮内癌相当）に分類される[3]．ただ，胆道におけるBilINの診断において，観察者間の一致率はfair～moderate程度で高いとはいえず，凍結切片での評価ではさらに低くなると推測される．

2 迅速診断時に評価すべき病変

胆嚢を含めた胆道系腫瘍に対する術式は，腫瘍の存在部位により大きく異なる．遠位胆管～十二指腸乳頭部の胆管癌では膵頭十二指腸切除術，近位肝外胆管の胆管癌では近位肝外胆管切除術，肝門部～肝内胆管の胆管癌では肝部分切除術が施行される．術中迅速診断として提出される検体は胆管断端が主であり，腫瘍自体が提出される症例は少ない．

1）胆道癌胆管断端における上皮内病変

断端が腫瘍と近い場合には，癌組織の粘膜内進展（cancerization）とBilINとの鑑別が重要であり，先行する慢性胆道系炎症性疾患が存在する症例ではBilINが粘膜内に広範囲に分布している場合もある．近年データの蓄積とともに，断端におけるBilIN（特にlow-grade）を含めた異型上皮（図3）の存在は，疾患特異的生存率disease-specific survivalには影響しないことが明らかとなった[4,5]．しかし，cancerizationなどの腺癌相当の病変や明らかなhigh-grade BilINが上皮内に確認できる症例（図4）では，マージンを追加できる可能性もあるため，術者に報告すべきである．また，先行する慢性胆道系炎症性疾患やステント留置症例では，炎症を起こした胆道上皮が異型上皮（atypical epithelium, indefinite for neo-

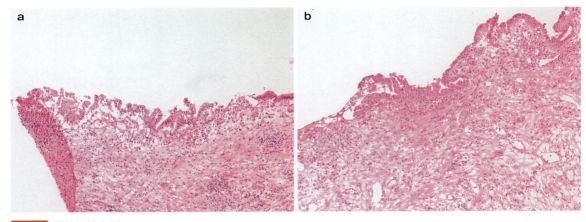

図3 断端陰性症例
a：異型性は目立たない胆管上皮内腫瘍（low-grade BilIN）で，陰性と判断した．b：炎症が目立つ胆管断端で，被覆上皮に異型を認めるが，炎症性変化との鑑別が困難であり，悪性とは診断できない．いずれも凍結切片．

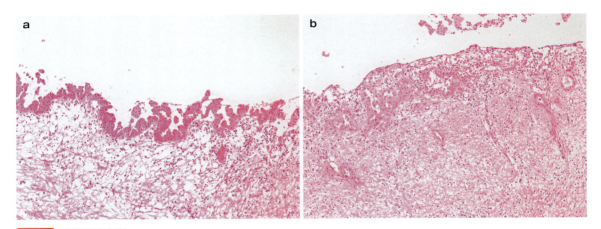

図4 断端陽性症例
a：胆管上皮内腫瘍の上皮内癌相当（high-grade BilIN）と診断した症例．b：被覆上皮成分で断端陽性とした症例．いずれも凍結切片．

plasia）に酷似するため，炎症部位に限局するような異型上皮は消極的に判定する必要がある（図4b）．

2）胆道癌胆管断端における壁内病変

　断端の評価を困難にする所見として，胆管周囲付属腺の存在があり，小型の腺管を形成する癌浸潤との組織学的鑑別が困難な場合が多い．また前述のように胆管周囲付属腺は拡張，増生などの変化に富む組織成分であるため，鑑別をさらに困難とする（図5）．正常な胆管周囲付属腺の整然とした壁内分布を考慮しつつ鑑別することが重要である（図1b）．また胆管周囲付属腺は血管の近傍には存在せず，胆管癌の壁内浸潤とは対照的である．その他，胆管壁内の神経周囲浸潤は癌組織の有無を判定するのに有用な所見である．

3）胆囊癌における浸潤の評価

　摘出胆囊が術中迅速診断に供されることは稀である．しかし，画像上，胆囊腺筋腫症や黄色肉芽腫性胆囊炎が腫瘍結節様に描出され，術前診断が困難な症例や摘出胆囊で初めて何らかの異常が見出された場合に術中迅速診断を依頼されることがある．粘膜病変や壁肥厚/硬結など，術者からの指摘部位を参照に，観察すべき病変部位を同定することがまず重要である．組織学的観察の際に

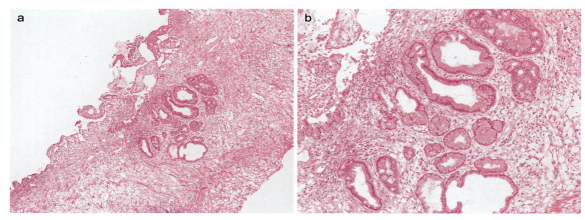

図5 断端陰性症例
a：胆管周囲付属腺に軽い拡張と過形成を認める．b：拡大像．周囲に軽い炎症細胞浸潤を認めるが，上皮に異型は認めない．凍結切片．

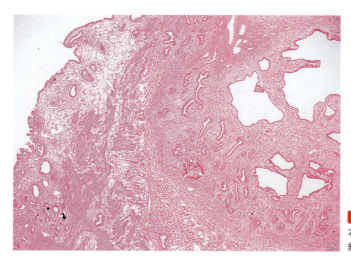

図6 胆嚢腺筋腫症を伴う胆嚢壁
右半分に豊富な間質を伴う腺筋腫症を認める．凍結切片．

は，Rokitansky-Aschoff洞に進展した異型上皮を浸潤性腺癌と見誤らないことが重要であり，胆嚢腺筋腫症も浸潤性腺癌と誤診することがあるので注意すべきである（図6）．細胞異型のほか，周囲の平滑筋の走行性が鑑別に有用であり，捺印細胞診を併用する場合もある．高分化で異型の弱い浸潤性腺癌との鑑別を要する場合，上皮性成分と間質とのバランスを参考にして，腫瘍性か反応性病変かの鑑別を行う．また，術中迅速診断の凍結切片でみることはめったにないが，胆嚢肝臓側の漿膜下層深層に，Luschka管と呼ばれる高円柱上皮からなる胆管様構造物が認められることがあり，正常でも10％程度にみられることを知っておくべきである．

3 検体の取扱い

切除検体のすべてが提出されている場合，胆管断端の同定はできるが，胆管断端として提出された検体では，術者にてマーキングされた真の断端を確認し，その面を標本作製することが重要である．断端面の凹凸不整が目立つ検体では，薄切の粗削りから面出しにいたる過程で数枚の切片を作製しておくことも重要である．胆嚢壁の病変では，割面にて腺筋腫症の可能性について肉眼的にも確認しておく必要がある．

4 胆道系術中迅速診断の現状

　胆道系の術中迅速診断では癌の有無，稀に腫瘍の良悪性の判断が求められ，その他，留意すべき点として胆管周囲付属腺，BilIN，癌細胞のcancerization，さらに胆囊では胆囊腺筋腫症や黄色肉芽腫性胆囊炎の結節性病変のほかに，元来胆管上皮は反応性に富む組織成分であることも熟知しておく必要がある．基本的な良悪性の根拠は細胞異型，構造異型，間質浸潤であるが，凍結切片標本では一般的に細胞異型の評価が難しい．既報によると，術中迅速診断で陰性と診断された90症例のうち8例（9％）は永久標本にて浸潤癌であったとの結果が示されている[5]．また切除断端までの距離が長い症例では生存期間が56ヵ月であったのに対し，切除断端までの距離が短い症例では38ヵ月，切除断端が陽性の症例では32ヵ月であり，切除断端の評価は術後生存率を予測するうえで重要である[5,6]．肝門部胆管癌を対象とした肝内胆管断端での研究では，凍結切片での浸潤癌診断は精度56.5％，感度75.0％，特異度46.7％であった[5,7]．この高い誤診率は，ステント留置による粘膜びらんや，強い急性炎症による胆管上皮の反応性変化によるところが大きい．

おわりに

　胆道系手術検体の迅速診断の基礎知識，留意点に加え，既報をもとに現状について概説した．凍結切片のみでなく，固定後永久標本でも鑑別困難な症例が多く，免疫染色を追加してようやく確定診断できる症例も稀ではない．BilINの名称は診断名としては便利であるが，追加切除の必要性などを術者に伝えるためには曖昧な診断名と言わざるをえない．明確な腺癌や異型上皮の有無のみならず，上皮内病変のみなのか，壁内に存在するか，など断端陽性を疑う部位も伝えることが重要である．

（原田憲一，吉村かおり）

文　献

1) Terada T, Kida T, Nakanuma Y：Extrahepatic peribiliary glands express alpha-amylase isozymes, trypsin and pancreatic lipase：an immunohistochemical analysis. Hepatology 18：803-808, 1993
2) Nakanuma Y, Sasaki M, Terada T, et al：Intrahepatic peribiliary glands of humans. II. Pathological spectrum. J Gastroenterol Hepatol 9：80-86, 1994
3) Nakanuma Y, Klimstra D, Komuta M, et al：Intrahepatic cholangiocarcinoma. WHO Classification of Tumours Editorial Board(ed)：WHO Classification of Tumours, Digestive System Tumours, 5th edition, IARC, 2019, pp254-259
4) Wakai T, Shirai Y, Moroda T, et al：Impact of ductal resection margin status on long-term survival in patients undergoing resection for extrahepatic cholangiocarcinoma. Cancer 103：1210-1216, 2005
5) Pai RK, Wilcox R, Noffsinger A, et al：Liver, extrahepatic biliary tree, gallbladder, and pancreas. Taxy JB, et al(eds)：Biopsy Interpretation：The Frozen Section, Lippincott Williams & Wilkins, 2009, pp228-269
6) Endo I, House MG, Klimstra DS, et al：Clinical significance of intraoperative bile duct margin assessment for hilar cholangiocarcinoma. Ann Surg Oncol 15：2104-2112, 2008
7) Okazaki Y, Horimi T, Kotaka M, et al：Study of the intrahepatic surgical margin of hilar bile duct carcinoma. Hepato-gastroenterology 49：625-627, 2002

第2部 各論

VIII 頭頸部腫瘍

はじめに

頭頸部領域における術中迅速診断は腫瘍の切除範囲の決定に用いられることが最も多い[1-3]。唾液腺以外の頭頸部領域では扁平上皮癌が最も多く，扁平上皮の異型の判断が主体となる．またリンパ節郭清の範囲を判断するため，転移の有無も検索の対象となりうる．施設ごとで提出される検体の種類や，評価項目が異なる可能性があるが，基本的な標本作製方法，診断方法は他臓器と同様である．他部位と同様，単に家族に診断をすぐに伝えるためなどの目的で行われ，術式に影響を与えないような術中迅速診断は慎むべきである[4]。

1 基礎知識

基本的な解剖学的知識，組織学的知識が必要である．あまりに小さな検体で診断に適さない場合にはその旨を術者に伝えるべきである．

造血系病変では，造血系病変であることは示唆できるが，良悪性の判定や組織型を厳密に求めることは困難である．断端の評価に関しては，tumor bed すなわち腫瘍を切除した後の，残存部位から採取された組織で判断する（defect-driven approach，腫瘍があれば即断端陽性の判断となる）よりも切除検体で断端を評価した方（specimen-driven approach）が，再発のリスクは少ないとされる[5-8]。常に overdiagnosis は避けるべきで，採取された臓器はもう元には戻らないが，underdiagnosis であった場合には再手術できる可能性がある．自信のない場合には，躊躇せずに固定標本まで診断を待ってもらうように術者に伝えるべきである（defer to permanent section あるいは deferred）．

永久標本の診断が同じでも，異なっても，その旨を追加報告する．もし術中迅速診断の診断と結果が異なった場合には，その旨を速やかに術者に直接連絡するべきである．

2 診断前の予習

画像所見がわかりにくければ放射線科医に積極的に意見を求めることも重要である．また，意外に見落とされがちだが，以前に細胞診や生検がなされていないかを確認する．術中迅速診断の標本のみをみて悩むよりも，前回の組織と比較する方が早く解決することが多い．術前治療が行われているかどうかは重要な情報である．記載されていなければ，担当医に依頼書に記載するように強く求める．実際記載されていない場合には，カルテを確認することも必要かもしれない．

3 検体の提出と標本作製

依頼する側は，依頼する目的，検体の部位と個数，感染症の有無などを依頼書に記載する．検体の運搬，術中迅速診断の標本作製方法は他臓器と同様である．小さな検体では細胞診標本の作製が有用となることがある．特に小円形細胞腫瘍の場合に有用である．造血系腫瘍が疑われる場合には，フローサイトメトリーや遺伝子解析などを依頼するように，術者や血液内科医に指示する．

大きな検体では臓器を確認し，病変の大きさ，境界，硬さ，色，壊死の有無などを観察する．病変の診断を行う場合は，健常部との境界を含めた標本作製が望ましい[2]。境界明瞭な結節から突出している部分がみられた場合は，多形腺腫由来癌のように良性腫瘍から発生した悪性腫瘍の可能性もあるのでそのような部分を標本とする．

大きな材料の断端面の評価では，きちんとオリエンテーションがわかるように糸や色素などで指示してもらう．手術室と術中迅速診断の部屋が近

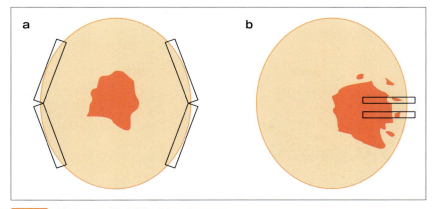

図1 頭頸部腫瘍断端評価の際の切り出し
a：肉眼的に病変が明らかで，かつ断端から5mm以上あるように思われる場合には断端面に平行に標本を作製する．b：病変が断端面近くまで（5mm以内に）及んでいると思われる場合には，病変を含めた垂直な切り出しを行う方法が望ましいとされる．

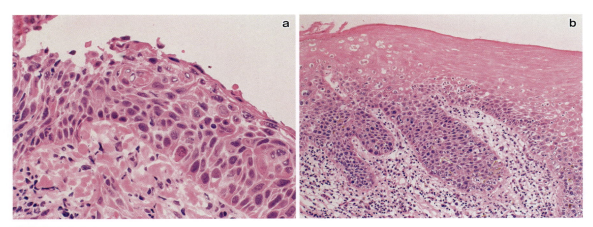

図2 上皮内癌
a：喉頭上皮内癌．全層性に異型上皮が認められる．b：口腔上皮内癌．口腔ではこのように基底層にのみ異型が目立つことがあるので注意が必要である．

く，可能な施設では直接検体を前に術者と病理医が話すのが理想的である．肉眼的に病変が明らかで，かつ断端から5mm以上あるように思われる場合には断端面に対して平行に標本を作製し，病変が断端面近くまで（5mm以内に）及んでいる場合には病変を含めた垂直な切り出しを行う方法が望ましいとされる[9]（図1）．

通常，同ブロックより2〜3枚の切片を作製するが，追加の標本作製が望ましいと思われる場合には，躊躇せずにHE標本を追加してよい．2段階よりも3段階の深さを変えた標本を作製する方が，エラーが減少するという報告がある[10,11]．

4 術中迅速診断の実際と診断の限界

1）口腔，咽頭，喉頭領域

切除断端の評価が主体となる．現在のWHO頭頸部腫瘍分類第5版におけるhigh-grade dysplasia/squamous intraepithelial lesion (SIL)（上皮内癌を含む）が，断端にみられた場合には追加切除が望まれる（図2）．また，口腔では基底層のみに異型が目立つ扁平上皮癌もあるので注意が必要である（図2b）．従来の分類でmoderate dysplasiaの際にどのような判断・処置をするかに関しては，施設の耳鼻科，頭頸部外科医とよく相談しておく必要があるが，2段階分類でlow-

第2部 各論

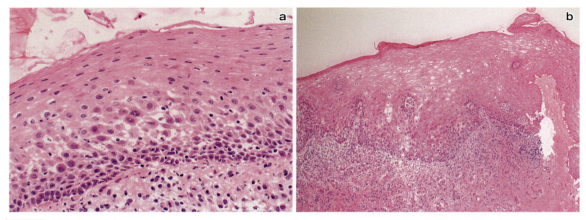

図3 軽度異形成（low-grade dysplasia/SIL）
a：喉頭の軽度異形成（low-grade dysplasia/SIL）と考えられた症例．b：口腔の軽度異形成と判断したが，炎症に伴う反応性異型の可能性が高い．いずれにしても追加切除は必要ない．

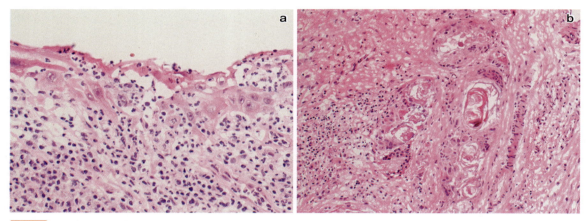

図4 化学放射線療法に伴う変化
a：放射線療法に伴う扁桃上皮の反応性異型．大きな核小体が1個みられるが，クロマチンは明るく，核形不整は目立たない．b：化学療法後の口腔扁平上皮癌．角化物周囲に異物巨細胞がみられるが，viableな腫瘍細胞はみられない．

grade dysplasia/SILがより考えられる場合には追加切除の必要性は低い（図3）．上皮の下方への舌状の突出や，上皮索の肥厚など構造的な異常に着目することが重要である．基底層の細胞の極性の乱れや上層での核分裂像なども参考所見となる．

偽陽性になりやすい病変としては，挫滅を受けた細胞や，化学放射線療法や炎症に伴う上皮の反応性変化や壊死物，内皮の腫大などが挙げられる．腫瘍の壊死と考える場合にはその旨を報告すべきであるが，viableな腫瘍細胞が確約できない場合には陰性と判断する（図4，5）．扁桃では，リンパ球浸潤を伴う陰窩での上皮の反応性増殖を

扁平上皮癌と間違えないようにする（図5a）．その他，下顎角部（臼後三角部）の上皮下にみられる扁平上皮様細胞の集塊（juxtaoral organ of Chievitz）を扁平上皮癌の神経周囲浸潤と間違えないように注意する必要がある[11]．

断端陰性，断端陽性，close marginsに関する世界共通の定義はないが，通常，断端面に上皮内癌あるいは浸潤癌がある場合が，陽性とされる（National Comprehensive Cancer Network〔NCCN〕Guideline version 1, 2022）[12]．close marginsは断端から1～5 mm内に癌が存在する場合とするのが最も標準的となっている[12]．ただし，NCCN Guideline version 1, 2024[13]では，

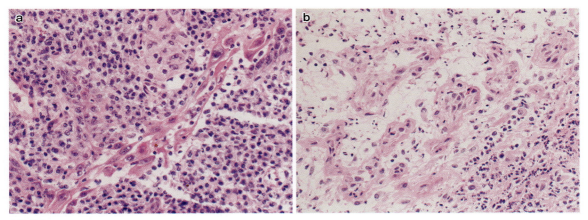

図5　炎症に伴う変化
a：炎症に伴う扁桃陰窩上皮の反応性変化．周囲組織との関係や核異型などに注意し，扁平上皮癌と誤診しないようにする．b：炎症に伴う内皮の腫大．全体像をみて，上皮と誤認しないようにする．

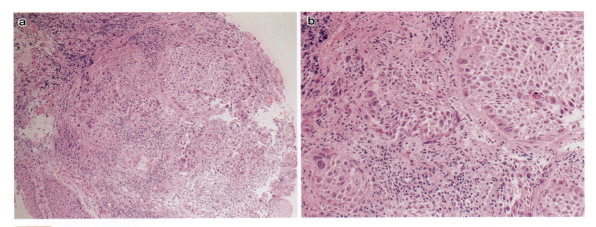

図6　喉頭の浸潤性扁平上皮癌
a：弱拡大像．b：強拡大像．口腔，咽頭，喉頭などの粘膜病変では，深達度（DOI）が5 mmや10 mmを超えるようであれば，それぞれT分類が変更になるので，可能な場合にはコメントするとよい．

常に5 mmが必要かどうかは議論のあるところで，声門癌では1〜2 mmのマージンがあれば十分とされ，中咽頭癌では1.5〜2.0 mmのマージンが許容範囲となっている．それに対して口腔や下咽頭の浸潤癌では1〜2 mmのマージンは不十分とされる[3,13]．腫瘍が断端面に近接している場合には，追加切除あるいは化学放射線療法が検討されるが，断端の状況のみで追加治療が考慮されるわけではなく，腫瘍の大きさや浸潤様式，神経周囲浸潤の有無，リンパ球の反応の程度なども検討すべき因子となる[3,14]．

浸潤癌の組織をみる場合には，深達度 depth of invasion（DOI）が5 mmや10 mmを超えるようであれば，それぞれT分類が変更となり，リンパ節郭清の程度が変わる可能性もあるので，術中迅速診断でも可能な場合に限りコメントするとよい（図6）．

2）唾液腺領域

唾液腺腫瘍は固定材料での診断も困難な場合があり，術中迅速診断では良性か悪性か，悪性であれば高悪性度か低悪性度かの判断ができれば十分と考えられる．外科的には顔面神経を残すかどうか，リンパ節郭清を行うかどうかが問題となる．

第2部　各論

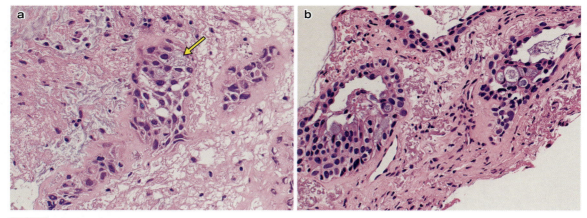

図7　上顎洞粘表皮癌
a：腫瘍生検の凍結標本．異型は比較的軽度であったが，上皮集塊が間質にみられ，扁平上皮癌が疑われた．周囲には粘液腫状の間質がみられ，わずかに粘液を含む細胞（矢印）が認められる．b：解凍後のホルマリン固定パラフィン包埋標本では，杯細胞や腔の形成がみられ，粘表皮癌と考えられた．

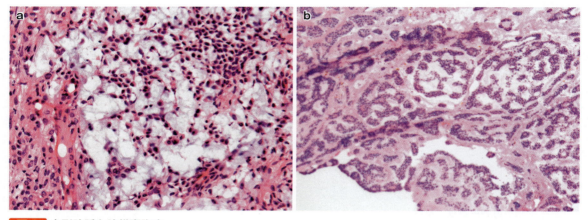

図8　多形腺腫と腺様囊胞癌
a：多形腺腫の凍結標本．b：腺様囊胞癌の凍結標本．唾液腺では腫瘍が境界明瞭で，軟骨様あるいは粘液腫様基質を伴っている場合には多形腺腫の可能性が高く，境界不整で周囲に浸潤様に増殖している場合には悪性腫瘍の可能性が高い．多形腺腫は粘液腫様間質と筋上皮が混ざり合うが，腺様囊胞癌では粘液腫様間質内に腫瘍胞巣が浮いているようにみえる．

粘表皮癌は低悪性度であることが多く，高悪性度の場合に腺扁平上皮癌や扁平上皮癌との鑑別が問題となるが，唾液腺では腺扁平上皮癌や扁平上皮癌は非常に稀である（図7）．仮に術中迅速診断で，高悪性度の粘表皮癌と腺扁平上皮癌や扁平上皮癌の鑑別ができなくとも臨床的には大きな問題ではないと考えられる．

腫瘍が境界明瞭で，軟骨様あるいは粘液腫様基質を伴っている場合には多形腺腫の可能性が高く（図8），境界不整で周囲に浸潤様に増殖している場合には悪性の可能性が高い．神経周囲浸潤は悪性の指標となるが，腺様囊胞癌が疑われた場合には，腫瘍本体から離れた部位にみられることがあるので注意する．多形腺腫は粘液腫様間質と筋上皮が混ざり合うが，腺様囊胞癌では粘液腫様間質内に腫瘍胞巣が浮いているようにみえる（図8）．

偽陰性例は，粘表皮癌や腺房細胞癌，腺様囊胞癌，多形腺腫内癌などに多くみられる．偽陽性例は，富細胞性の多形腺腫で，やや異型を伴うものが多いとされる．壊死や炎症を伴っている場合には壊死性唾液腺化生にも注意すべきである．

VIII．頭頸部腫瘍

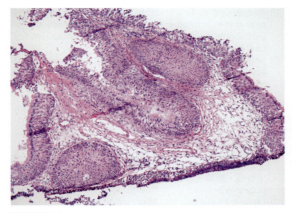

図9 内反性乳頭腫
内反性乳頭腫を含む粘膜の凍結標本．鼻・副鼻腔粘膜に，多層性を示す上皮の増殖が内反性に膨大してみられる場合には，内反性乳頭腫の一部をみている可能性を考慮すべきである．特に上皮層が10層以上みられれば乳頭腫成分と思われる．

3）鼻腔・副鼻腔領域

　術中迅速診断の適応となることは多くはないが，内反性乳頭腫の断端の評価や，腫瘍か非腫瘍（真菌感染症など）かの区別に用いられることが多い．この領域では小円形細胞腫瘍が多く，捺印細胞診の活用も有用であろう．診断に悩む場合には術中迅速診断では無理に組織型を判断する必要はないと考える．内反性乳頭腫は良性腫瘍であるが，再発することがしばしばあり，癌化のリスクもある．より早期の診断が再発率の低下につながる．鼻・副鼻腔粘膜に，多層性を示す上皮の増殖が内反性に膨大して増殖している場合には，内反性乳頭腫の一部をみている可能性を考慮すべきである（図9）．特に上皮層が10層以上みられれば乳頭腫成分と思われる．また，内反性乳頭腫の一部に上皮内癌や浸潤癌を合併することがあるので見落とさないように注意が必要である[11]．

4）頸部リンパ節・副咽頭間隙

　頸部リンパ節転移に関しては，囊胞状の扁平上皮癌の転移と鰓裂囊胞とを誤認しないよう（図10），また良性上皮の迷入を癌の転移と間違えないように注意が必要である[15]．砂粒体がリンパ節内にみられた場合，甲状腺乳頭癌転移の可能性があり，術中迅速診断標本や固定材料の深切り標本を作製することが必要となろう．副咽頭間隙に

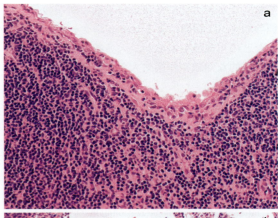

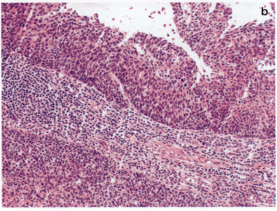

図10 鰓裂囊胞と囊胞状の扁平上皮癌の転移
a：鰓裂囊胞．b：舌根部HPV関連癌の頸部リンパ節転移．bは凍結標本．両者の鑑別には年齢を含めた臨床所見が重要であるが，鰓裂囊胞は通常単房性で，上皮層は薄く，異型に乏しい．囊胞状の扁平上皮癌は通常多囊胞状で，上皮層は厚く，異型を伴う．

は多種多様な腫瘍が発生するが[16]，8割以上が良性腫瘍で，その大部分を多形腺腫が占める．次いで神経鞘腫や傍神経節腫などがみられるが，稀に頭蓋外髄膜腫も発生することがある[11]．
　総じて術中迅速診断には種々の限界が存在することを頭に入れておく必要がある．また，切除材料の全体像から本当に断端陰性といってよいかどうかを再評価することも重要である．

おわりに

　術中迅速診断は完全ではない．診断においては，無理せず，最善の処置が何かを判断する．どのような場合に，どのように処置するのかに関しては，日頃から外科と病理の間で十分に話し合っ

189

ておくことが大切である．将来的に断端の分子病理診断や3D画像によるコミュニケーションの導入などの可能性もあるが，大多数の施設では，当面基本的な知識や作業に大きな変化はないものと考えられる．

（湊　宏）

文　献

1) Zhai QJ : Frozen Section Library : Head and Neck. Springer, 2011
2) Urken ML, Yun J, Saturno MP, et al : Frozen section analysis in head and neck surgical pathology : a narrative review of the past, present, and future of intraoperative pathologic consultation. Oral Oncol 143 : 106445, 2023
3) Wenig BM : Intraoperative consultation (IOC) in mucosal lesions of the upper aerodigestive tract. Head Neck Pathol 2 : 131-144, 2008
4) Cipriani NA, et al (eds) : Biopsy Interpretation : The Frozen Section, 3rd edition, Wolters Kluwer, 2022
5) Kubik MW, Sridharan S, Varvares MA, et al : Intraoperative margin assessment in head and neck cancer : a case of misuse and abuse? Head Neck Pathol 14 : 291-302, 2020
6) Prabhu AV, Sturgis CD, Lai C, et al : Improving margin revision : characterization of tumor bed margins in early oral tongue cancer. Oral Oncol 75 : 184-188, 2017
7) Maxwell JH, Thompson LD, Brandwein-Gensler MS, et al : Early oral tongue squamous cell carcinoma : sampling of margins from tumor bed and worse local control. JAMA Otolaryngol Head Neck Surg 141 : 1104-1110, 2015
8) Aaboubout Y, Ten Hove I, Smits RWH, et al : Specimen-driven intraoperative assessment of resection margins should be standard of care for oral cancer patients. Oral Dis 27 : 111-116, 2021
9) Sheethala RR, Ranchoid M, Duvvuri U : Upper aerodigestive tract. Ranchod M (ed), Intraoperative Consultation in Surgical Pathology, Cambridge University Press, 2010, p44
10) Olson SM, Hussaini M, Lewis JS, Jr : Frozen section analysis of margins for head and neck tumor resections : reduction of sampling errors with a third histologic level. Mod Pathol 24 : 665-670, 2011
11) 湊　宏：V．術中迅速診断（唾液腺腫瘍を除く）の意義．森永正二郎 他（編）：腫瘍病理鑑別診断アトラス 頭頸部腫瘍II 上気道・咽頭・口腔腫瘍と歯原性腫瘍．文光堂，2015, pp282-286
12) Caudell JJ, Gillison ML, Maghami E, et al : NCCN Guidelines® Insights : Head and Neck Cancers, Version 1, 2022. J Natl Compr Canc Netw 20 : 224-234, 2022
13) Pfister DG, Spencer S, Adkins D, et al : NCCN Guidelines version 1, 2024 Head and Neck Cancers. NCCN (National Comprehensive Cancer Network). org. https://www.nccn.org/login?ReturnURL=https://www.nccn.org/professionals/physician_gls/pdf/head-and-neck.pdf（2023年12月1日閲覧）
14) Brandwein-Gensler M, Teixeira MS, Lewis CM, et al : Oral squamous cell carcinoma : histologic risk assessment, but not margin status, is strongly predictive of local disease-free and overall survival. Am J Surg Pathol 29 : 167-178, 2005
15) 湊　宏：V．術中迅速診断の意義．森永正二郎 他（編）：腫瘍病理鑑別診断アトラス 頭頸部腫瘍I 唾液腺腫瘍．文光堂，2015, pp231-236
16) Riffat F, Dwivedi RC, Palme C, et al : A systematic review of 1143 parapharyngeal space tumors reported over 20 years. Oral Oncol 50 : 421-430, 2014

第2部 各論

IX 泌尿器腫瘍

はじめに

泌尿器科領域における術中迅速診断の適用は，施設ごとに異なると思われるが，多くの施設で膀胱全摘除術時の尿管断端を除いて，泌尿器科領域の術中迅速診断を求められる機会は少ないと思われる．本項では，当施設（和歌山県立医科大学）における泌尿器科領域の術中迅速診断の状況を踏まえながら，本領域における術中迅速診断の実際について述べる．

1 和歌山県立医科大学における泌尿器科領域の術中迅速診断の状況

当施設においては直近10年間で195件，年間約20件程度の泌尿器科領域の術中迅速診断の依頼があり，その大部分である167件が尿管断端の評価を求めるものであった（図1）．それ以外では，頻度の高い順に，腫瘍の良悪性の鑑別12件，リンパ節8件，尿管以外の断端の評価5件であった．腫瘍の良悪性については，術前に同定されていた腫瘍よりも術中偶然発見された腫瘍の診断を求められることが多かった．リンパ節については，腫大したリンパ節が提出されており，転移の有無やリンパ腫の鑑別が求められる．尿管以外の断端については術中切除面に腫瘍浸潤が疑われた際に提出されている．

2 術中迅速診断の適応

泌尿器科領域において，十分な根拠をもって，術中迅速診断が必須といえるものはないが，①尿管や尿道など断端における良悪性の評価，②腫瘍の良悪性および組織型診断，③リンパ節の評価が一般的には適応病変と考えられる[1-7]．以下，この3つの適応病変について述べていく．

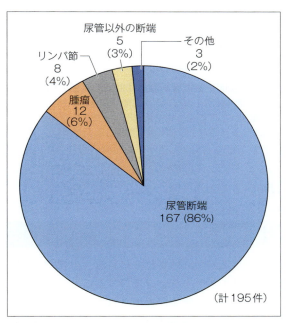

図1 2014～2023年に和歌山県立医科大学附属病院にて提出された泌尿器科領域の迅速診断材料の内訳

3 診断前の予習

まずは，術中迅速診断の目的を確認しておくことが基本である．腎腫瘍に関しては，画像的に淡明細胞型腎細胞癌，非淡明細胞型腎細胞癌，血管筋脂肪腫など，ある程度組織型が推測されていることが多い．画像所見から推測される主腫瘍の組織型が，術中偶然発見され迅速診断に提出された小病変の組織診断の参考になる．尿管断端については，腫瘍との距離が近い場合や尿路上皮内癌 carcinoma in situ (CIS) の既往歴がある場合は，尿管断端に CIS 成分が存在している可能性が高いと考えて，迅速診断に臨む．リンパ節に関しては，原発腫瘍の組織型を術前の生検や画像所見から把握しておくことで，転移の評価が容易となる．リンパ腫についても術前に臨床側が鑑別に挙

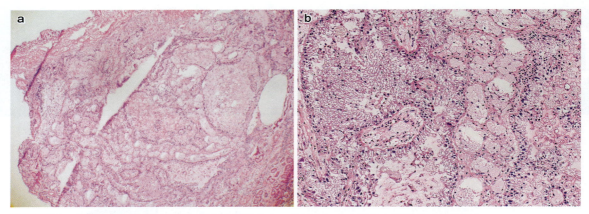

図2 淡明細胞型腎細胞癌に対する腎部分切除術中に発見された小型黄色調病変の凍結標本
a, b：泡沫細胞を含んだ大小の管状構造，一部乳頭状構造の集簇からなる病変である．細胞質は明るい円柱状であり，核は軽度腫大している．術中迅速時は組織診断に難渋し，良悪性の鑑別困難な腫瘍と報告した．なお，本症例は術式の変更はなかった．最終的には乳頭状腺腫と診断した．

げていることが多い．

4 検体の提出と標本作製

　術中迅速診断に供される材料は，小型で，肉眼的にオリエンテーションをつけることは困難であることが多い．腫瘤が提出された場合は，最大割面が出るように腫瘤を半割し，標本としている．提出された尿管断端が小片であれば，そのまま断端側が出るように包埋するが，長めの断端が提出された場合は，より断端側を標本とする．断端側を面とすると薄切時に"真の"断端部が失われるが，その程度の近距離に腫瘍が存在していた場合は，陽性と判断している．断端をそのまま包埋せずに，リング状の尿管にハサミを入れ，直線的に伸ばした方が尿管全層が面に出やすいが，検体が倒れて粘膜が接線方向に面出しされる可能性がある．幸いにも当施設ではそのようなことは稀である．リンパ節については，サイズに応じて割を入れており，特別な操作は加えていない．

5 術中迅速診断の実際

1) 偶発腫瘍

　泌尿器科領域においては，当該手術の対象となっている腫瘍そのものの組織型を求められることは通常なく，術中予期せず発見した病変に対して，術中迅速診断が行われることが多いと思われる（図2）．すなわち，腎臓，尿管，精巣，およびそれらの周辺組織に主腫瘍の進展や転移を含む由来不明の病変を認めた場合に，迅速診断が提出される機会がある．主腫瘍の組織型を参考に，腫瘍かどうか，腫瘍であれば同一腫瘍であるか，良性か悪性かを考える．術中迅速診断に供される材料は病変のごく一部にすぎないので，基本的には，はっきりした組織型は診断できないことが多い．特に腎オンコサイトーマを疑うような好酸性腫瘍は，全体像をみないと診断できないので，良悪性鑑別困難と返却するほかないであろう．一般的には，良悪性の鑑別のみ行えば，手術方針に影響を及ぼすことはない．

2) 断端

　最も提出される頻度の高い尿管断端については，CISの有無が主な評価対象である．CISの診断においては，凍結標本では上皮の核が大きくみえることが多いので，周囲の非腫瘍上皮や炎症細胞などの核のサイズと濃さを比較しながら評価する．比較対象となる非腫瘍性尿路上皮がないと診断は困難なことが少なくない．核に多形性があると診断は容易であるが（図3a），非腫瘍上皮内の一部にのみ多形性が目立たない癌を認めることがあるので，周囲の上皮との間に違和感がある場合は注意する必要がある（図3b～d）．尿管断端粘

IX．泌尿器腫瘍

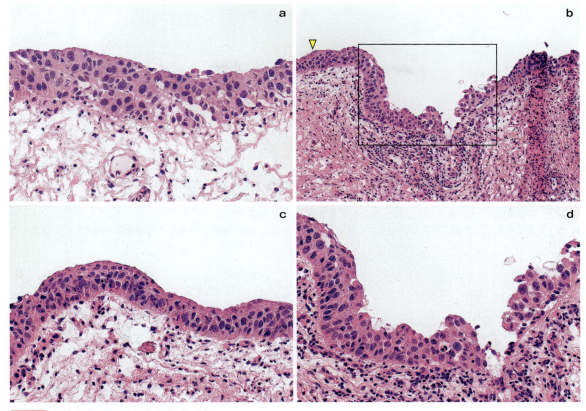

図3 尿管断端の尿路上皮内癌（CIS）
a：異型細胞の核の濃染，大小不同，核形不整がみられ，上皮内癌の診断は容易である．b：aとは別病変．上皮内の一部に異型細胞の増殖がみられ，核は腫大しているが，大小不同がそれほど目立たないので，見落とさないよう注意を要する．c：bの矢頭部付近の拡大像．非腫瘍性尿路上皮．d：bの囲み部分の拡大像．cの上皮に比し，大型な核を有する異型細胞が散見され，上皮細胞の配列が乱れている．

膜上皮は，しばし剥離，消失しているが，残存する少数の尿路上皮細胞に異型があり，いわゆるclinging patternのCISが観察されるときがある（図4）．また，凍結標本のため切片の厚みが不均一となり，核の染色性の評価が困難なことがあり，良悪性の鑑別を難しくさせる．また，アーチファクトのため上皮細胞が離開し，接着性の低下した悪性細胞のようにみえることがあり，注意を要する（図5）．浸潤癌を診断する機会は稀であるが，間質に線維化や炎症細胞浸潤があった場合は，特に腫瘍浸潤を考え注意深く検鏡する．稀であるが尿路上皮癌のplasmacytoid subtypeを炎症細胞浸潤と誤らないよう注意する．

3）リンパ節

他の領域と同様，基本的に転移の有無とリンパ腫の可能性について評価すれば十分である．リンパ腫を疑った場合は，フローサイトメトリーや遺伝子検査を行うよう勧めることも必要である．

おわりに

泌尿器科領域においては，術中迅速診断を求められることは少なく，本領域特有の提出材料の取扱いや診断のコツといったものはない．他の領域と共通する凍結標本にみられるアーチファクトや，標本の質や提出材料の量に起因する診断の限界に留意し，臨床側の求める内容について答えれば十分であると考える．そのためにも術前に臨床医と術中迅速診断の目的について話し合い，相互理解を深めておくことが望まれる．

（小島史好，村田晋一）

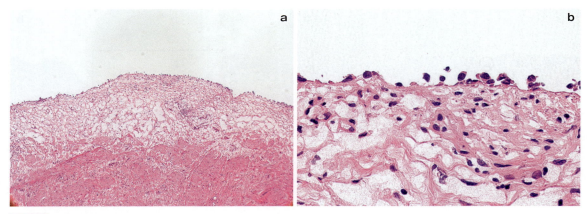

図4 尿管断端にいわゆる clinging pattern を示す尿路上皮内癌（CIS）
a, b：尿路上皮が広く剝離，消失しているが，拡大を上げると（b），核が顕著に濃染した異型細胞が残存していることがわかる．

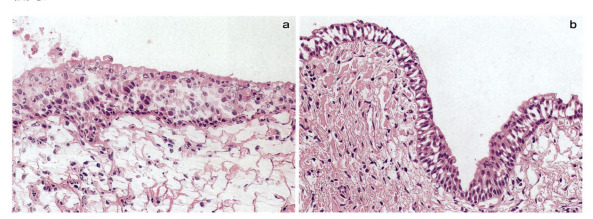

図5 尿管断端の異型上皮
a：凍結標本．切片の厚みが不均一で，染色性が不均一となり，核の染色性の評価が困難である．核のやや腫大した細胞の接着性が低下しており，良悪性の鑑別が困難であったため，異型尿路上皮と判定した．b：a と同領域の凍結戻しホルマリン固定パラフィン包埋標本である．上皮細胞間に空隙があるが，核異型は乏しく，最終的には非腫瘍上皮と判定した．

文献

1) Schumacher MC, Scholz M, Weise ES, et al：Is there an indication for frozen section examination of the ureteral margins during cystectomy for transitional cell carcinoma of the bladder? J Urol 176：2409-2413, 2006；discussion 2413
2) Tollefson MK, Blute ML, Farmer SA, et al：Significance of distal ureteral margin at radical cystectomy for urothelial carcinoma. J Urol 183：81-86, 2010
3) Volkmer BG, Schnoeller T, Kuefer R, et al：Upper urinary tract recurrence after radical cystectomy for bladder cancer—who is at risk? J Urol 182：2632-2637, 2009
4) Hagemann IS, Lewis JS, Jr：A retrospective comparison of 2 methods of intraoperative margin evaluation during partial nephrectomy. J Urol 181：500-505, 2009
5) Ugurlu O, Adsan O, Tul M, et al：Value of frozen sections of lymph nodes in pelvic lymphadenectomy in patients with invasive bladder tumor. Int J Urol 13：699-702, 2006
6) Goharderakhshan RZ, Sudilovsky D, Carroll LA, et al：Utility of intraoperative frozen section analysis of surgical margins in region of neurovascular bundles at radical prostatectomy. Urology 59：709-714, 2002
7) Gillitzer R, Thüroff C, Fandel T, et al：Intraoperative peripheral frozen sections do not significantly affect prognosis after nerve-sparing radical prostatectomy for prostate cancer. BJU Int 107：755-759, 2011

第2部 各論

婦人科腫瘍
1. 子宮腫瘍

はじめに

当院（日本赤十字社愛知医療センター名古屋第一病院）では，『病理と臨床』39巻1号（2021年）[1]で記したように，婦人科カンファレンスでの検討，試行期間を経て，子宮体癌の術中迅速組織診断を2010年から行っている．

取扱い規約には子宮体癌術中迅速診断について具体的な取扱いの記載がなく，当院で実践している術中迅速診断の実際について，後方視的な検討を加え述べる．

1 子宮体癌取扱い規約第5版病理編の記載

子宮体癌取扱い規約第5版 病理編[2]（以下，取扱い規約）では，術中迅速組織診断について以下のように記載されている．なお，一般論的な記載に限定されており，具体的な取扱いについてはふれられていない．

「検体を提出する際には，採取部位，臨床情報を的確に病理担当者に伝える．術者が特定の部位の検索を望む場合はその旨を病理医に伝える必要があり，状況に応じて病理部門に出向き，直に病理医と対話するよう心がける．子宮体癌（内膜癌，肉腫）の手術では一般に，①病変部の再評価（術前に診断が確定されていない場合），②リンパ節転移の有無，③転移・播種の有無，④深達度，⑤腹腔細胞診などの評価を目的に行われる．

提出された検体は凍結後に薄切され，染色が施されて標本に至るが，質は通常の永久標本に劣り，時間的制約があるなか，病理医は不十分な条件下で診断を余儀なくされる．婦人科医はこのような術中迅速診断の限界を理解し，その目的を明確にしておく必要がある．

固定前の子宮に不適切な割が加えられると変形をきたしやすく固定後の組織学的な検索に支障をもたらしかねないため，術中に内膜癌の筋層浸潤の深さの評価を求める場合は，それに伴う有益性と不利益性に関して事前に婦人科医と病理医が十分に協議しておくことが肝要である．基本的に，術式決定に寄与しない術中迅速組織診断の依頼は差し控えることが原則である」

2 術後再発リスク分類

子宮体がん治療ガイドライン2023年版[3]（以下，ガイドライン）には，2018年版を踏襲し作成されたリスク分類が記載されている．子宮体癌の治療の基本は手術で，摘出標本による組織学的検索を行い，①子宮体癌を類内膜癌G1/G2，②類内膜癌G3，③漿液性癌・明細胞癌の3つのグループに分け，どのようなリスク因子（筋層浸潤・脈管侵襲・頸部間質浸潤・子宮外病変）を有しているかにより，低リスク群，中リスク群，高リスク群に分類するものである．その中で，低リスク群は，類内膜癌G1/G2かつ筋層浸潤1/2未満・頸部間質浸潤なし・子宮外病変なしの症例のみである．

再発リスク分類は摘出標本の組織学的検索による分類であるが，術前の推定再発リスクが治療方針に直結する．術前生検で類内膜癌G1/G2の場合，MRIで筋層浸潤が1/2未満・頸部間質浸潤なし・子宮外病変なしであれば，術後再発低リスク群が推測され，低侵襲手術（内視鏡手術やリンパ節郭清の省略）の適応となりうる（CQ02，CQ10）．このため，治療方針の決定には，生検による組織型の病理診断とともに，術前のMRIによる筋層浸潤や頸部間質浸潤，子宮外病変の有無の評価が重要である．

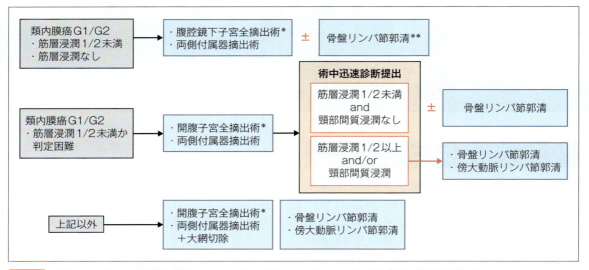

図1 当院（日本赤十字社愛知医療センター名古屋第一病院）での子宮体癌術中迅速診断の流れ
再発低・中リスク群の症例を術中迅速診断に提出し，リンパ節郭清範囲を決定している．
*子宮全摘出術：単純/拡大/準広汎子宮全摘出術．
**骨盤リンパ節郭清：腫瘍volumeの小さい症例，筋層浸潤のない症例や侵襲リスクの高い症例（高齢や合併症など）は，骨盤リンパ節郭清の省略も考慮している．

3 子宮体癌のリンパ節郭清

ガイドライン[3]では，「類内膜癌G1，G2で，術前にIA期と推定される患者に，骨盤リンパ節郭清の省略を提案する」（CQ02），また術前に再発中・高リスク群が推定される患者に対し「①骨盤リンパ節郭清を施行することを推奨する．②骨盤リンパ節郭清に加えて腎動脈下までの傍大動脈リンパ節郭清を施行することを提案する」（CQ03）と記載されるが，リンパ節郭清範囲については未だ一定の見解がない．

類内膜癌G1/G2でIA期と推定される再発低リスク群症例に，骨盤リンパ節郭清の省略が提案できる理由としては，類内膜癌G1/G2で筋層浸潤1/2未満かつ腫瘍径2cm以下の例や，筋層浸潤のない例ではリンパ節転移は1～2％と極めて低率であったことが報告されており[4,5]，ステージング手術としてリンパ節郭清を行う意義が小さいことが挙げられる．Cochrane Libraryのメタアナリシスでは，骨盤リンパ節郭清についての診断的意義は確立しているが，全生存期間と無再発生存期間の延長に寄与するという確証はなく，治療的意義は確立していないとされている[6]．

再発中・高リスク群のリンパ節転移頻度については，米国281例（再発低リスク群を含まない）の検討で，類内膜癌の16％，特殊型の40％にリンパ節転移が認められた[7]．

傍大動脈リンパ節転移の頻度に関しては，筋層浸潤1/2以上で10～33％[8-10]，子宮頸部浸潤で18～24％[8,10,11]などと報告されている．再発中・高リスク群に対する骨盤リンパ節郭清，大動脈リンパ節郭清の治療的意義が後方視的研究から示されている[12]が，再発中・高リスク症例には術後に薬物療法を追加することが推奨されており（CQ13），術前診断で術後薬物療法が必須と判断される場合のリンパ節郭清治療的意義に関しては，未だ検証中とされている[3]．

4 当院での術中迅速診断

当院では，術前に婦人科医と放射線診断科医によるカンファレンスで術式が検討され，図1のように子宮体癌の手術を行っている．類内膜癌G1/G2で，術前画像診断において筋層1/2を越える浸潤が否定できない症例は，再発低もしくは中リスクかの判断が困難である．そのため，術中迅速診断で筋層浸潤の深さを評価し，リンパ節郭清範囲を決定している．

X．婦人科腫瘍　1．子宮腫瘍

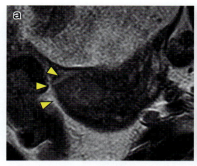 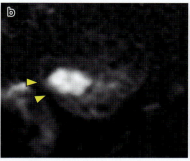 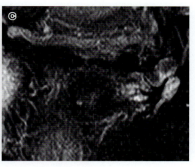

図2 MR画像
a：T2強調画像（T2WI），b：拡散強調画像（DWI），c：脂肪抑制T2WI．
T2WIで軽度高信号・拡散低下，DWIで高信号の腫瘍を認める．T2WIでjunctional zoneが途絶，筋層の菲薄化があり（a, bの矢頭），筋層1/2以上の浸潤が疑われた症例．実際は，子宮角部の内膜内に腫瘍が進展し，筋層浸潤はみられなかった．

　術前の生検検体で診断がついていない症例では組織型やGradeを術中迅速診断で検討することもあるが，子宮体癌は生検時に組織診断されていることが多く，類内膜癌G1/G2以外の症例は術中迅速診断結果が術式決定に寄与しないため，術中迅速診断に提出されることはほとんどない．

5　術前画像診断の限界

　前述のように術前の筋層浸潤・頸部間質浸潤の評価は子宮体癌治療方針決定に重要である．MRIでの筋層浸潤の感度・特異度は高く，ダイナミック造影・拡散強調像での感度・特異度は80〜90％とされているが[13,14]，画像で評価困難な症例があることも知られている[15]．①子宮角部に腫瘍がある症例，②加齢により筋層が薄い症例，③T2強調像でjunctional zoneが不明瞭な症例，④腺筋症の合併例，⑤帝王切開術後例では，浸潤が実際より深く評価され，筋層1/2を越える浸潤の可能性が否定できないことがある（図2）．頸部間質浸潤の評価に関するメタアナリシスでは，MRIの感度69％，特異度91％と報告されており[16]，画像評価も組織学的評価と同様に判断が難しい．
　こうした画像診断のピットフォールにより，病理診断でも同様に診断に悩む経験をすることがあり，画像診断で筋層浸潤の評価が困難だった理由を把握しておくと，術中迅速診断に役立つ．

6　術中迅速診断の実際

　術中迅速診断に提出される子宮摘出検体は，前壁正中をY字型に切り開いた状態で病理部に運搬されてくる（図3a）．固定後は水平断で割を入れているため，それに直交する方向で，腫瘍中心部などに1〜2ヵ所全層性に割を入れ，割面を観察し，浸潤が深そうな部分の標本を作製する（図3b, c）．当然のことながら，割が腫瘍最深部から外れてしまえば実際より浅く評価してしまうが，前述した画像診断で再発中リスクの可能性（筋層浸潤が1/2を越える可能性）が否定できない要因のいずれに該当するのか，浸潤が疑わしい部位について教えてもらうことで，比較的迷わずに凍結標本作製部を決められる．①子宮角部に腫瘍があり浸潤の評価が困難だったのであれば角部に割を入れる，②筋層が菲薄化しているためであれば菲薄した部分を作製する，③junctional zoneが不明瞭な部位があればその部分を標本作製する，頸部への進展が疑われている症例には頸部との境界部の標本を作製する，など工夫をしている．MRI読影が優れており，術中迅速診断に提出される子宮体癌は圧排浸潤性パターンを示す症例が多く，肉眼的に腫瘍部が比較的わかりやすいため，あまり迷うことはない．その他の浸潤パターンや腺筋症合併例では，肉眼的に浸潤がわかりにくいこともあり，その場合はより注意が必要で，時間との兼ねあいもあるが2〜3標本作製す

197

第2部 各論

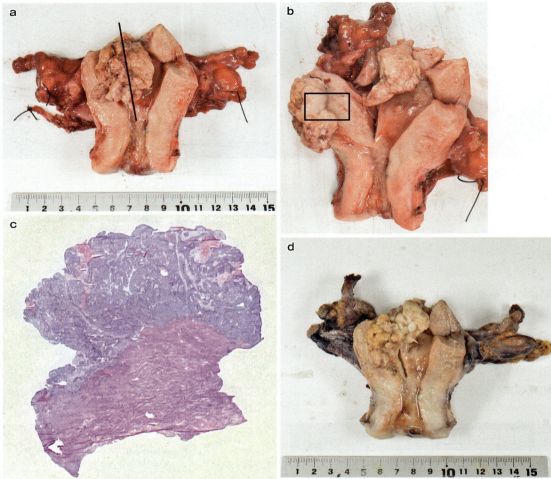

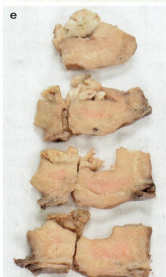
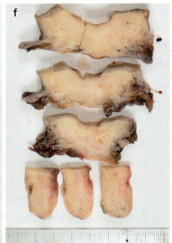

図3 術中迅速診断に提出される子宮摘出検体

a：前面からY字切開され提出された子宮．内腔に突出するポリープ状腫瘍を認める．MRIでも筋層を圧排するポリープ状隆起性腫瘍が描出されており，その基部での筋層浸潤が疑われていたため，腫瘍基部を通るよう（黒線部）に割を入れた．
b：割面では，筋層との境界は明瞭で，肉眼的に筋層1/2を越える浸潤はみられず，囲み部分から凍結標本を作製した．
c：凍結標本ルーペ写真．腫瘍の筋層浸潤はほとんどない（筋層浸潤1/2未満）．
d〜f：同一検体ホルマリン固定後．針を刺して筋層を合わせ固定することで，組織学的評価が困難になる変形はみられない．

るようにしている．

　肉眼的に，筋層浸潤が疑われる場合は，筋層全層を標本化することに留意している．例えば筋層漿膜下側を切り落としていると，標本上で筋層の1/2が評価できなくなるためである．筋層が厚いときには，2つに分割し凍結標本を作製している．

　取扱い規約[2]に記載されているように，術中迅速診断の割により検体が変形し，固定後の深達度の検索に支障をきたすことが，子宮体癌の深達度の術中迅速診断を行ううえでの懸念点の一つと考えられる．当院では，筋層の膨隆を防ぐ目的で針を用いて切開部を閉じ，なるべく元の形に戻した状態でホルマリン固定を行い，固定後診断が困難になるような変形を防いでいる（図3d～f）．

7 術中迅速組織診断と最終診断での不一致

　当院で2018～2022年の5年間に行った類内膜癌術中迅速診断は47症例であった．凍結標本と手術検体で筋層浸潤について1/2未満と1/2以上とのずれがあった症例は1例のみ（2％）であった．また凍結標本で筋層浸潤を計測すると，筋層浸潤がちょうど1/2だった症例が2症例（4％）あった．凍結標本での計測が1/2で，筋層浸潤1/2未満か1/2以上かの判断に困るときには，その旨をそのまま術者に伝えている．これらの例では，臨床医は過剰な侵襲を防ぐため，MRI所見・肉眼所見などを加味して総合的に判断した．その結果，1例は骨盤リンパ節郭清のみが施行され，手術検体では筋層浸潤1/2未満であった．もう1例は骨盤リンパ節・傍大動脈リンパ節郭清が施行され，手術検体では筋層浸潤1/2を越えていた．不一致例を含めたこの3例の浸潤パターンは，いずれもびまん性浸潤性パターンで，うち1例は腺筋症の合併もあった．圧排性浸潤パターン以外の浸潤パターンや腺筋症合併例では，肉眼的にも浸潤がわかりにくく，凍結標本作製部位を決めるのが難しかったと推察される．頸部間質浸潤については，凍結標本でのわずかな頸部進展を評価することは困難で，3症例は頸部間質浸潤を凍結標本で指摘できたが，2症例は捕捉できなかった．

8 子宮体がん治療ガイドライン2023年版[3]での術中迅速診断についての記載

　ガイドラインには，術中迅速診断について独立した項目は設けられていないが，CQ09「治療方針決定にMRI，CT，PET/CTは勧められるか？」の中に，付記として「術中迅速病理診断の位置付け」が記載されている．

　「術中迅速病理診断による類内膜癌の異型度診断は組織学的異型度が上がるほど正診率が低く，問題が残る．また筋層浸潤の程度については，肉眼的診断よりも術中迅速病理診断の方が正確で，術中迅速病理診断による筋層浸潤の程度の正診率は87～95％[17-19]とされるが，G3症例の筋層浸潤診断では永久標本との不一致が33％[20]と高いため，組織型，組織学的異型度，筋層浸潤の確定診断を行う目的では術中迅速診断は勧められない」

　ガイドラインに引用されている論文のうち，2つはStageⅠの類内膜癌に限定した報告[17,18]で，G3症例の筋層浸潤診断では永久標本との不一致が33％と記載している論文[20]でも，内膜癌G1では正診率100％と記載されている．また，子宮頸部間質浸潤の正診率は60％と報告されている[17]．再発低・中リスクに相当する類内膜癌の筋層浸潤の術中迅速診断の正診率は高く，再発リスクファクターを推定する方法としての有用性が示唆されている．

まとめ

　当院は，子宮体癌の手術件数年間約60件，常勤病理医3名・後期研修医2名で病理診断を行う，婦人科病理を専門とする病理医のいない一般の市中病院である．当院での術中迅速診断における筋層浸潤の正診率は93％（44/47例），子宮頸部間質浸潤の正診率は60％（3/5例）で，今までの報告[17-20]と同様の結果であり，子宮体癌の術中迅速診断は一般市中病院でも十分可能と考えられる．

　2017年の本邦における子宮体がん治療ガイドラインの検証論文によると，再発低リスク群のみ

ならず,再発中・高リスク群における安易な骨盤リンパ節郭清の省略が懸念されている[21].子宮体癌の術中深達度迅速診断は,術前画像診断と併せ,再発リスクの推定の一助になると考えられる.最適な治療のためには,放射線診断科医・婦人科医との密な連携が肝要である.

(桐山理美,村上秀樹,藤野雅彦,廣村勝彦,伊藤茂樹,伊藤雅文)

文献

1) 伊藤雅文,藤野雅彦,桐山理美,他:子宮体部癌進達度術中迅速診断の実際.病理と臨床 39:56-58, 2021
2) 日本産婦人科学会,日本病理学会(編):子宮体癌取扱い規約 病理編 第5版,金原出版,2022
3) 日本婦人科腫瘍学会(編):子宮体がん治療ガイドライン 2023年版,金原出版,2023
4) Boronow RC, Morrow CP, Creasman WT, et al: Surgical staging in endometrial cancer: clinical-pathologic findings of a prospective study. Obstet Gynecol 63: 825-832, 1984
5) Chi DS, Barakat RR, Palayekar MJ, et al: The incidence of pelvic lymph node metastasis by FIGO staging for patients with adequately surgically staged endometrial adenocarcinoma of endometrioid histology. Int J Gynecol Cancer 18: 269-273, 2008
6) Frost JA, Webster KE, Bryant A, et al: Lymphadenectomy for the management of endometrial cancer. Cochrane Database Syst Rev 10: CD007585, 2017
7) Mariani A, Dowdy SC, Cliby WA, et al: Prospective assessment of lymphatic dissemination in endometrial cancer: a paradigm shift in surgical staging. Gynecol Oncol 109: 11-18, 2008
8) Hirahatake K, Hareyama H, Sakuragi N, et al: A clinical and pathologic study on para-aortic lymph node metastasis in endometrial carcinoma. J surg Oncol 65: 82-87, 1997
9) Ayhan A, Tuncer R, Tuncer ZS, et al: Correlation between clinical and histopathologic risk factors and lymph node metastases in early endometrial cancer (a multivariate analysis of 183 cases). Int J Gynecol Cancer 4: 306-309, 1994
10) Gilani S, Anderson I, Fathallah L, et al: Factors predicting nodal metastasis in endometrial cancer. Arch Gynecol Obset 290: 1187-1193, 2014
11) Solmaz U, Mat E, Dereli ML, et al: Lymphovascular space invasion and positive pelvic lymph nodes are independent risk factors for para-aortic nodal metastasis in endometrioid endometrial cancer. Eur J Obset Gynecol Reprod Biol 186: 63-67, 2015
12) Todo Y, Kato H, Kaneuchi M, et al: Survival effect of para-aortic lymph adenectomy in endometrial cancer (SEPAL study): a retrospective cohort analysis. Lancet 375: 1165-1172, 2010
13) Andreano A, Rechichi G, Rebora P, et al: MR diffusion imaging for preoperative staging of myometrial invasion in patients with endometrial cancer: a systematic review and meta-analysis. Eur Radiol 24: 1327-1338, 2014
14) Luomaranta A, Leminen A, Loukovaara M: Magnetic resonance imaging in the assessment of high-risk features of endometrial carcinoma: a meta-analysis. Int J Gynecol Cancer 25: 837-842, 2015
15) 坪山尚寛:子宮内膜癌.今岡いずみ,他(編):婦人科MRIアトラス 改訂第2版,秀潤社,2019, pp56-67
16) Alcazar JL, Carazo P, Pegenaute L, et al: Preoperative assessment of cervical involvement in endometrial cancer by transvaginal ultrasound and magnetic resonance imaging: a systematic review and meta-analysis. Ultraschall Med 44: 280-289, 2023
17) Zorlu CG, Kuscu E, Ergun Y, et al: Intraoperative evaluation of prognostic factors in stage I endometrial cancer by frozen section: how reliable? Acta Obstet Gynecol Scand 72: 382-385, 1993
18) Kayikçioğlu F, Boran N, Meydanli MM, et al: Is frozen-section diagnosis a reliable guide in surgical treatment of stage I endometrial carcinoma? Acta Oncol 41: 444-446, 2002
19) Quinlivan JA, Petersen RW, Nicklin JL: Accuracy of frozen section for the operative management of endometrial cancer. BJOG 108: 798-803, 2001
20) Altintas A, Cosar E, Vardar MA, et al: Intraoperative assessment of depth of myometrial invasion in endometrial carcinoma. Eur J Gynecol Oncol 20: 329-331, 1999
21) Shigeta S, Nagase S, Mikami M, et al: Assessing the effect of guideline introduction on clinical practice and outcome in patients with endometrial cancer in Japan: a project of the Japan Society of Gynecologic Oncology (JSGO) guideline evaluation committee. J Gynecol Oncol 28: e76, 2017

第2部 各論

X 婦人科腫瘍
2. 卵巣腫瘍

1 基礎知識

　卵巣腫瘍は，婦人科から依頼される迅速診断の中で最も頻度が高い検体である．卵巣腫瘍は，術前に生検組織を採取することが難しく（部位的制約，および腹腔内播種のリスクがあるため），術式決定のためにしばしば術中迅速診断が行われる．卵巣腫瘍の術式は，悪性度（良性，境界悪性，悪性），組織型，妊孕性温存の有無などによって決定される．良性腫瘍では腫瘍切除あるいは患側卵管卵巣摘出術，境界悪性腫瘍では子宮および両側卵管卵巣摘出術，大網切除，ステージング（腹水/腹腔洗浄細胞診，腹膜・リンパ節生検），悪性腫瘍では子宮および両側卵管卵巣摘出術，リンパ節郭清，大網切除，腹腔内病変の切除，およびステージングが基本である．妊孕性温存を必要とする患者の境界悪性腫瘍，悪性胚細胞腫瘍，悪性性索間質性腫瘍に対しては，患側卵管卵巣摘出術とステージングが行われる．

　本項では卵巣腫瘍の迅速診断について，筆者の以前所属していた施設（東京慈恵会医科大学附属病院）における実践例を中心に概説する．本文中に（＊）を付した箇所は，各施設で病理医と婦人科医の間で日頃から申し合わせておきたい工程内容である．

2 診断前の予習

　事前に卵巣腫瘍の迅速診断が予定されている場合，臨床所見（年齢や既往歴，腫瘍マーカーの上昇，血中ホルモン値の異常など）および画像所見を確認しておく．癌の既往があれば転移性腫瘍の可能性もあり，既往の病理組織標本が自施設に保管されている場合は，凍結標本を検鏡する際に比較検討する．事前準備をすることで，迅速診断の工程を円滑に進めることができ，術者への報告までの時間を短縮させることにもつながる．

3 検体の提出

　術者は原則として卵巣腫瘍全体を提出し，標本採取は病理医が行う．卵巣腫瘍の診断には適切な肉眼観察に基づいたサンプリングが非常に重要で，標本作製数に限りのある迅速診断ではなおさらである．術者が検索部位を指定する場合は，インクや糸などで印を付けて提出し，その旨を病理診断依頼書に記載する（＊）．また依頼書には，診断に必要な臨床情報（年齢，既往歴，家族歴，腫瘍マーカー，血中ホルモン値，腹腔内所見，他臓器転移の有無など）や，術式決定に必要な検索希望事項を明記する（＊）．

4 標本の作製

1）肉眼所見の観察

　提出された検体を丁寧に観察し，肉眼所見をとる．大きさや重量を測定し，卵巣被膜面の所見（卵管の位置や走行，卵管采，卵巣被膜外腫瘍の有無，周囲腹膜や臓器との癒着の有無）を確認する．卵管は卵巣の表面を走行するが，わかりにくい場合は卵管采を目安にたどる．「卵巣腫瘍」として提出された検体であっても，腫瘍が卵管と離れて存在する場合は卵巣外病変の可能性がある．

　次に腫瘍に深く入割し，割面全体を観察する．囊胞性病変か充実性腫瘍かに注目し，壊死，出血，浮腫の有無などを観察する．囊胞性であれば単房性/少房性あるいは多房性（粘液性腫瘍）か，囊胞内容の性状（漿液性，粘液性，出血性，膿様など），囊胞壁の性状（内膜症性囊胞の有無）などを観察する．囊胞と充実成分が混在する場合は，囊胞性病変内に充実性成分を有するのか（多くの上皮性腫瘍），充実性腫瘍の中に囊胞を形成して

201

いるのか（腺線維腫，性索間質性腫瘍など）も重要な所見である．充実性成分や囊胞内の乳頭状成分はその性状も重要で，弾性硬なものは良性（腺線維腫など），脆いものは境界悪性腫瘍や悪性腫瘍の可能性が高く，境界悪性腫瘍は腺癌と比して個々の乳頭状病変がやや大粒かつ浮腫性であることが多い．囊胞内腔を丁寧に観察することは重要だが，手でこすりすぎることは避ける（被覆上皮が剝離するため）．

子宮内膜症が指摘されていれば，内膜症関連病変（類内膜腫瘍，明細胞癌，漿液粘液性境界悪性腫瘍など）を考慮する．腫瘍マーカーの上昇（CA125，CA19-9など）があれば，上皮性悪性腫瘍の可能性も考える．20歳代以下の若年者では胚細胞腫瘍を第一に考え，α-fetoprotein (AFP) や human chorionic gonadotropin (hCG), lactate dehydrogenase (LDH) 上昇の有無を確認する．血中ホルモン値（エストロゲン，アンドロゲン）の上昇は，成人型顆粒膜細胞腫など性索間質性腫瘍が鑑別に挙がる．年齢や病変の局在（片側性/両側性，被膜外病変，播種の有無など）も重要で，卵管采を巻き込む腫瘍であれば高異型度漿液性癌を疑い，粘液性腫瘍で両側性であれば転移性腫瘍の可能性も考慮する必要がある．転移性腫瘍との鑑別を忘れないことは卵巣腫瘍の診断におけるコツの一つで，多結節性充実性腫瘍では特にこの点を留意する．

2）凍結標本作製

サンプリングは，肉眼的に最も悪性度が高いと推測される病変部から行う．具体的には，乳頭状病変部や充実性腫瘍部で，可能な限り壊死領域は避ける．サンプリングした組織片は凍結する前に，付着している血液や粘液などを取り除く．水分が多い組織は凍結標本に高度な二次的変化をきたし，診断を難しくする．原則として，まず1〜2ヵ所からサンプリングし，検鏡後に必要があれば追加する．サンプリングに際して困ることがあると思われる以下の点について，筆者が行っている方法を述べる．

a．粘液性腫瘍

典型例は片側性の大型多房性腫瘍で，良性，境界悪性，悪性の成分が混在することが珍しくないことに加えて，肉眼的に最も病勢の強い部位を推測することが難しい．迅速診断時には，可能な限りすべての囊胞に割を入れ，充実性病変部があれば充実部から，充実部がない場合は囊胞の密度が高い部位からサンプリングを行って標本を作製する．

b．卵管腫瘍

術者に「卵管に腫瘍があるので迅速診断を行ってほしい」と依頼されることがある．卵管の腫瘍は小さいが，卵管以外（卵巣，腹膜，大網など）にも腫瘍を認める場合は，迅速診断時には卵管腫瘍以外からサンプリングすることが望ましい（*）．その理由は，卵管腫瘍があれば卵管原発高異型度漿液性癌の可能性が考えられるが，漿液性卵管上皮内癌 serous tubal intraepithelial carcinoma (STIC) や卵管の小さな浸潤癌が，二次的変化が大きい凍結標本の作製によって失われる危険があるからである．一方で，高異型度漿液性癌では，原発巣（卵管）よりも転移・播種巣が大きな腫瘤を形成することが珍しくない．迅速診断の時点では，転移・播種巣から作製した標本であっても，高異型度漿液性癌であることがわかれば術式決定のうえでの役割は十分に果たす．そして，術後のホルマリン固定検体で卵管を詳細に切り出して検索した方が，より確実な診断にたどり着ける（*）．

c．捺印細胞診の併用

凍結標本では詳細な核所見の観察が難しいことが多い．核所見が診断に重要な場合は捺印細胞診の併用が有用である．例えば成人型顆粒膜細胞腫（繊細な核クロマチン，コーヒー豆様の核の縦溝）は，肉眼所見や組織構築から類内膜癌（核の大小不同，疎なクロマチン），カルチノイド腫瘍（均一で"salt and pepper"と称される核），Sertoli–Leydig 細胞腫などとしばしば鑑別を要するが，これらの鑑別には核所見が重要である．

5 診断の実際

迅速診断は慎重な姿勢で臨み，過大診断をしないよう心がけたい．診断が難しい場合は肉眼所見

を再確認し，別の部位から追加標本を作製することで典型像が得られることもある．報告は，良悪性だけでなく可能な限り組織型にも言及し，診断に迷う例では現時点で断言できることや鑑別診断を伝える．具体的には「腺癌で，高異型度漿液性癌と明細胞癌の鑑別を要する」「腺癌で，少なくとも明細胞癌ではない」「少なくとも境界悪性腫瘍であるが，腺癌との鑑別を要する」などである．

迅速診断の報告時に重要なことは，病理医の意図することが術者に正確に伝わることである．略語の使用や語句の省略を避け，電話など口頭で報告する場合は，聞き取りにくい用語（「陽性」と「良性」など）は伝え方を工夫する．筆者の施設では，病理医が口頭で術者に診断を伝えた後，確認のために報告内容を術者が繰り返すよう要請している．

1）境界悪性腫瘍

粘液性腫瘍を除く境界悪性腫瘍の多くは，漿液性境界悪性腫瘍 serous borderline tumor (SBT)（図1），漿液粘液性境界悪性腫瘍 seromucinous borderline tumor (SMBT)，類内膜境界悪性腫瘍 endometrioid borderline tumor (EBT) である．SBT と SMBT は肉眼像，組織構築ともに類似した像を呈し，凍結標本では線毛や細胞質内粘液を認識しにくく，両者の鑑別が困難なことがある．このような場合，筆者の施設では「Müller 管型境界悪性腫瘍 Müllerian type borderline tumor」と報告している（＊）．Müller 管型境界悪性腫瘍には SBT，SMBT，EBT が含まれるが，術者には，境界悪性腫瘍であること，粘液性腫瘍ではないことが伝われば，迅速診断の役割を果たすからである．Müller 管型境界悪性腫瘍は卵巣被膜から腹腔側へ外向性に発育することがあり，その場合はインプラントのリスクがあるため，十分なステージングを行うよう術者に伝える．

2）腺癌（粘液性癌を除く）

高異型度漿液性癌（図2），明細胞癌（図3），類内膜癌（図4）は，いずれも肉眼的，組織学的に乳頭状構造や管状構造，充実性増殖を示す．

高異型度漿液性癌は，スリット状間隙を有する乳頭状構造を呈するが，凍結標本では細胞の膨化

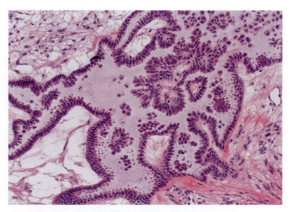

図1 漿液性境界悪性腫瘍（凍結標本）
細胞質内粘液に乏しい腫瘍細胞が，乳頭状構造を呈して増殖する．凍結標本では線毛や細胞質内粘液を認識しにくいことがあり，その場合は漿液粘液性境界悪性腫瘍との鑑別が難しいこともある．

によりスリット状間隙が不明瞭化し，充実性増殖を示すようにみえることがある．腫瘍細胞は，核の大小不同が著明で（小型核の3倍以上の大きさを有する核が混在），核の重層化，核分裂像が目立つ．凍結標本では核異型の評価が難しいこともあるが，大小不同は細胞のアーチファクトが加わっても認識しやすい所見の一つである．

明細胞癌は，乳頭状構造や管状嚢胞状構造，充実性増殖を示す．淡明な細胞質を有する腫瘍細胞や hobnail 細胞など，典型像を見出せれば診断は比較的容易だが，凍結標本では細胞質の淡明さが認識しにくいことも少なくない．また，充実性増殖を主体とする腫瘍や好酸性細胞質を有する場合など診断が難しい症例もある．その場合は細胞質以外の所見にも注目し，核の大小不同が目立つわりに核分裂像が比較的少ないこと，間質に好酸性基底膜物質の沈着を認めること，乳頭状構造において末梢まで間質を確認でき腫瘍細胞の重積性が目立たないことなどが診断の一助になる．類内膜癌は，円柱状腫瘍細胞が管状構造や癒合腺管構造を呈して増殖し，腺管内腔が平滑な管状構造を形成する．扁平上皮への分化や腫瘍細胞の紡錘形化は類内膜癌を示唆する所見であるが，核異型が高度な例や充実性増殖を主体とする例では，高異型度漿液性癌や明細胞癌との鑑別を要する．迅速診断で三者の鑑別に迷う場合は「高異型度腺癌 high-grade adenocarcinoma」と報告し，現時点

第 2 部　各論

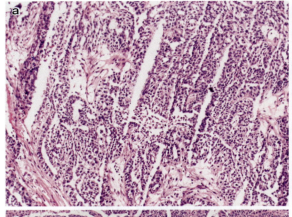
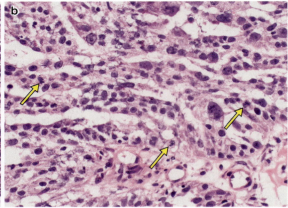
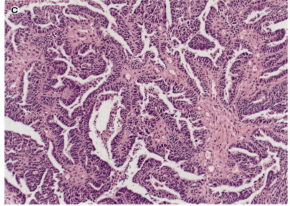

図2　高異型度漿液性癌
a：凍結標本．乳頭状構造を呈する腫瘍であるが，凍結標本では構造を認識しにくく，充実性増殖のようにみえる．凍結標本ではメス傷もつきやすい．
b：凍結標本，強拡大．核の大小不同は細胞のアーチファクトが加わっても認識しやすい所見の一つである．核分裂像（矢印）も散見されるが，凍結標本では見にくいこともある．
c：戻し永久標本．凍結標本と比して，スリット状間隙を有する乳頭状構造がわかりやすい．

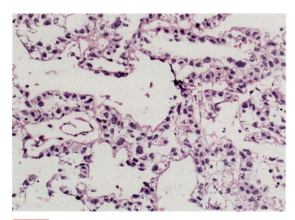

図3　明細胞癌（凍結標本）
乳頭状構造や腺管構造を呈して増殖する腫瘍細胞を認める．腫瘍細胞は淡明な細胞質を有しており，核の大小不同が目立つわりに核分裂像は少ない．

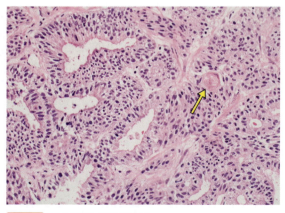

図4　類内膜癌（凍結標本）
円柱状腫瘍細胞が癒合腺管構造を呈して増殖する．腺管内腔が平滑な管状構造を形成する．扁平上皮への分化もみられる（矢印）．

での鑑別診断を挙げる．

3）粘液性腫瘍

粘液性内容物を容れる大型多房性囊胞性病変という特徴的な肉眼所見から，粘液性腫瘍であることは比較的容易にわかるが，サンプリング部位が不適切で過小診断されることがある．理由は，肉眼的に最も病勢の強い部位を推測することが難し

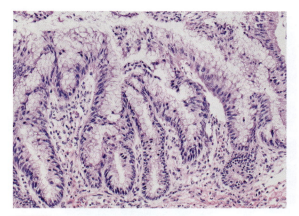

図5 粘液性境界悪性腫瘍（凍結標本）
細胞質内粘液を有する腫瘍細胞が乳頭状構造を呈して増殖し，内腔への分離増殖を伴う．

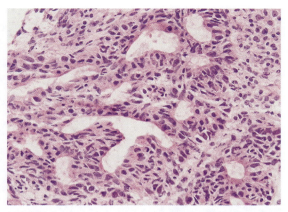

図6 上皮内癌を伴う粘液性境界悪性腫瘍（凍結標本）
粘液性境界悪性腫瘍において，核の大小不同が目立つ腫瘍細胞が極性の乱れを示して増殖する像を認めることがある．写真は上皮内癌相当の核所見である．

いからである．また，粘液性癌の診断には連続して5mm以上の間質浸潤を認める必要があるが，凍結標本の限られた範囲では確定が難しいことが多い．一方，高度な核異型を示す腫瘍細胞や侵入性浸潤は凍結標本でも認識することができ，それぞれ「少なくとも上皮内癌を伴う粘液性境界悪性腫瘍」「少なくとも微小浸潤を伴う粘液性境界悪性腫瘍」と報告する．

以上を踏まえ，迅速診断時には「粘液性腫瘍であること」，そして「少なくとも境界悪性腫瘍であるが，確定診断は術後に十分な検体採取を行って作製した永久標本で行うこと」を報告するのが適切である（＊）（図5）．さらに，上皮内癌を伴う粘液性境界悪性腫瘍の場合（図6），永久標本で粘液性癌が見つかる可能性が高いことも伝える．また，大部分は粘液性嚢胞腺腫であるが一部に境界悪性腫瘍と鑑別を要する像を認めた場合は"mucinous cystadenoma with focal epithelial proliferation"などと報告し，永久標本での詳細な検索によって境界悪性腫瘍となる可能性もあることを伝える．

卵巣原発粘液性腫瘍は転移性腫瘍との鑑別が困難なことがある．両側性腫瘍，片側性でも10cm以下の腫瘍，組織学的に構造異型に比して細胞異型の顕著な粘液性腫瘍では，転移性腫瘍の可能性を慎重に除外する必要がある．虫垂原発low-grade appendiceal mucinous neoplasm（LAMN）が卵巣に広がった場合，卵巣の組織像のみでは粘液性境界悪性腫瘍との鑑別が難しい．腹膜偽粘液腫の大部分はLAMNに起因するが，稀に奇形腫から発生する粘液性腫瘍によることもある．よって粘液性腫瘍の場合，虫垂原発癌との鑑別のために虫垂切除が考慮される．

4）腺線維腫性腫瘍

肉眼的に線維性腫瘤を形成する腫瘍で最も頻度が高いのは線維腫である．線維性間質内に腺成分を伴う腺線維腫性腫瘍の多くは類内膜腫瘍で，稀に明細胞腫瘍もある．腺線維腫性境界悪性腫瘍に腺癌が併存する場合，肉眼的に癌の領域を認識できないことがある．迅速診断が境界悪性腫瘍であっても，術後に十分な数の検体採取を行うと腺癌が見出されることがあるので，その旨を報告し，術後に診断を確定する．特に明細胞境界悪性腫瘍は非常に稀な組織型であり，周囲に明細胞癌が存在する可能性が高い．

5）成人型顆粒膜細胞腫

肉眼的に黄色味がかった充実性腫瘤を形成し，しばしば血液を容れた嚢胞成分を伴う．成人型顆粒膜細胞腫の迅速診断において重要なことは，肉眼的に成人型顆粒膜細胞腫の可能性を疑うことであり，その際は捺印細胞診の併用が望ましい．成人型顆粒膜細胞腫は組織学的にしばしば類内膜癌との鑑別を要する．成人型顆粒膜細胞腫の特徴は，構造に加えて細胞所見（N/C比が高い小型細

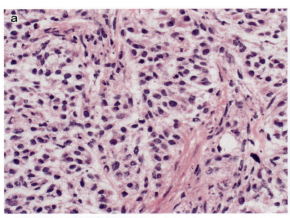 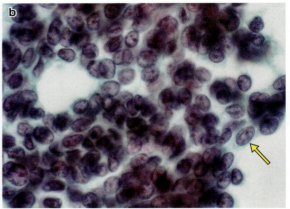

図7 成人型顆粒膜細胞腫
a：凍結標本．核溝を有する細胞も散見されるが，核所見の観察が困難な細胞が多い．b：捺印細胞診（Papanicolaou 染色）．細胞所見（細胞境界不明瞭，核溝〔矢印〕，繊細な核クロマチン）を観察することができ，診断に有用である．

胞，細胞境界不明瞭，繊細な核クロマチン，コーヒー豆様の核溝）であるが，凍結標本では核所見の観察が困難である（図7a）．捺印細胞診で細胞所見を観察することが診断の助けとなる（図7b）．

6）胚細胞腫瘍

若年者の卵巣腫瘍では，胚細胞腫瘍が鑑別診断の上位に挙げられる．未分化胚細胞腫および卵黄嚢腫瘍はともに明細胞癌との鑑別を要することがある．未分化胚細胞腫は腺腔を形成することはなく，腫瘍細胞とリンパ球の two cell pattern を呈するのに対し，明細胞癌はリンパ球だけでなく形質細胞など多彩な炎症細胞浸潤を伴う傾向にある．卵黄嚢腫瘍に比して明細胞癌では核異型が高度である．

7）転移性腫瘍

印環細胞癌の卵巣転移（Krukenberg 腫瘍）で間質の線維増生が目立つ例では，線維腫と誤認しうる．大腸癌の既往があり，その卵巣転移と卵巣原発腫瘍の鑑別を求められることもある．大腸癌と類内膜癌の組織像は類似し，扁平上皮への分化を示す場合は類内膜癌，腫瘍細胞が高円柱状で汚穢な壊死（dirty necrosis）が目立つ場合は大腸癌をより考えるが，迅速診断での確定は困難なこともある．転移性腫瘍の診断に際しては，既往歴や既往標本との比較も重要である．

8）その他の腫瘍および腫瘍様病変

卵管間膜の腫瘍で類内膜腫瘍に類似した組織像を呈していれば，Wolff 管腫瘍 Wolffian tumor of the broad ligament が鑑別の第一に挙げられる．また，卵巣腫瘍がすべて新生物とは限らず，類腫瘍性病変のこともある．若年者の浮腫を伴う卵巣腫瘍は，線維腫，硬化性間質性腫瘍のほか，広汎性浮腫 massive edema（非腫瘍性病変）の可能性がある．妊娠中であれば，妊娠による二次的変化，妊娠黄体腫 pregnancy luteoma などの非腫瘍性変化も考慮する必要がある．

9）腹水細胞診

腹水細胞診の判定は，陽性，疑陽性，陰性である．境界悪性腫瘍でも，被膜破綻を伴う場合や外向性発育を示す腫瘍では腹水中に腫瘍細胞が出現することがあり，その場合「陽性」と判定する．なお，腹水細胞診で境界悪性腫瘍と癌を鑑別することは不可能であり，原発巣である卵巣腫瘍の組織像に照らして判断する．

6 診断の限界

最終診断は，ホルマリン固定後の手術検体で行う．卵巣腫瘍の迅速診断の正診率（最終診断との一致率）は 91〜97％であるが，上皮性境界悪性腫瘍における正診率は 65〜84％と低く，過小評価される傾向にあると指摘されている[1-4]．特に

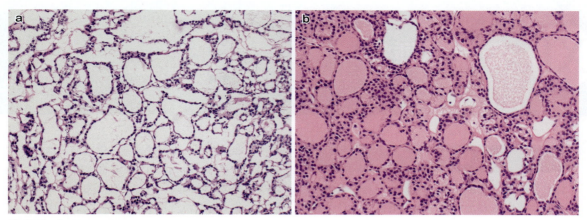

図8 卵巣甲状腺腫
a：凍結標本．濾胞内のコロイドが不明瞭化している．b：戻し永久標本．コロイドが明瞭である．

粘液性腫瘍や10 cm以上の大型腫瘍でこの傾向が強い[5-7]．

迅速診断は，時間的制約，凍結標本の二次的変化，検索範囲が限られるなどの限界がある．誤判定の原因には，サンプリングエラー，標本作製の不備，病理医の判断の誤りが挙げられる．凍結標本では二次的変化によって，詳細な核所見や核分裂が観察しにくく，標本の折れ曲がりやメス傷なども目立つ．細胞の膨化により乳頭状構造が充実性胞巣に，また浮腫状構造の間質が空隙状にみえたり，卵巣甲状腺腫のコロイドが不明瞭化したりもする[8]（図8）．一例一例，凍結標本とその永久標本，ホルマリン固定標本を比較し自己研鑽に努める必要がある．

（岩本雅美）

文献

1) Ilvan S, Ramazanoglu R, Akyildiz EU, et al：The accuracy of frozen section (intraoperative consultation) in the diagnosis of ovarian masses. Gynecol Oncol 97：395-399, 2005
2) Stewart CJ, Brennan BA, Hammond IG, et al：Intraoperative assessment of ovarian tumors：a 5-year review with assessment of discrepant diagnostic cases. Int J Gynecol Pathol 25：216-222, 2006
3) Rakhshan A, Zham H, Kazempour M：Accuracy of frozen section diagnosis in ovarian masses：experience at a tertiary oncology center. Arch Gynecol Obstet 280：223-228, 2009
4) Akrivos N, Thomakos N, Sotiropoulou M, et al：Intraoperative consultation in ovarian pathology. Gynecol Obstet Invest 70：193-199, 2010
5) Houck K, Nikrui N, Duska L, et al：Borderline tumors of the ovary：correlation of frozen and permanent histopathologic diagnosis. Obstet Gynecol 95：839-843, 2000
6) Pongsuvareeyakul T, Khunamornpong S, Settakorn J, et al：Accuracy of frozen-section diagnosis of ovarian mucinous tumors. Int J Gynecol Cancer 22：400-406, 2012
7) Basaran D, Salman MC, Boyraz G, et al：Accuracy of intraoperative frozen section in the evaluation of patients with adnexal mass：retrospective analysis of 748 cases with multivariate regression analysis. Pathol Oncol Res 21：113-118, 2015
8) 清川貴子：卵巣腫瘍の病理診断：基本と落とし穴．診断病理 40：1-9, 2023

第2部 各論

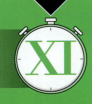

XI 骨軟部腫瘍

はじめに

　骨軟部腫瘍は施設間での症例数の差が大きく，なかなか経験されない稀な組織型も多く含まれ，苦手意識をもつ病理医も少なくないと思われる．特に骨腫瘍は希少性の高い領域であり，ほとんど経験されない施設もある．比較的小さな軟部腫瘍に関しては皮膚科や形成外科，一般外科，整形外科などで手術が施行されるが，大半が一括切除されることが多く，術中迅速診断の適応を考慮しても，それらが術中迅速診断の対象とはなりにくい．骨軟部腫瘍の術中迅速診断材料が提出される場合は，臨床医と病理医の密な意思疎通に基づく診断情報の事前の収集が必須である．

1 骨軟部腫瘍の術中迅速診断時の留意点

1）骨軟部腫瘍における組織型と良悪性の決定

　病理医が骨軟部腫瘍の術中迅速診断が困難であると感じるのは良悪性の判定を求められたときと思われる．臨床医が迅速診断でも良悪性判定は可能と考えて検体を提出することがしばしば経験される．腫瘍細胞に明らかな悪性所見，つまり変性異型の範疇を超えた高度な多形性を呈する異型細胞がみられ，多数の核分裂像や異型分裂像を認める場合は，組織型は不明であっても悪性腫瘍であると判定できる．しかし，骨軟部腫瘍では異型性が弱くても高悪性度肉腫であることがあり，組織型が定まらなければ良悪性の判定ができないことも少なくない．実際，骨軟部腫瘍のWHO分類では100種類以上ある組織型が良性・良悪性中間群腫瘍・悪性に分けて定義されている[1]．検体量の限られた術中迅速標本上でも特徴的な組織像と臨床情報から特定の組織型を決定できる場合もあり，当施設（帝京大学医学部附属病院）では，軟部や椎体骨発生の神経鞘腫，骨腫瘍では骨巨細胞腫，脊索腫，Langerhans細胞組織球症などは診断精度が比較的高い．しかしこのような腫瘍は決して多くはないため，骨軟部腫瘍の術中迅速診断では所見診断を述べて鑑別診断を挙げるにとどまることの方が多い．良悪性判定・組織型推定いずれにおいても無理をしないことが肝要である．

　軟部腫瘍に比べて骨腫瘍の診断は画像診断情報の重要性が極めて高い．骨腫瘍には「Jaffeのトライアングル」という有名な言葉があり，これはしばしば「整形外科・放射線科・病理診断科の三科が協力して骨軟部腫瘍の診療にあたること」と紹介される．しかしJaffeの原著を紐解くと，三科の協力した診療体制は当然のことながら，三科それぞれが他の二者の視点を併せもって骨腫瘍の診療にあたることの重要性が強調されており，これにより診断の誤りを確実に減らすことができるとしている[2]．現実的にはすべての病理医が実践できるわけではないにしても，骨腫瘍の術中迅速診断時には病理医が自ら画像を参照し，放射線診断医のレポートと照らし合わせ，採取部位を確認したうえで検鏡に望むことで術中迅速診断時の組織像の理解も容易になる．画像上の腫瘍の在り方を知るだけでもある程度組織型が推測される（図1）[2]．一方，軟部腫瘍では画像所見から特定の組織型を鑑別に挙げることが難しい場合が多く，この点は骨腫瘍との大きな違いである．

　骨軟部腫瘍の術中迅速診断を行う場合には事前の情報交換の重要性が高い．臨床所見・画像所見からどのような組織型が鑑別に挙げられるのか，今回の術中迅速診断の目的は何かをよく確認する必要がある．

2）術中迅速診断における悪性度の判定に際しての注意点

　骨軟部腫瘍には悪性度による切除範囲の決定に

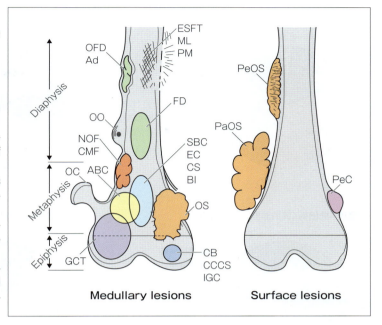

図1 主な骨腫瘍および腫瘍様病変の好発部位（文献2より）
ABC：aneurysmal bone cyst, Ad：adamantinoma of long bones, BI：bone infarct, CB：chondroblastoma, CCCS：clear cell chondrosarcoma, CMF：chondromyxoid fibroma, CS：chondrosarcoma, EC：enchondroma, ESFT：Ewing sarcoma family of tumor, FD：fibrous dysplasia, GCT：giant cell tumor, IGC：intraosseous ganglion cyst, ML：malignant lymphoma, NOF：non-ossifying fibroma, OC：osteochondroma, OFD：osteofibrous dysplasia, OO：osteoid osteoma, OS：osteosarcoma, PaOS：parosteal osteosarcoma, PeC：periosteal chondroma, PeOS：periosteal osteosarcoma, PM：plasma cell myeloma, SBC：solitary bone cyst.

関する考え方があるが[3]，通常この切除範囲は術前の永久標本による生検診断の結果を踏まえ決定されるものであり，術中診断で悪性度を判定することはリスクを伴うので避けるべきである．実際，術中迅速診断の結果で術式や切除範囲が大きく変更となる場面は稀である．ただし，明細胞肉腫や血管肉腫，横紋筋肉腫，類上皮肉腫などの比較的リンパ節転移をきたしやすい軟部肉腫の広範切除術ではセンチネルリンパ節の術中迅速診断が実施されることがあり[4]，陽性の場合にはリンパ節郭清が検討される．

骨軟部腫瘍の特徴である腫瘍内多様性が悪性度の判定に影響することがある．術中迅速診断時の組織はアプローチしやすいところから採取される傾向がある．そのため，例えば骨肉腫において，骨形成巣が含まれない骨外腫瘤から迅速診断用検体が採取された場合には，術中迅速診断時の組織像のみでは骨肉腫と断定することはできない．脱分化型肉腫（脱分化型脂肪肉腫，脱分化型平滑筋肉腫，脱分化型傍骨性骨肉腫，脱分化型低悪性度中心性骨肉腫，脱分化型軟骨肉腫，脱分化型脊索腫など）が疑われている場合には，脱分化巣から確実に採取されているかの確認が必要である．また術前の臨床・画像所見から骨巨細胞腫などの掻爬術が適応となる腫瘍と診断されて掻爬術が施行

される場合に，病変開窓時に腫瘍組織の一部が採取され，術前に推定された組織型で矛盾がないか確認を求められることがある．このときに，例えば術前の臨床・画像診断から骨巨細胞腫が疑われていても，細胞異型が目立ったり，腫瘍性を疑う豊富な骨形成を認めるなど，骨巨細胞腫に矛盾する所見がみられる場合には術者は切開生検にとどめると思われる．永久標本で悪性と診断確定された場合には，術前治療の必要性や術式を再検討することになる．

3）採取検体の量と質についての確認

針生検 core needle biopsy で病変部の採取量が少ないなどの理由により確定的診断が得られなかった場合，次の段階として切開生検が施行されることがある．このときに採取組織の質や量が病理組織診断に十分かどうかの確認を迅速診断で求められることがある．この場合は術中迅速診断の段階で詳細な診断を行う必要はないが，整合性の確認のため針生検時の検体との比較は必要である．また再発，転移性腫瘍では原発巣の組織像と比較し，量や質の整合性を判定する．量が少ない場合は，可能な範囲での追加の検体提出を要請する．また壊死が強いなどの質が不十分な場合は，異なる部位からの採取を依頼する．

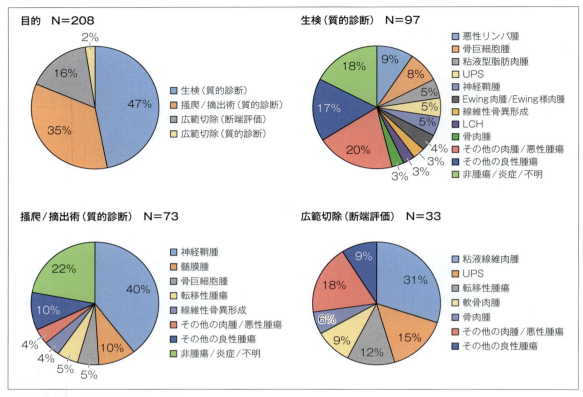

図2 術中迅速診断の目的別内訳

帝京大学医学部附属病院において2014～2023年に整形外科から提出された術中迅速診断208症例の目的別内訳．組織型は永久標本で最終診断されたもの．
UPS：undifferentiated pleomorphic sarcoma，LCH：Langerhans細胞組織球症．

4）切除断端の評価

　原発性肉腫の広範切除時に切除断端の評価のため術中迅速診断が依頼されることがある．骨腫瘍の場合は皮質骨の凍結標本作製は困難であるため，切除断端部の骨髄組織を評価して悪性腫瘍の髄内進展が及んでいないことを確認する．軟部肉腫の広範切除では，重要な血管や神経が近いなどの理由により断端部組織が術中迅速診断に提出される場合がある．粘液線維肉腫や悪性末梢神経鞘腫瘍などのように辺縁部で腫瘍細胞の密度や異型度が低下する腫瘍もあり，判断が難しくなることがある．生検時の組織像との比較などを行い，難しい場合にはその旨を伝える．

2　診断の実際

1）検体の提出と標本作製

　提出される検体の大きさは，他領域における術中迅速診断で提出される検体の大きさと大きな違いはないと思われる．一般的な術中迅速診断と同様に，提出される組織は乾燥しないように留意し，生理食塩水に浸したガーゼなどで包んで提出してもらう．

　骨腫瘍では検体内に骨組織などの硬組織が含まれている場合があり，軟部腫瘍においても石灰化や骨化がみられる場合がある．そのため凍結標本作製時には肉眼的に認識できる硬組織は除去してからコンパウンドで包埋する．骨組織のみが提出された場合は，骨組織に付着する軟組織をこそぎ落として標本作製することになるが，事前に臨床医には骨組織そのものは術中迅速診断用の標本作製ができないことを説明する（第1部「II. 術中迅速検体の取扱いと美麗な凍結標本の作製 6. 骨軟部」参照）．悪性リンパ腫との鑑別が問題となる症例では，細胞診の併用が鑑別診断に有用な場合もある．

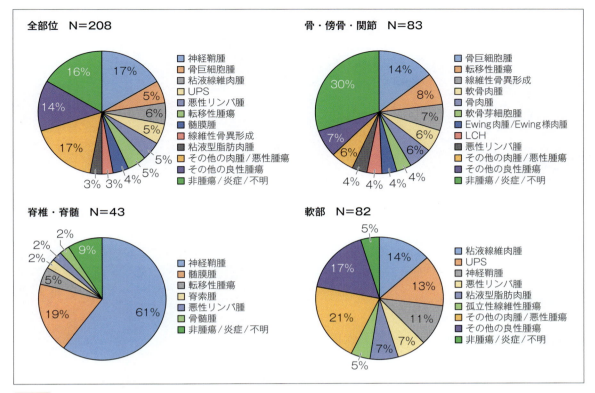

図3 術中迅速診断の部位別内訳
帝京大学医学部附属病院において2014〜2023年に整形外科から提出された術中迅速診断208症例の部位別内訳．組織型は永久標本で最終診断されたもの．
UPS：undifferentiated pleomorphic sarcoma，LCH：Langerhans細胞組織球症．

2) 診断対象病変の傾向と特徴

　骨軟部腫瘍が術中迅速診断に提出される場合は，事前によく臨床医と相談してその目的やどのような情報が得られればよいかを確認することが望ましい．多くの場合，確定診断のためには術中迅速診断の後に永久標本で評価する必要があることを共有する．当施設では過去10年間に整形外科から術中迅速診断に提出された症例は208例あり，生検時の質的診断が最も多く，次に多いのは掻爬/摘出術時の質的診断であった（図2）．組織型の内訳は既報と比べて若干頻度に差があるが，頻度の高い組織型はほぼ同様である[5-7]．生検時の術中迅速診断は基本的に切開生検であり，組織型の確定が目的ではなく，その後の永久標本での診断のために採取組織に病変が十分に含まれているかの確認が主な目的であった．術中迅速診断が実施された病変の最終診断での組織型は多岐にわたっているが，（骨軟部腫瘍を扱う）整形外科から提出される生検であっても悪性リンパ腫の頻度が高いという事実には留意したい．掻爬/摘出術の術中迅速診断で最も頻度が高い組織型は神経鞘腫であったが（図2），これは当施設の脊椎担当グループが手術を実施する腫瘍に神経鞘腫が多く含まれていることに起因する（図3）．髄膜腫の場合は髄膜の切除が必要となるため，術中迅速診断において神経鞘腫か髄膜腫かの鑑別は重要となる．骨腫瘍で術中迅速診断が実施される頻度が高い組織型は骨巨細胞腫，続いて転移性腫瘍であった．軟部腫瘍では粘液線維肉腫の頻度が高いが，これは広範切除時の断端評価を目的とした術中迅速診断が実施される頻度が比較的高いからであった．

　以下，遭遇頻度が高い病変の術中迅速診断のポイントを述べる（所見診断は当施設での記載例であり，特に決まりはない）．なお，各群に含まれる組織型の種類と組織所見の詳細および鑑別点は

第 2 部　各論

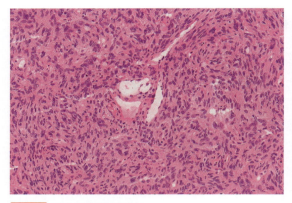

図4　孤立性線維性腫瘍
核の大小不同を呈する紡錘形腫瘍細胞が密に増殖していた症例．術中迅速診断時，紡錘形細胞肉腫との鑑別が問題となった．
(迅速診断時報告は spindle cell tumor)

成書を参照していただきたい．

a．紡錘形細胞腫瘍/病変

　特に軟部腫瘍において問題となる．非常に多くの組織型が鑑別疾患に含まれるカテゴリーであり，組織型がある程度絞り込まれなければ細胞形態のみでは良性腫瘍か悪性腫瘍かの判定が難しい代表的な腫瘍群である．当施設の術中迅速診断で経験された軟部紡錘形細胞腫瘍には，神経鞘腫，神経線維腫，結節性筋膜炎，デスモイド線維腫症，孤立性線維性腫瘍，粘液線維肉腫，単相線維型滑膜肉腫などが含まれていた．術中迅速診断に提出された場合は反応性病変か腫瘍性病変かの判断すら難しい場合もある．結節性筋膜炎では核分裂像を多く認めることは珍しくなく，稀に肉腫との鑑別が問題となるような大型の腫瘍を形成することもある．孤立性線維性腫瘍も常に鑑別疾患として考慮する必要があり，安易に肉腫と診断しないように留意する（図4）．術中迅速診断では，永久標本での診断が可能となるように病変が十分量採取されているかの評価が報告の中心であり，紡錘形細胞腫瘍/病変 spindle cell tumor/lesion にとどめる場合も多い．

b．小円形細胞性腫瘍

　このカテゴリーに含まれる腫瘍のほとんどが悪性腫瘍なので，悪性小円形細胞腫瘍 malignant small round cell tumor と報告される．該当する

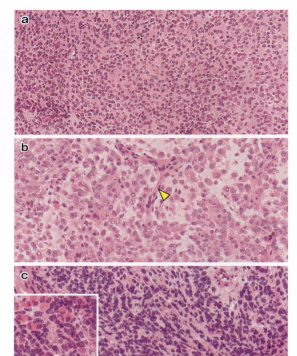

図5　未分化小円形細胞腫瘍
a：Ewing 肉腫．b：BCOR::CCNB3 肉腫．繊細な毛細血管の介在（矢頭）が特徴的ではあるが迅速診断では確定は難しい．c：胞巣型横紋筋肉腫．挫滅が強く悪性リンパ腫との鑑別が問題となった症例．一部に好酸性胞体を有する細胞がみられ（inset），横紋筋肉腫が疑われた．
(いずれも迅速診断時報告は malignant small round cell tumor)

腫瘍は Ewing 肉腫やいわゆる Ewing 様肉腫をはじめとする各種肉腫（図5），上皮性悪性腫瘍，血液腫瘍と多岐にわたる．当施設では，悪性リンパ腫は生検（質的診断）の術中迅速診断では最も頻度が高い組織型であり（図2），骨腫瘍の約4％，軟部腫瘍の約7％を占めていた（図3）．若年者や小児では，Ewing 肉腫や横紋筋肉腫などの小円形細胞肉腫と，未分化大細胞型リンパ腫やリンパ芽球性リンパ腫などの悪性リンパ腫との鑑別が問題となる（図5c）．造血器腫瘍との鑑別には細胞診の併用が有効であるが，実際には判断に迷うことも多く，その場合には，造血器腫瘍診断に必要な検体（フローサイトメトリー用など）の採取を勧めることもある．成人例では，小細胞癌や神経内分泌腫瘍との鑑別が問題となる．

c. 粘液性腫瘍

　軟部腫瘍が主体である．異型性が弱く生検組織の部分像のみでは良悪性判定が困難な場合がある．粘液線維肉腫は頻度の高い肉腫であるが，特に低異型度の場合には良性の筋肉内粘液腫との鑑別がしばしば問題となる．術中迅速診断では両者の鑑別は困難なことが多いため，粘液性紡錘形細胞腫瘍/病変 myxoid and spindle cell tumor/lesion と報告し，永久標本で確定することが望ましい．粘液型脂肪肉腫は脂肪滴を含まない短紡錘形細胞あるいは円形細胞が主体の組織が採取されることがあるので，円形細胞腫瘍との鑑別も問題となる．この場合でも特徴的な網状の毛細血管の介在は参考となる．

d. 骨・軟骨形成性腫瘍/病変

　術中迅速標本では骨基質を避けて標本作製するため，類骨など軟らかい骨基質が少量含まれるにすぎない．骨形成がみられる病変では，可能な限り反応性骨形成なのか，腫瘍性骨形成なのかを見極める．骨周囲に異型のない骨芽細胞が取り囲むかどうかが手がかりとなる．一方，軟骨基質は石灰化が強くなければ標本作製可能である．異型性が乏しく質的な診断が難しい場合は，明らかな骨形成がみられる病変であれば骨形成性腫瘍/病変 bone forming tumor/lesion，軟骨形成がみられる病変では軟骨形成性腫瘍/病変 cartilage tumor/lesion あるいは軟骨様/軟骨粘液性腫瘍/病変 chondroid/chondromyxoid tumor/lesion などとしての報告にとどまる．通常型の骨肉腫であれば細胞異型は強く，多数の核分裂像が認められる．しかし，稀ではあるが骨内高分化型骨肉腫では腫瘍細胞の異型は乏しい．骨肉腫では術前化学療法が標準治療となるため，確定診断を得るために切開生検が優先されることがある．レース状の類骨形成や腫瘍細胞が直接類骨を形成している像を確認できれば，術中迅速診断でも骨肉腫を積極的に疑うことができる．また血管拡張型骨肉腫は骨・類骨形成がほとんどみられず動脈瘤様骨嚢腫 aneurysmal bone cyst (ABC) と類似することがあり，画像所見と組織所見との総合的判断が特に重要である．そして異型細胞の有無に細心の注意を払う必要がある．明らかな軟骨形成を伴う軟骨

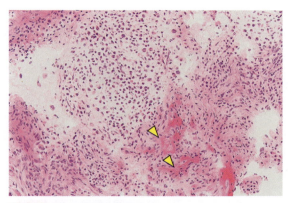

図6 軟骨芽細胞型骨肉腫
軟骨基質の形成が目立つ腫瘍で，腫瘍細胞の異型は顕著であった．一部にわずかに類骨様基質もみられた（矢頭）．永久標本では，軟骨芽細胞型骨肉腫と診断された．
（迅速診断時報告は malignant chondroid tumor）

形成性腫瘍であっても，腫瘍細胞の異型が非常に目立つ場合は軟骨芽細胞型骨肉腫の可能性があるので（図6），術中迅速診断で安易に高異型度の軟骨肉腫と断定しない方がよい．

　線維性骨異形成などの線維-骨形成病変 fibro-osseous lesion では，臨床所見および画像所見から術前に組織型が推定されている場合が多い．線維性骨異形成は良性の線維-骨形成病変の代表で，骨芽細胞の縁取りが乏しい alphabet-soup あるいは Chinese character と形容される典型的な骨梁と線維成分の増生がみられれば推定診断は可能である．しかし骨形成の乏しい成分が採取された場合や，二次的に ABC change が起きている場合は診断が難しくなることがある．当施設での術中迅速診断に提出された骨病変における線維性骨異形成の頻度は約7％であり，術中迅速診断に提出された骨腫瘍の中では比較的頻度が高かった（図3）．類似の骨形態で骨芽細胞の縁取りがみられる場合は，骨線維性異形成を鑑別に挙げる必要がある．

　骨表面病変 juxtacortical lesion には，悪性腫瘍では傍骨性骨肉腫や骨膜性骨肉腫，表在性高悪性度骨肉腫，骨膜性軟骨肉腫が含まれ，良性腫瘍では骨軟骨腫，骨膜性軟骨腫，傍骨性骨軟骨異形増生などが含まれる．診断には年齢，好発部位，画像所見との総合判断が重要であり，しばしば良悪性の鑑別が難しいので術中迅速診断では所見診断にとどめ，永久標本で判断することが多い．

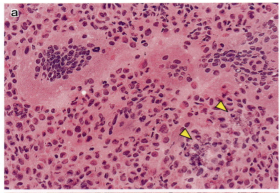
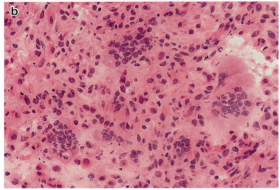

図7 骨の富巨細胞性腫瘍
a：軟骨芽細胞腫（矢頭：石灰化）．b：非骨化性線維腫．いずれも骨巨細胞腫が疑われて切開生検が施行され，術中迅速診断では giant cell-rich lesion（骨巨細胞腫として矛盾しない）と報告された．

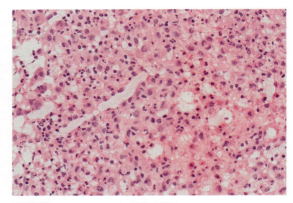

図8 Langerhans 細胞組織球症
豊富な好酸性胞体を有する腫瘍細胞に混在して，好酸球浸潤が目立つ．
（迅速診断時報告は Langerhans 細胞組織球症疑い）

e. 富巨細胞性腫瘍/病変

　破骨細胞型多核巨細胞が多くみられる骨腫瘍では，良性腫瘍では骨巨細胞腫や軟骨芽細胞腫（図7a），軟骨粘液線維腫，悪性腫瘍では富巨細胞性骨肉腫も鑑別に挙がる．診断が難しい場合，富巨胞性腫瘍/病変 giant cell-rich tumor/lesion と報告し，確定診断は永久標本で行えばよい．ただし骨巨細胞腫は術前の画像診断で正確に診断されている場合が多いので診断上の問題は通常少ない．軟骨粘液線維腫は細胞異型が目立つ場合があり，高異型度の軟骨肉腫との鑑別が問題となることがある．非骨化性線維腫は画像所見のみで診断が確定されることが多く，don't touch lesion とされているが，切開生検が術中迅速診断に提出された場合は富巨細胞性腫瘍/病変の像を呈する（図7b）．
　軟部に発生する富巨胞性腫瘍/病変としては，腱滑膜巨細胞腫の限局型（従来の腱鞘巨細胞腫）

とびまん型（従来の色素性絨毛結節性滑膜炎）が重要である．しかしながら術中迅速診断に提出される頻度はさほど高くなく，限局型の場合は臨床的にも鑑別疾患に挙げられている場合が多い．びまん型は関節鏡手術の際に除外診断目的で術中迅速診断に提出される場合がある．非腫瘍性病変であっても部分的に均一な単核細胞の増殖がみられ，完全に否定することが難しい場合もあるので，その場合は無理をせず永久標本での診断に委ねる．

f. 好酸球浸潤の目立つ骨病変

　好酸球浸潤が目立つ骨病変は比較的限られており，Langerhans 細胞組織球症（図8），Hodgkin リンパ腫などの悪性リンパ腫，骨発生の類上皮血管腫が挙げられる．当施設での迅速診断に提出された骨病変における Langerhans 細胞組織球症の頻度は約4％と低いが（図3），好酸性胞体とくびれた核を有する特徴的な腫瘍細胞と好酸球浸潤が目立つ組織像から術中迅速診断でも診断可能な場合が比較的よく経験される．

g. 転移性腫瘍

　骨軟部領域では原発性腫瘍よりも転移性腫瘍の頻度の方が圧倒的に高い．特に成人例では常に転移の可能性を念頭に置いて診断を行う．また骨では原発不明癌にも稀ならず遭遇する．
　転移性病変が否定された場合は原発腫瘍を考慮

する必要があるが，原発性肉腫の中には上皮様を示す一群があることに留意する必要がある．転移性癌との鑑別が問題となる肉腫のうち，腫瘍細胞が上皮様を呈するものとして，類上皮肉腫，胞巣状軟部肉腫，胞巣型横紋筋肉腫，淡明細胞肉腫，類上皮悪性末梢神経鞘腫瘍，類上皮血管肉腫，類上皮血管内皮腫，血管周囲類上皮細胞腫瘍などがあり，明らかな上皮様構築を形成する（真の上皮性分化を示す）ものとしては二相型滑膜肉腫が挙げられる．特に二相型滑膜肉腫は術中迅速診断で腺癌や癌肉腫の転移との鑑別が問題となりうるが，滑膜肉腫は癌より若年成人に多く，滑膜肉腫の上皮成分および紡錘形腫瘍細胞の核は均一な円形〜卵円形で，一般的な癌肉腫の腫瘍細胞にみられる不整さや多形性は認められない[3]．長管骨アダマンチノーマは上皮性腫瘍胞巣とそれを取り囲む線維性あるいは線維骨組織からなる腫瘍であり，20〜50歳の成人に多いため，転移性骨腫瘍の鑑別疾患になりうる．多くの症例は脛骨発生のため，脛骨の転移病変が疑われる若年成人の場合には注意する必要がある．

h．広範切除時の断端評価

悪性骨腫瘍の広範切除では，術前の画像診断で悪性腫瘍の髄内進展か反応性変化による所見か判断が難しい症例で，骨断端の評価が求められる場合がある．断端部骨髄組織において異型細胞の有無を検討するが，少数の異型細胞の場合は難しいこともある．腫瘍本体の生検組織を参照できる場合には比較することが肝要である．

軟部肉腫の広範切除では，粘液線維肉腫などの浸潤性増殖を示す悪性腫瘍で画像上 tail sign がみられる場合，腫瘍の浸潤か反応性変化による所見か判断が難しく，広範切除の切除縁設定に難渋することがある．術中迅速診断で断端部組織が提出された場合，特に低異型度粘液線維肉腫ではもともと腫瘍細胞の異型が弱く，浸潤先進部ではさらに異型が弱くなる場合があるため，これらは反応性線維芽細胞との区別が難しくなる（図9）．断端部に粘液の豊富な線維性組織と軽度異型を呈する紡錘形細胞を認め，反応性と区別できない場合には判定不能とし，永久標本により詳細に検討する．

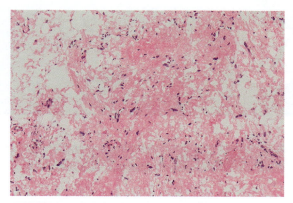

図9 広範切除断端にみられた異型細胞

浸潤先進部では細胞異型が弱くなることがあるので注意が必要である．本例は，手術材料で同部の断端陽性が確定された．
（迅速診断時報告は atypical spindle cells in the surgical margin）

おわりに

骨軟部領域の病理診断は HE 染色のみで行えるものではないことは言を俟たない．したがって術中迅速診断のみで確定診断できる腫瘍はあまりない．術中迅速診断で得られる情報の価値を最大化するためには Jaffe のトライアングルの精神が極めて重要であり，患者の利益となると考える．

（菊地良直，元井　亨）

文　献

1) WHO Classification of Tumours Editorial Board (ed)：WHO Classification of Tumours, Soft Tissue and Bone Tumours, 5th edition, IARC, 2020
2) 石田 剛：骨腫瘍の病理，文光堂，2012，p16
3) 長谷川 匡 他（編）：腫瘍病理鑑別診断アトラス 悪性軟部腫瘍 改訂・改題第2版，文光堂，2021
4) Chmiel P, Krotewicz M, Szumera-Ciećkiewicz A, et al：Review on lymph node metastases, sentinel lymph node biopsy, and lymphadenectomy in sarcoma. Curr Oncol 31：307-323, 2024
5) Estrada-Villaseñor EG, Cedillo ED, González LM, et al：Accuracy of intraoperative consultation for bone tumors：experience in an orthopedic hospital. J Orthop Sci 12：123-126, 2007
6) Bui MM, Smith P, Agresta SV, et al：Practical issues of intraoperative frozen section diagnosis of bone and soft tissue lesions. Cancer Control 15：7-12, 2008
7) Wallace MT, Lin PP, Bird JE, et al：The accuracy and clinical utility of intraoperative frozen section analysis in open biopsy of bone. J Am Acad Orthop Surg 27：410-417, 2019

第2部 各論

XII 小児腫瘍

はじめに

　小児腫瘍，なかでも小児がんは代表的な希少がんであり，本邦では年間2,000〜2,500例程度にすぎないが，小児医療では重要な位置を占め，5〜14歳の病死原因の第1位である．頻度は少ないが，全身の諸臓器に実に多種多様な腫瘍が発生し，上皮性の癌腫が多い成人の腫瘍と比べて，未分化で形態学的特徴の乏しい小型円形細胞が主体の非上皮性腫瘍や胎児性腫瘍が多く，術中の凍結切片で診断することはなかなか困難である．ここでは代表的な小児腫瘍の術中迅速診断において，その適応や必要な臨床情報の解釈，診断時のポイントなどについて概説する．

1 基礎知識

　成人の悪性腫瘍の多くは生検などにより術前診断がついており，可能な限り根治を目指した切除術が行われ，切除範囲の決定のための断端・切離面の確認や，術中に予期せぬ所見が見出された場合に術中病理診断が依頼されることが多い．小児悪性腫瘍では化学療法に感受性の高い腫瘍が多く，術前化学療法が治療法の主体となる腫瘍型もあり，治療プロトコールの選択のために化学療法前に腫瘍組織型の確定が必要である．術中迅速診断の目的としては，術前組織診断のために採取した病変が腫瘍であるのか，非腫瘍性であるのか，腫瘍であれば目的とした病変が採取されているかどうか，さらに良悪性を含めどのような腫瘍であるか，などの場合が多い[1]．良悪性の鑑別という点では，術中迅速診断の精度は比較的高く90〜95％程度と報告されているが[2-4]，臓器によっては永久標本による診断との一致率が低く，慎重な判断が求められる[5]．また，術中に悪性腫瘍と判明すれば，全身麻酔のリスクを軽減するために，その場で，抗がん薬投与のための中心静脈カテーテルポートの留置や病期分類のための骨髄穿刺・生検まで行うことも多い．術中迅速診断が，リンパ腫や胚細胞腫瘍など抗がん薬に対する感受性の高い腫瘍で摘出度が予後に影響しない場合は，永久標本による組織型確定のための部分的な切除にとどめることが多く，逆に化学療法の効果が期待できない腫瘍と判明した場合には，できる限り根治的な完全切除をめざした手術が行われる[6]．

　近年小児腫瘍の領域においても，低侵襲的術前生検として針生検がしばしば行われるようになり[7]，採取された組織が目的とする腫瘍であるかどうか，あるいはどのような腫瘍かを判断するために，術中迅速診断を求められることがあるが，小児腫瘍では診断や予後予測などのために分子病理学的検索が極めて重要であり，採取組織が微小な場合はできるかぎり組織を残しておきたい．本邦では十分普及しているとは言い難いが，欧米では病変の良悪性の判断目的の場合，特に微小な材料の場合には，術中迅速診断に細胞診を応用している施設もあり，術前の臨床情報を認識したうえでの術中細胞診の診断精度は93〜98％である．それに凍結切片による組織学的検索を同時に実施しても，診断精度はわずか0〜3％高まるにすぎず，病変の良悪性の判断には術中細胞診のみで十分とする報告がある[8]．微小な検体の場合，術中迅速診断時に捺印細胞診を応用するのも意義深いものと考えられる．

　小児悪性腫瘍では腫瘍の増殖能が高く，時に腫瘍崩壊症候群や脊髄圧迫症状，上大静脈症候群などのoncology emergencyをきたし，週末や連休前に術中迅速診断が依頼されることもある．術中の凍結切片で組織型を判断することは容易ではないが，可能な範囲での情報を伝えることにより，速やかな対応が可能となる場合も少なくな

い．以上のように様々な要素を含んでいる小児腫瘍の術中迅速診断においては，臨床医との連携を密に保ち，画像情報や臨床所見を含めて，多角的な視点で考えることが必要であるが，決して無理をしない姿勢も重要である．

2 診断前の予習

小児腫瘍の術中迅速診断に際して，前もって年齢と腫瘍の部位を確認し，多種多様な小児腫瘍のうち鑑別に挙がるものを考える．例えば，新生児期の腎腫瘍では先天性間葉芽腎腫やラブドイド腫瘍なども考慮する必要があり，年長児の肝腫瘍では肝細胞癌を考える必要がある．画像所見は必ず参照し，画像診断医の挙げた鑑別診断については十分に検討する必要がある．腫瘍型によっては腫瘍マーカーが鑑別の一助となり，αフェトプロテイン（AFP）は肝芽腫や卵黄嚢腫瘍では高値を示すが，そのほかに膵芽腫や，小児期では膵腺房細胞癌でも上昇する．神経芽腫が疑われている症例では尿中のバニリルマンデル酸（VMA），ホモバニリン酸（HVA）値や血中の非特異的エステラーゼ（NSE）値を確認しておく必要があり，これらの上昇を伴わない例では神経芽腫以外の腫瘍の可能性も考慮する必要がある．そのほか胚細胞腫瘍ではヒト絨毛性ゴナドトロピン（hCG）が上昇することがあるが，その場合は絨毛癌成分や合胞体栄養膜細胞様巨細胞の混在を考慮する．可能であれば臨床医や画像診断医と術前カンファレンスを行っておくことが望まれる．

3 検体の提出

針生検材料や脳腫瘍の検体は，微小なことが多いため，パラフィルムなどに挟んで提出してもらう．濾紙やガーゼなどに貼り付けた状態で提出されると，剥がす際に組織を挫滅するおそれがある．ある程度の大きさの組織が提出された際には，分子病理学的な検索や電子顕微鏡による検索のためいくつかに分割し処理する必要がある．微小な針生検材料が複数個提出された場合は，分割して複数のブロックを作製しておくと，1つのブロックの組織が消費されたとしても，残るブロックから分子病理学的検索が可能なことがある．

4 標本の作製

提出組織を分割した際には，それぞれの検体にどのような腫瘍がどの程度含まれているか気になるところであり，捺印による迅速細胞診を行うと，どのような腫瘍で，それぞれの検体にどの程度の腫瘍細胞が存在しているか，などの貴重な情報を得ることができる．脳腫瘍では，術中に圧挫細胞診を併用することにより，凍結によるアーチファクトの加わらない標本を得ることが可能で，細胞質突起の性状や核分裂像がわかりやすく非常に有用である[9]．

5 診断の実際

ここで胎児性腫瘍をはじめとした代表的な小児腫瘍ないし腫瘍類似病変の術中迅速診断時のポイント，注意すべき事項についてふれておく．

1）神経芽腫

年少児の腹腔内固形腫瘍としては最も頻度が高く，副腎や後腹膜，縦隔に好発する．術後永久標本にて，International Neuroblastoma Pathology Classification（INPC）に基づき腫瘍の分化・成熟度を反映した組織分類を行うことになるが[10]，画像所見や尿中のVMA，HVA値などにより臨床診断されていることが多く，術中迅速診断としては，永久標本による診断や，リスク層別化のための分子病理学的解析を含めて，適切な腫瘍組織が含まれているかについての判断を求められることが多い．小円形細胞腫瘍の形態を示すため，凍結切片での診断が困難なことが多いが，神経細線維を背景にもつことが多く，症例によってはHomer Wright型ロゼットが観察される（図1a，b）．顆粒状の核クロマチンパターンを示し，捺印細胞診でより明瞭なことがある（図1c）．未分化型では背景の神経細線維を欠くため，診断には免疫染色が欠かせないが，分化型の神経芽腫では，明瞭な核小体をもつ神経節細胞への分化を示す腫瘍細胞が出現し，凍結切片でも判断しやすいことがある．

第 2 部　各論

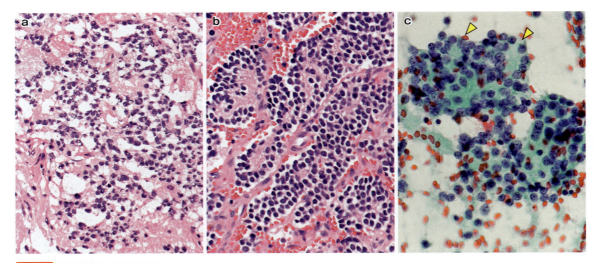

図1　神経芽腫，低分化型
a：術中凍結切片．N/C 比が高く，小円形核をもつ腫瘍細胞．凍結によるアーチファクトもありロゼット様配列がやや不明瞭．b：永久標本．背景に好酸性の神経細線維をもち，Homer Wright 型ロゼットが散見される．c：捺印細胞診，Papanicolaou（Pap）染色．粗大顆粒状のクロマチンをもつ N/C 比の高い腫瘍細胞集塊．ロゼット状配列も確認できる（矢頭）．

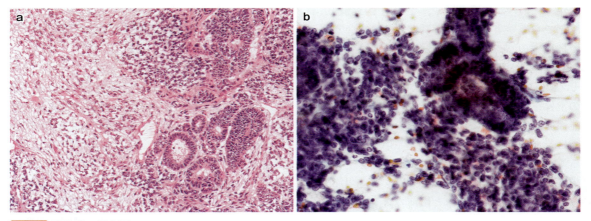

図2　腎芽腫，混合型
a：術中凍結切片．N/C 比が高い後腎芽細胞と管腔構造を示す上皮成分，紡錘形の間葉成分を認める．b：捺印細胞診，Pap 染色．N/C 比の高い裸核状の後腎芽細胞と，不規則に重積し管腔状の構造がうかがわれる上皮成分をみる．

2）腎芽腫

　代表的な小児腎腫瘍であり，本邦では小児腎腫瘍の 70％以上を占める．N/C 比が極めて高く，核小体は不明瞭で顆粒状の核クロマチンをもつ後腎芽細胞のほか，管腔構造を示す上皮成分，しばしば横紋筋への分化を示す間葉成分の 3 種類の腫瘍細胞が種々の程度で混在するものが定型像であり，これらの成分のうち少なくとも 2 つの成分が確認できれば腎芽腫が強く疑われる（図2a）．捺印細胞像ではやや不明瞭なこともあるが，不規則に重積した上皮様の細胞集塊と，核小体不明瞭で N/C 比の高い円形核をもつ後腎芽細胞により腎芽腫の推定は可能なことが多い（図2b）．臨床的に非定型像を示す場合に，術中迅速診断が依頼されることが多いが，良悪性の判断，悪性腫瘍であれば，腎芽腫か，それ以外の腫瘍か，などの判断が求められ，年長児で腎芽腫ではなく腎細胞癌であった場合は，所属リンパ節の郭清術が施行されることがある．また，稀ながら両側性の腎芽腫も知られており，少なくとも片側は

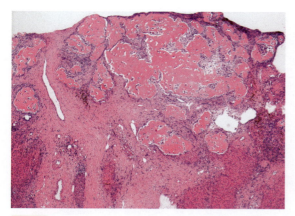

図3 肝芽腫，上皮・間葉混合型（術前化学療法後切除例）
永久標本．比較的広範囲に類骨を認め，このような症例では凍結切片の作製が困難となる．

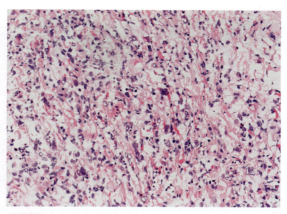

図4 胎児型横紋筋肉腫
術中凍結切片．円形，卵円形，紡錘形の核をもつ細胞が混在しているが，好酸性細胞質をもつ腫瘍細胞が認められる．小児期で，好酸性の強い細胞質をもつ軟部腫瘍では，横紋筋肉腫を考慮する必要がある．

腎機能温存のために部分切除が施行されるが，その際切離面の腫瘍の有無について術中に求められることがある[11]．腎芽腫のリスク層別化に重要な退形成の有無（異常核分裂像，核クロマチンの増量，周囲腫瘍細胞の核に比して3倍以上の大型核をもつ腫瘍細胞で判断される）については，凍結切片での判断が困難であり，永久標本での診断に委ねるべきである．

3）肝芽腫

小児肝悪性腫瘍の多くは肝芽腫であるが，術前に組織学的な確定診断を得るため，腫瘍生検を行うことが推奨されている．限局性のものでは一期的切除，切除困難な場合は術前化学療法後に切除されることが多いが，肝芽腫では腫瘍の完全摘出が予後に相関するため[12]，切除断端部の評価のため術中迅速診断が依頼されることがある．上皮間葉混合型の肝芽腫，特に化学療法後の肝芽腫では豊富な類骨をみる例があり，凍結切片の薄切が時に困難である（図3）．また，化学療法後の組織では，肝芽腫の上皮成分の多形性が強くなり肝細胞癌様の変化をきたす場合や，逆に異型性が乏しくなり，過形成結節様の変化をきたす場合もあり慎重な判断が求められる[13]．

4）横紋筋肉腫

小児の悪性軟部腫瘍では最も頻度が高く，組織学的には稀な組織型を除き胎児型あるいは胞巣型に大別される．胞巣型では小円形細胞腫瘍の形態を示し，迅速病理標本ではもちろんのこと，永久標本においてもHE染色のみではEwing肉腫などとの鑑別が困難なことが多く，特に胞巣構造が不明瞭な充実亜型では各種免疫染色による詳細な検討やPAX3::FOXO1，PAX7::FOXO1などの融合遺伝子の検出が必要であるが，PAX3::FOXO1を有する例では予後が不良である[14]．胎児型では紡錘形細胞が主体をなし，多少なりとも好酸性の細胞質をもつ細胞が混在することが多い．迅速病理標本においても認識できる場合があるが，組織型の判断は免疫染色を含めた永久標本に委ねる方が無難である（図4）．迅速診断時には，「悪性小円形細胞腫瘍」あるいは「悪性紡錘形細胞腫瘍」の報告にとどめる．

5）Ewing肉腫

小児悪性骨腫瘍の中では，骨肉腫に次いで頻度の高い腫瘍であり，時に骨外性の軟部組織にも生じる．未分化な小円形細胞腫瘍の形態を示す代表的な腫瘍の一つであり，凍結切片や捺印細胞診では組織型の判断が困難であるが，迅速診断時には，「悪性小円形細胞腫瘍」の報告で十分であり，捺印細胞診のみでも十分判断できる．しばしばN/C比の高い大型の細胞と，より小型で核濃染した変性傾向を示す2種類の細胞が認められ，捺

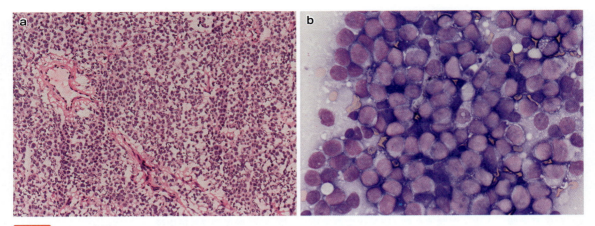

図5 Ewing 肉腫
a：術中凍結切片．特徴的な配列に乏しい小円形細胞腫瘍の形態を示す．b：捺印細胞診，Giemsa 染色．N/C 比の高い大型の細胞と，より小型で核濃染した変性傾向を示す 2 種類の細胞が認められる．小円形細胞腫瘍であることは捺印細胞診標本でも判断可能．

印細胞診標本でより明瞭である（図5）．永久標本による組織学的所見と，CD99 や NKX2.2 などの免疫染色のほか，*EWSR1::FLI1*，*EWSR1::ERG* などの融合遺伝子を検出することで確実な診断につながる．

6）リンパ腫

　小児ではリンパ芽球性リンパ腫，Burkitt リンパ腫，びまん性大細胞型 B 細胞リンパ腫，未分化大細胞型リンパ腫，Hodgkin リンパ腫でそのほとんどを占める．非 Hodgkin リンパ腫では，術中迅速病理標本にて腫瘍型を判断するのは困難なことが多く，術中診断としては小円形細胞腫瘍にとどめ，腫瘍型の確定は永久標本での判断に委ねても十分であるが，小児に発生頻度の高いリンパ芽球性リンパ腫や Burkitt リンパ腫など，高悪性度のリンパ腫では oncology emergency にて治療を急ぐことも稀ではない．Burkitt リンパ腫にみる starry sky 像は凍結標本ではしばしば不明瞭であり特異的な所見ではないが，捺印細胞診の Giemsa 標本において，細胞質内に多数の小空胞が観察され，Burkitt リンパ腫を疑うことも可能である．本来は脂肪顆粒であるが，アルコールを含む Giemsa 染色の過程で溶出したものが空胞として認められるもので，術中の捺印細胞診が有用な腫瘍型の一つである（図6）．

7）小児脳腫瘍

　小児期には様々な脳腫瘍が発生する．目的とする腫瘍組織が採取されているか，どのような種類の腫瘍であるかの判断のために術中迅速診断が依頼されることが多いが，微妙なグレードなどについては永久標本での判断が必要である[15]．小児期に比較的多い腫瘍としては，毛様細胞性星細胞腫や上衣腫などのグリオーマ（膠腫），胚細胞腫瘍のほか，髄芽腫に代表される胎児性腫瘍であり，胚細胞腫瘍やリンパ腫では，抗がん薬による化学療法や放射線治療が主体となるため生検のみとなるが，限局性のグリオーマや髄芽腫などでは，できる限り完全切除が望まれる．ただし，腫瘍型により化学療法に対する感受性が異なり，例えば上衣腫では化学療法に対する感受性が低く全摘出が目指されるが，髄芽腫では神経機能を損なう無理な切除は回避する傾向にあり，両者の鑑別は重要である[1]．また前述のように，脳腫瘍の術中迅速診断時には，圧挫細胞診の併用が非常に有用であり，毛様細胞性星細胞腫では双極性の突起や Rosenthal fiber が明瞭である．一方胎児性腫瘍では小円形細胞腫瘍の形態を示すことが多く，しばしば腫瘍型の判断が困難であるが，非定型奇形腫様ラブドイド腫瘍 atypical teratoid/rhabdoid tumor（AT/RT）では，好酸性の細胞質を有し，核が偏在したいわゆるラブドイド細胞が出現し，凍結切片においても判断可能なことが多い．

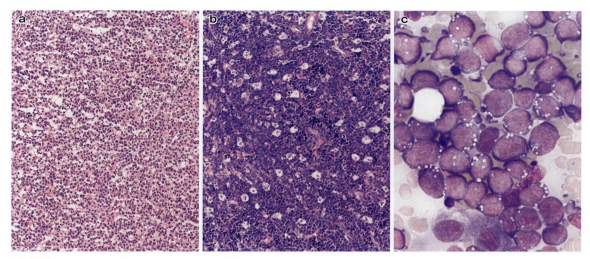

図6 Burkittリンパ腫
a：術中凍結切片．N/C比が極めて高い小円形細胞腫瘍の形態を示すが，starry sky像は不明瞭．b：永久標本．同症例の永久標本ではstarry sky像が明瞭であり，Burkittリンパ腫の組織像を示す．c：捺印細胞診，Giemsa染色．細胞質内に多数の空胞が認められ，一部の空胞は核の上にも及ぶ．

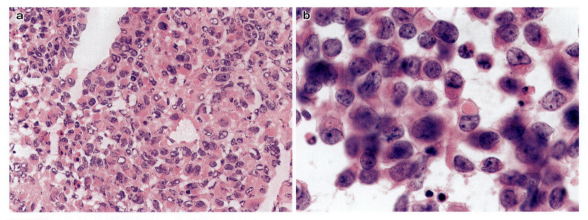

図7 非定型奇形腫様ラブドイド腫瘍（AT/RT）
a：術中凍結切片．核の大小不同を示す異型細胞が密に増生しているが，核偏在し，好酸性の細胞質をもつ腫瘍細胞が認められる．b：圧挫細胞診．細胞質内に封入体様構造をもつラブドイド細胞が観察される．

圧挫細胞診標本では凍結によるアーチファクトがみられず，より明瞭に確認できる（図7）．ただし，ラブドイド細胞が不明瞭な場合も稀ではなく，免疫染色を含めた永久標本での検討が必要である．

8) 先天性高インスリン血症

腫瘍性病変ではないが，術中迅速診断が重要な稀な腫瘍類似病変として先天性高インスリン血症を紹介しておく．本症は局所型とびまん型に分類されるが，局所型では切除適応となるため，術前および術中における病変の局在同定が極めて重要とされる．術中超音波検査などを行っても局在同定が困難な場合は，複数箇所からの生検による術中迅速診断が推奨され，特にびまん型では必須とされている[16]．限局型では膵内分泌細胞が局所性に過形成となることが多いが，びまん型では過形成所見が不明瞭なことも多い．内分泌細胞の核が巨大化することが重要な所見の一つであり，術中病理診断ではLangerhans島の詳細な観察が求

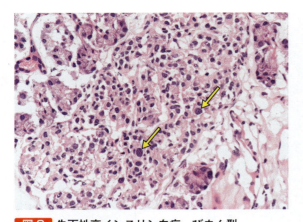

図8 先天性高インスリン血症，びまん型
術中凍結切片．腫大した Langerhans 島を認め，一部の内分泌細胞の核が腫大しており（矢印），びまん型の先天性高インスリン血症の所見を示す．

められる（図8）．

6 診断の限界

小児悪性腫瘍は，未熟な細胞より構成されることが多く，採取組織に目的とする病変が確認されれば，確定診断に必要な分子病理学的解析のための検体を確保したうえで，組織型の判断はその後の免疫染色を含めた永久標本に委ねる姿勢も大切である．普段から臨床医との密な連携をとり，術中迅速診断の限界について共有しておくことも重要である．

おわりに

小児悪性腫瘍では，術中迅速診断に困難を覚えることも多いが，事前に臨床情報を把握し，捺印細胞診を併用することにより組織型を推定することも可能である．本項が小児悪性腫瘍の術中迅速診断の一助になれば幸いである．

（井上　健）

文献

1) Fisher JE, Burger PC, Perlman EJ, et al：The frozen section yesterday and today：pediatric solid tumors—crucial issues. Pediatr Dev Pathol 4：252-266, 2001
2) Carrasco A Jr, Caldwell BT, Cost CR, et al：Reliability of intraoperative frozen section for the diagnosis of renal tumors suspicious for malignancy in children and adolescents. Pediatr Blood Cancer 64：10.1002/pbc.26458, 2017
3) Coffin CM, Spilker K, Zhou H, et al：Frozen section diagnosis in pediatric surgical pathology：a decade's experience in a children's hospital. Arch Pathol Lab Med 129：1619-1625, 2005
4) O'Connor E, Roy C, Annavarapu S, et al：Frozen-section examination in the management of paediatric testicular lesions. Pediatr Surg Int 37：945-950, 2021
5) Dicken BJ, Billmire DF, Rich B, et al：Utility of frozen section in pediatric and adolescent malignant ovarian nonseminomatous germ cell tumors：a report from the children's oncology group. Gynecol Oncol. 166：476-480, 2022
6) Dall'igna P, d'Amore ES, Cecchetto G, et al：Intraoperative examination (IOE) in pediatric extracranial tumors. Pediatr Blood Cancer 54：388-393, 2010
7) Hassan SF, Mathur S, Magliaro TJ, et al：Needle core vs open biopsy for diagnosis of intermediate-and high-risk neuroblastoma in children. J Pediatr Surg 47：1261-1266, 2012
8) Wakely PE, Frable WJ, Kornstein MJ：Role of intraoperative cytopathology in pediatric surgical pathology. Hum Pathol 24：311-315, 1993
9) Lacruz CR, Catalina-Fernández I, Bardales RH, et al：Intraoperative consultation on pediatric central nervous system tumors by squash cytology. Cancer Cytopathol 123：331-346, 2015
10) Shimada H, Ambros IM, Dehner LP, et al：The International Neuroblastoma Pathology Classification (the Shimada system). Cancer 86：364-372, 1999
11) Millar AJ, Cox S, Davidson A：Management of bilateral Wilms tumours. Pediatr Surg Int. 33：461-469, 2017
12) Zsíros J, Maibach R, Shafford E, et al：Successful treatment of childhood high-risk hepatoblastoma with dose-intensive multiagent chemotherapy and surgery：final results of the SIOPEL-3HR study. J Clin Oncol 28：2584-2590, 2010
13) Wang LL, Filippi RZ, Zurakowski D, et al：Effects of neoadjuvant chemotherapy on hepatoblastoma：a morphologic and immunohistochemical study. Am J Surg Pathol 34：287-299, 2010
14) Missiaglia E, Williamson D, Chisholm J, et al：PAX3/FOXO1 fusion gene status is the key prognostic molecular marker in rhabdomyosarcoma and significantly improves current risk stratification. J Clin Oncol 30：1670-1677, 2012
15) Cotter JA, Szymanski LJ, Pawel BR, et al：Intraoperative diagnosis for pediatric brain tumors. Pediatr Dev Pathol 25：10-22, 2022
16) Suchi M, Thornton PS, Adzick NS, et al：Congenital hyperinsulinism：intraoperative biopsy interpretation can direct the extent of pancreatectomy. Am J Surg Pathol 28：1326-1335, 2004

COLUMN
迅速診断ってかっこいい！
―学生実習における迅速病理診断見学の効用―

　帝京大学医学部では，4年次後期から6年次の初めまで行われる学生の臨床実習（bed side learning：BSL）のうち，最初のターム（4年次後期のマイナー科）に1週間の病理診断科実習が組み込まれている．基本課題は，2例の手術症例についての肉眼所見を含めた病理診断報告書を作成することであり，学生たちはBSL用に設けられている小実習室でそれぞれに与えられた実習用顕微鏡を用いて課題に取り組む（図1）．

　学生にとっては，2年次の病理学実習以来久しぶりに顕微鏡に向かう機会である．医学生なのだから顕微鏡を見るのは楽しいだろうなどというステレオタイプのイメージとは裏腹に，概して当学の学生は顕微鏡に対してアレルギーをもっている．当学では，1年次後期に解剖学・組織学，生理学，生化学を詰め込み，2年次春からの病理学総論の講義の終了後，夏休み前に基礎医学の枠内での病理学実習が行われる．多くの学生が，組織学の知識の定着もおぼつかず，腫瘍や炎症の概念もよく咀嚼できていない状態で臨むため，全く理解できないままに顕微鏡を眺めるフリをして，テキストからスケッチを写して提出して終わってしまう．とにもかくにも学生にとって顕微鏡実習というのは訳のわからないものなのだ．

　というわけで，病理診断科実習第1日目の学生は，せっかく病院実習が始まったのに「なぜ，また病理？」という顔をしている．もちろん「ここで行うのは基礎の病理学ではなく，病理診断なのだ」という説明をしてみるが，「でも結局は顕微鏡でしょ」という雰囲気は変わらない．

　検鏡の合間には各種のクルズス（ミニレクチャー）が組み込まれており，ここでは細胞診や癌取扱い規約などについて学ぶ．昨今の剖検数減少に伴い，実習期間中に病理解剖を見学できる機会はほとんどないため，病理解剖の意義や実際についてもこの枠内で座学で学ぶ．標本作製や切り出しを見学する時間は多少あるものの，全体としてあまり動きのない時間がほとんどを占めている．

　このような実習スケジュールの中で，ほぼ唯一学生に動的イメージをもたせることができるのが術中迅速診断の見学である．実習室で術中迅速診断の電話連絡を受けると，ただちに検鏡をストップさせ，実習生全員（通常8〜9人）を連れて病院病理部まで小走りで移動する（ここは敢えて効果的な演出を心がけている）．病院病理部に入るやいなや迅速検体を扱うスペースに一直線に向かい，切り出しから始まる凍結標本作製過程を見学させる．彼らにとっては手術室から運ばれたばか

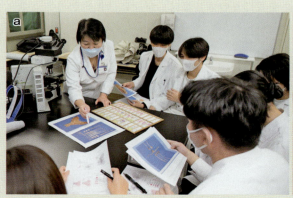 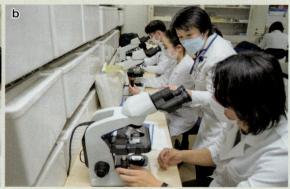

図1 帝京大学における病理診断科実習
a：1グループ8〜9人で1週間の実習を行う．検鏡前に肉眼所見のとり方を学ぶ．b：それぞれに与えられた実習用顕微鏡を用いて課題に取り組む．

COLUMN

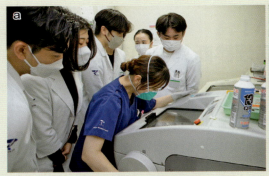
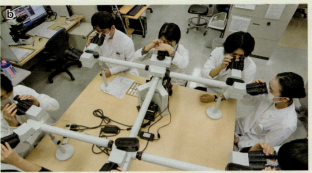

図2 迅速病理診断見学の実際
a：息を詰めて薄切を見守る．b：ディスカッション顕微鏡の接眼レンズのピント調整の指導を受け，検鏡を始める．

りの臓器を間近にみるのが初めてであるばかりでなく，病理医が医学用語を駆使した（！）所見をとりながら最適な箇所を切り出し，臨床検査技師がそれを素速く受け取り凍結標本を作製するのも初めてみる光景である．時にしどろもどろに肉眼所見をとる研修医が厳しく指導されているのをみて「病理医も，普通の医者みたいにこうやって先輩に怒られることがあるんだ〜」という顔をする．臨床検査技師が真剣な顔で薄切するのを息を詰めて見守り（図2a），手早く染色してHE標本の形になると「おお〜！」という声が上がる．

出来上がった標本とともに鏡検室に移動し，10人用のディスカッション顕微鏡で観察を開始する．「この顕微鏡は10人が同時に同じ視野を観察することができます」と説明すると，またそこで驚いてくれる．各々接眼ヘッドについたところで手早くレンズのピント調整を教え（図2b），「迅速診断だからね〜，ちょっと速く動かすから，気持ち悪くなった人は目を離してね」と言いながら検鏡を開始，学生にしてみれば矢のような速さで視野が流れて，あっという間に「はい，この断端に癌はありませんね．オペ室（手術室）に報告しましょう！」．報告が終わり，改めて今回の迅速診断の詳しい内容や，診断結果によって手術室でどのような方針がとられるかという説明をする頃には，すでに皆が賞賛の眼差しになっている．

諸々終わって実習室に戻ると，今までの停滞ムードはどこへやら，俄然やる気が出て積極的に検鏡に取り組み，質問も出てくるようになる．この変化は本当に面白い．

臨床志向の強い当学では，自らの将来に病理医という選択肢がある学生はほとんどいない．彼らが第一に思い浮かべる病理医は基礎の病理の先生であり，研究者としての病理医である．診療における病理診断の存在意義や臨床家としての病理医の存在を知らない．稀に知っていたとしても，顕微鏡がお友達というコミュ障医師のための科で，患者にも会わないし動きがなく地味というネガティブイメージが先行している．

それが，迅速診断の現場を1回経験するだけで，病理医を見る目は大きく変わる．「病理医って，ちゃんと診療に参加してるんだ！」と実感するだけでなく，現場でテキパキと指示を出し，出来上がった標本をさっとみて診断して手術室に連絡，時には術者から術式選択などについての相談を受けたりする姿は，学生には相当かっこよく映るらしい．

1週間の実習が終わり，レポートとともに提出される自由記載の感想文には「迅速診断のときの○○先生の診断が速くてびっくりした」「将来の選択肢の中に病理医を加えます」などの文言が並ぶ．社交辞令もありとわかっていても，つい顔がほころんでしまう瞬間である．

（笹島ゆう子）

索引

欧文索引

AChE (acetylcholinesterase) 169
acinar-ductal metaplasia 176
analytical phase 11, 14
ANCA 関連血管炎 104
AT/RT (atypical teratoid/rhabdoid tumor) 220
Auto R-IHC 79
breast implant-associated anaplastic large cell lymphoma 160
Burkitt リンパ腫 220
caliber change 170
cavity shaving 法 130
CIS (carcinoma in situ) 191
CK19mRNA 138
defect-driven approach 184
deferred 5, 184
DOI (depth of invasion) 187
DtoD 69
Ewing 肉腫 212, 219
GIST (gastrointestinal stromal tumor) 167
glioma 142
healing 133
HE 染色 18, 35, 50
high-grade dysplasia 185
Hirschsprung 病 169
Hodgkin リンパ腫 159
Homer Wright 型ロゼット 217, 218
HVA 217
inflammatory fibroid polyp 167
IPMN (intraductal papillary mucinous neoplasm) 172, 176
IP-VPN 72
ITC (isolated tumor cells) 135
Jaffe のトライアングル 208
juxtaoral organ of Chievitz 186

LAMN (low-grade appendiceal mucinous neoplasm) 165
Langerhans 細胞組織球症 214
low-grade dysplasia/SIL (squamous intraepithelial lesion) 185
lymphoepithelial lesion 160
lymphoglandular body 158
Mayo Clinic 2
oncology emergency 216, 220
OSNA™ (one-step nucleic acid amplification) 法 135, 138
PA (pilocytic astrocytoma) 144
PanIN (pancreatic intraepithelial neoplasia) 172, 177, 178
Papanicolaou 染色 85
PDCA (Plan, Do, Check, Act) サイクル 11
peeling 法 130
PMP (pseudomyxoma peritonei) 90
post-analytical phase 11, 19
pre-analytical phase 11
PXA (pleomorphic xanthoastrocytoma) 144
QI (quality indicator) 122
RAPID FIX 49
R-IHC 44, 74
Schwann 細胞腫 34, 141, 142
SOP (standard operating procedure) 118
specimen-driven approach 184
squamous intraepithelial lesion 185
SRS (stimulated Raman scattering) 顕微鏡 64
starry sky macrophage 158, 159
TAT (turn around time) 19, 95
tumor bed 184
VMA 217
WSI (whole slide imaging) 67

和文索引

あ行

アーチファクト　4, 11, 16, 30, 31, 96, 131
悪性リンパ腫（リンパ腫）　34, 75, 145, 159, 212
圧挫標本　33, 85
安全キャビネット　39, 47, 101
胃癌　163, 167
医師対医師（DtoD）　69
異所性胃粘膜　164
異所性乳腺組織　136
一般医療機器　67
イヌ糸状虫（症）　104, 107
医療安全　12
医療情報システムの安全管理　69
インシデントへの対応　118
永久標本　95, 116
壊死性唾液腺化生　188
「遠隔医療モデル参考書─医師対医師（DtoD）遠隔医療版─」　70
遠隔術中迅速診断　66
遠心塗抹法　84
横紋筋肉腫　212, 219
温度管理　18

か行

開頭脳生検術　140
海綿骨　52
化学放射線療法に伴う変化　186
画像転送　97
滑膜肉腫　215
川本法　52, 59
肝芽腫　219
感染対策，感染管理　38, 90, 101, 117
乾燥　13, 22, 33, 39
乾燥固定，乾燥標本　85, 86

乾酪壊死　103
管理医療機器　67
偽陰性　97
境界悪性腫瘍　203
胸腔内洗浄液　91
胸水　82
偽陽性　97
切り出し　15, 47, 57, 163, 185
筋層浸潤　196
クライオスプレー　17, 114
クライオフィルム　16, 18, 49, 162
グリオーシス　146
グリオーマ　31
クリオスタット　17, 26, 57, 102, 117
クリオモルド　15
クリプトコッカス（症）　41, 104, 106
軽度異形成　186
頸部リンパ節転移　189
結核　38, 96, 101, 104
血管炎　109
結合組織　55
結節硬化型古典的Hodgkinリンパ腫　160
結節性筋膜炎　212
腱滑膜巨細胞腫　214
検体
　──受付　14, 113
　──処理　113
　──提出　12, 39, 112
　──取り違え　11, 82
　──の記録　15
高異型度漿液性癌　203
膠芽腫　34
抗凝固剤　83
甲状腺乳頭癌転移　189
後腎芽細胞　218
喉頭上皮内癌　185

226

呼吸器　38
骨基質　52
骨巨細胞腫　214
骨軟部腫瘍　52, 208
骨肉腫　213
固定　18, 61, 85, 115
固定液　42
コミュニケーション　6, 13, 20
孤立性線維性腫瘍　212
コンタミネーション　18
コンパウンド　17

さ行

サイバーセキュリティ　70
細胞間質　52
鰓裂囊胞　189
挫滅　30
サルコイドーシス　104, 108
サルコイド様反応　104, 108
サロゲートマーカー　79
サンプリング　15, 35, 130
サンプリングエラー　4, 6
時間外対応　7
子宮体癌　195
子宮内膜症　164
自動迅速免疫染色装置　79
脂肪，脂肪組織　17, 21, 48, 52, 56
脂肪肝　3
縦隔原発大型B細胞リンパ腫　159
集細胞法　84
充填物　56
術後再発リスク分類　195
術前症例検討会　126
術中検体X線撮影　126

術中迅速細胞診　81
　——の精度管理　116
術中迅速診断　21, 93
　——の適応　2
　——の予約，申し込み　11, 111
　——報告　89, 93, 94, 115
術中迅速捺印細胞診　101
術中迅速免疫染色　44, 74, 163
腫瘍消失後の瘢痕組織　133
上衣腫　34
消化管間質腫瘍　167
消化管腫瘍　162
小児腫瘍　216
小児脳腫瘍　220
情報共有　98
しわ　16, 18, 25, 30
腎芽腫　218
神経芽腫　217, 218
神経膠腫　142
神経鞘腫　167, 189, 212
神経節細胞　169
神経叢　169
人工物　56
浸潤性膵管癌　172, 175
迅速細胞診　→ 術中迅速細胞診
迅速組織診断　→ 術中迅速診断
迅速免疫染色，迅速免疫組織化学　→ 術中迅速免疫染色
診断・報告　115
診断未確定肺腫瘍　78
診療に関する諸記録　69
膵管内乳頭粘液性腫瘍　172, 176
膵上皮内腫瘍性病変　172
髄膜腫　189
すだれ　16, 18, 25, 28, 30, 32
スタンプ標本　→ 捺印標本
すり合わせ法　84

227

星細胞性腫瘍　34
成人型顆粒膜細胞腫　205
精度管理　20, 111
生物学的安全キャビネット → 安全キャビネット
生理食塩水　13
石灰化骨　53
切開生検　209
切除断端　210
セルブロック　89
線維性結合組織　55
線維性骨異形成　213
潜在性結核感染　104
洗浄細胞診　9
染色　13, 18, 61, 86, 115
染色体分析　157
センチネルリンパ節　21, 75, 130, 134, 209
先天性高インスリン血症　221
腺房細胞癌　188
腺様嚢胞癌　188
臓器移植　3

た行

多形黄色星細胞腫　144
多形腺腫　188
多形腺腫内癌　188
多発血管炎性肉芽腫症　109
多発性硬化症　146
ダブルチェック体制　82
胆管癌　181
胆管腺腫　175
断端チェック　126, 130
胆道腫瘍　179
中咽頭癌　187
虫垂腫瘍　165
中枢神経系原発びまん性大型B細胞リンパ腫　158

中枢神経系病変　31
超音波　126
長管骨アダマンチノーマ　215
直腸癌　164
貯留胸水　81, 91
貯留腹水　81, 91
通常型乳管過形成　131
低異型度虫垂粘液性腫瘍　165
定位的脳生検術　140
デジタル病理画像　66
テレパソロジー　66
転移性腫瘍　206
転移性脳腫瘍　145
電界攪拌（法）　44, 74
電界洗浄法　79
頭頸部腫瘍　47, 184
凍結，凍結標本　11, 17, 21, 31, 39, 48, 57, 114
凍結後の永久標本作製と診断　116
とげ抜きピンセット　47
届出医療機器　67

な行

内反性乳頭腫　189
捺印細胞診　216
捺印標本　34, 85, 93
軟骨芽細胞腫　214
軟骨基質　55
肉芽腫　108
肉芽腫性病変　101
乳管内乳頭腫　131
乳腺腫瘍　126, 130
乳腺組織　21
乳房部分切除検体　126
尿管断端　191
尿路上皮内癌　191

粘液型脂肪肉腫　213
粘液性腫瘍　202, 204
粘液線維肉腫　213, 215
粘液様変化　131
粘表皮癌　188
脳腫瘍　31, 75, 140
脳神経膠腫　75

は行

バーチャルスライドスキャナー　67
バイオシート　48
バイオセーフティ　101
肺腫瘍　78, 149
肺腫瘤性病変　39, 101
薄切　18, 41, 49, 57, 114
撥水リング　75
バッフィコート　83
反応性中皮細胞　167
引きガラス法　84, 167
非結核性抗酸菌症　104, 105
非骨化性線維腫　214
皮質骨　52
微小転移　78
非浸潤性乳管癌　131
非親水性冷媒　57
非定型奇形腫様ラブドイド腫瘍　220
泌尿器腫瘍　191
ひび割れ　16, 25
ヒューマンエラー　11, 13
標準作業手順書（SOP）の作成　118
氷晶　13, 17
標本の評価/確認　115
病理診断科診療所　66
病理ホールスライド画像診断補助装置　68
病理ホールスライド画像保存表示装置　68

品質管理　11
フィラリア症　107
風乾　59, 85
封入　18, 28
副咽頭間隙　189
腹腔洗浄細胞診　9, 91, 167
腹水細胞診　8, 82, 206
腹膜偽粘液腫　90
不適切な術中迅速診断　3
フローサイトメトリー　157
ブロック至適温度　57
平滑筋腫　167
別紙様式44　73
ヘマトキシリン　18, 28, 47, 50, 60, 87, 115
変形　25
傍神経節腫　189
包埋　15, 39, 47, 57, 114
包埋皿　15, 32
ポリゴンメソッド　127
　　──用専用型枠　128

ま行

マーキング（剤）　48, 131
明細胞癌　203
めくれ　29
メス傷　18
面出し　15, 30
毛様細胞性星細胞腫　144
戻し永久標本　68

や行

有核細胞層　84
誘導ラマン散乱顕微鏡　64
遊離腫瘍細胞　135

ら行

ラブドイド細胞　220
ラマン散乱光　63
ラマン分光法　63
卵管腫瘤　202
卵管内膜症　136
卵巣甲状腺腫　207
卵巣腫瘍　201
リスク層別化　217, 219

良悪性の判断　3
臨床情報の収集や共有　112
臨床と病理の連携　119
リンパ腫 → 悪性リンパ腫
リンパ節　21
　—— 郭清　3, 135, 196
　—— 転移　22, 76
リンパ増殖性疾患　157
類骨　52, 219
類内膜癌　195, 203

検印省略

術中迅速病理診断スタンダード
検体の取扱いから診断の実際まで

定価（本体 10,000円＋税）

2024年10月5日　第1版　第1刷発行

編集者	九嶋　亮治，笹島　ゆう子，横尾　英明
発行者	浅井　麻紀
発行所	株式会社 文光堂
	〒113-0033　東京都文京区本郷7-2-7
	TEL （03）3813 - 5478（営業）
	（03）3813 - 5411（編集）

©九嶋亮治, 笹島ゆう子, 横尾英明, 2024　　印刷・製本：真興社

ISBN978-4-8306-0495-9　　　　　　　　　　　　Printed in Japan

・本書の複製権，翻訳権・翻案権，上映権，譲渡権，公衆送信権（送信可能化権を含む），二次的著作物の利用に関する原著作者の権利は，株式会社文光堂が保有します．
・本書を無断で複製する行為（コピー，スキャン，デジタルデータ化など）は，私的使用のための複製など著作権法上の限られた例外を除き禁じられています．大学，病院，企業などにおいて，業務上使用する目的で上記の行為を行うことは，使用範囲が内部に限られるものであっても私的使用には該当せず，違法です．また私的使用に該当する場合であっても，代行業者等の第三者に依頼して上記の行為を行うことは違法となります．
・JCOPY〈出版者著作権管理機構 委託出版物〉
本書を複製される場合は，そのつど事前に出版者著作権管理機構（電話03-5244-5088, FAX 03-5244-5089, e-mail : info@jcopy.or.jp）の許諾を得てください．